Serena Chellini

COMPENDIO DI MEDICINA TRADIZIONALE CINESE

Youcanprint *Self-Publishing*

Titolo | Compendio di medicina tradizionale cinese
Autore | Serena Chellini
ISBN | 978-88-91134-25-7

Youcanprint Self-Publishing
Via Roma, 73 - 73039 Tricase (LE) - Italy
www.youcanprint.it info@youcanprint.it
Facebook: facebook.com/youcanprint.it
Twitter: twitter.com/youcanprintit

PRESENTAZIONE

Ho scritto questo libro inizialmente per una mia esigenza personale, per avere a portata di mano tutte quelle informazioni e conoscenze che in più di dieci anni avevo acquisito con lo studio, i seminari e la pratica.

La Medicina Tradizionale Cinese e lo Shiatsu hanno fin dal primo momento conquistato la mia curiosità ed è stato sempre con grande passione che ne ho approfondito la conoscenza.

Il mio intento è fornire informazioni fondamentali ed importanti della MTC, che possano essere di facile e rapida consultazione.

Mi rendo conto che certi argomenti potranno forse non essere esaurienti, ma per qualsiasi approfondimento, tecnica e mappe, raccomando di consultare i vari testi specifici esistenti.

In tutti questi anni di pratica, questi 'appunti' mi sono stati di grande aiuto e spero con tutto il cuore che possano essere utili anche a tutte le persone impegnate in questo cammino evolutivo.

Possa ognuno trovare la strada della propria realizzazione ed essere di beneficio agli altri.

Buona lettura e buon lavoro!

Serena Chellini

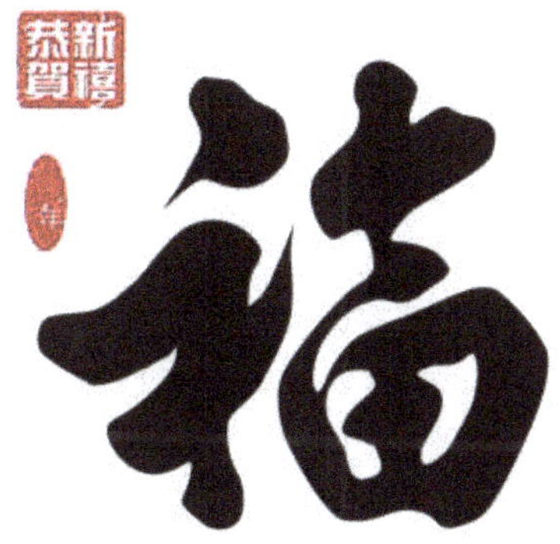

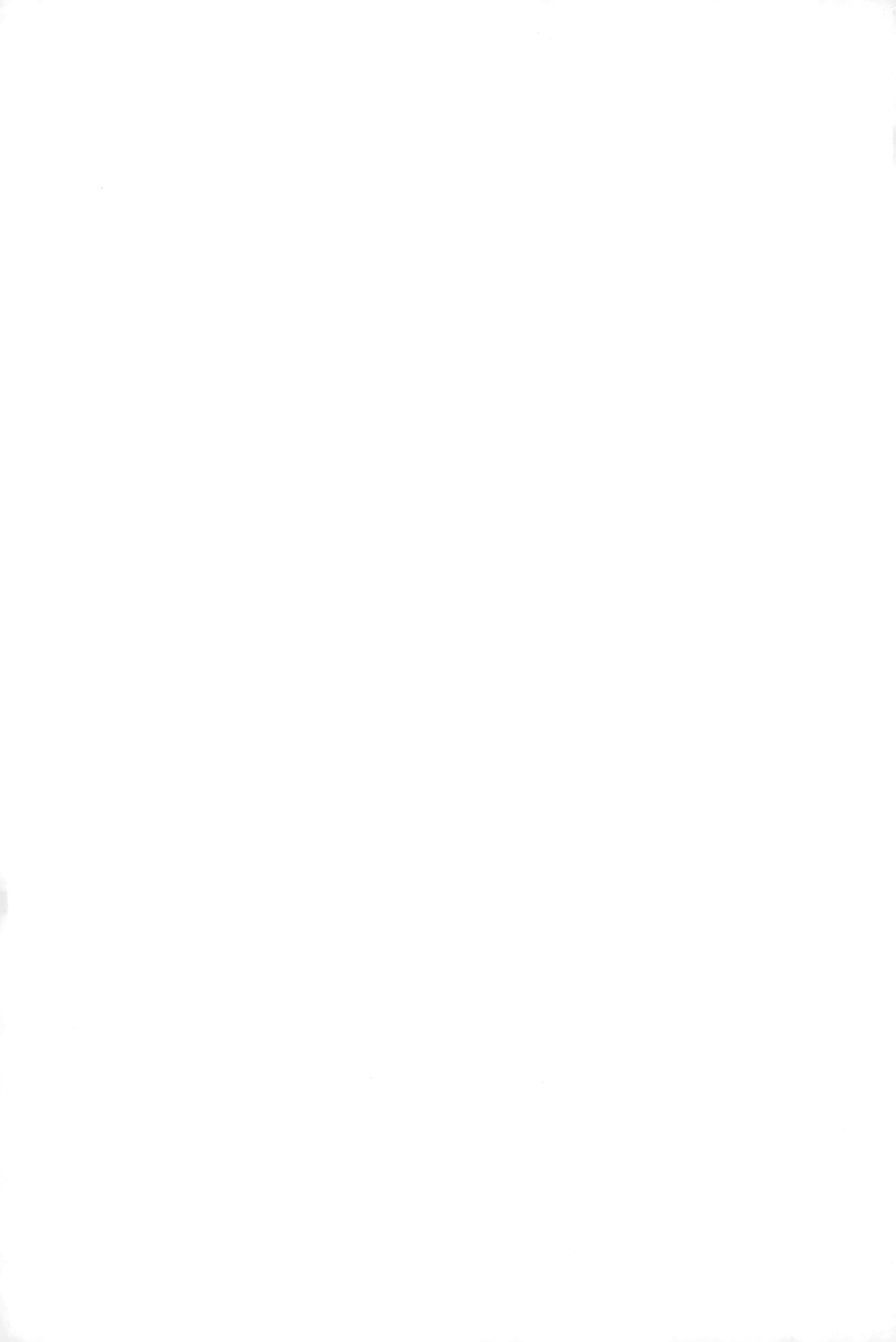

Ringraziamenti

A Yeshi Dhonden, che per primo mi ha trasmesso l'amore e la passione per il mio lavoro
Ai miei genitori
A Massimo, mio marito e compagno di vita
Ai miei Maestri e insegnanti
A tutti i miei pazienti
Alla vita, la più grande Maestra
A tutti voi che leggerete questo libro

Possano la gioia, la salute e la prosperità ricolmare ogni esistenza.

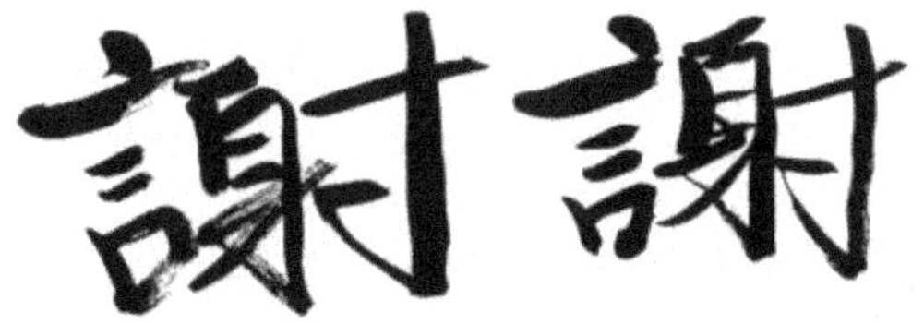

" Chi cerca l'erudizione,
ogni giorno aggiunge qualcosa.
Chi cerca il Tao,
ogni giorno toglie qualcosa,
Togli sempre di più,
finché non arrivi alla non-azione.
Quando pratichi la non-azione,
non c'è niente che non venga fatto.

Conquisterai il mondo se lascerai
che ogni cosa segua il suo corso.
Se nutrirai delle ambizioni,
non potrai conquistarlo."

Lao Tzu 'Tao Te Ching'

ABBREVIAZIONI

Ac	Acqua
C	Cuore
F	Fegato
Fu	Fuoco
IC	Intestino Crasso
IT	Intestino Tenue
Le	Legno
M	Milza
Me	Metallo
MC	Mastro del Cuore
P	Polmoni
R	Reni
RI	Riscaldatore Inferiore
RM	Riscaldatore Medio
RS	Riscaldatore Superiore
ST	Stomaco
Te	Terra
TR	Triplice Riscaldatore
V	Vescica
VB	Vescicola Biliare
VC	Vaso Concezione (Ren Mai)
VG	Vaso Governatore (Du Mai)

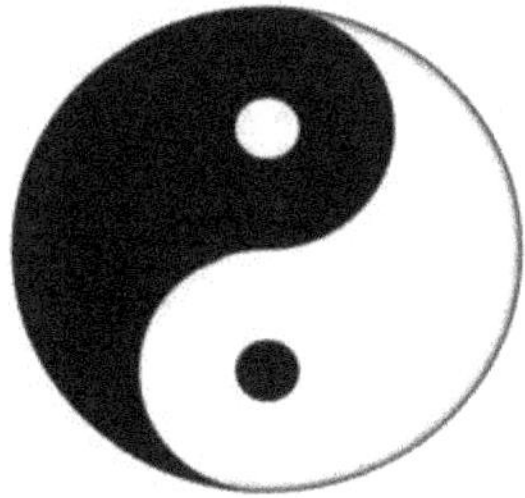

YIN – YANG

Qualità opposte ma complementari.
Interdipendenti: l'uno non può esistere senza l'altro.
Due stadi nel processo di cambiamento e trasformazione di tutti i fenomeni naturali.
Ognuno contiene la radice dell'altro.

Lo Yang sta all'esterno e protegge, mentre lo Yin sta all'interno e nutre.

YIN è ricettività, lo stato di inerzia e di potenzialità energetica, l'aspetto oscuro, profondo e misterioso. E' simboleggiato dall'elemento Acqua per la sua caratteristica di scendere verso il basso e di adattarsi ad ogni forma e contenitore. Ed anche dalla Terra, che accoglie e nutre. Principio femminile.

YANG è l'attività, l'azione, l'espressione della potenzialità energetica, l'aspetto luminoso, superficiale, manifesto. E' simboleggiato dall'elemento Fuoco per la sua natura di movimento incessante e verso l'alto, di leggerezza e di instabilità.
Principio maschile.

I **Meridiani Yang** possono essere usati per rafforzare lo Yang, per opporre resistenza ai fattori patogeni esterni e per eliminarli quando hanno già invaso il corpo.

I **Meridiani Yin** possono essere usati per tonificare lo Yin.

Nella testa iniziano o terminano tutti i Meridiani Yang, la quale energia tende a salire ed in situazioni patologiche può causare viso e occhi rossi (Calore o Fuoco che salgono).
La testa è spesso colpita da fattori patogeni Yang come il Vento e il Calore estivo.
I punti della testa si possono usare anche per aumentare l'energia Yang.

Torace e addome, essendo Yin, sono facilmente colpiti da fattori patogeni Yin, come il Freddo e l'Umidità.
La zona sopra l'ombelico (Yang) è facilmente colpita da fattori patogeni Yang, come il Vento, mentre quella sotto l'ombelico (Yin) da quelli Yin come l'Umidità.

<u>I Visceri sono Yang</u>: trasformano e digeriscono il cibo espellendo i residui impuri; comunicano con l'esterno.

<u>Gli Organi sono Yin</u>: accumulano le essenze pure che risultano dal processo di trasformazione svolto dai Visceri, cioè il Qi, il Sangue, i Liquidi Corporei e il Jing. Tuttavia ogni organo ha in sé un aspetto Yang ed uno Yin.
La struttura dell'organo stesso e le sostanze vitali in esso contenute sono di pertinenza Yin, mentre l'attività funzionale dell'organo rappresenta il suo aspetto Yang.

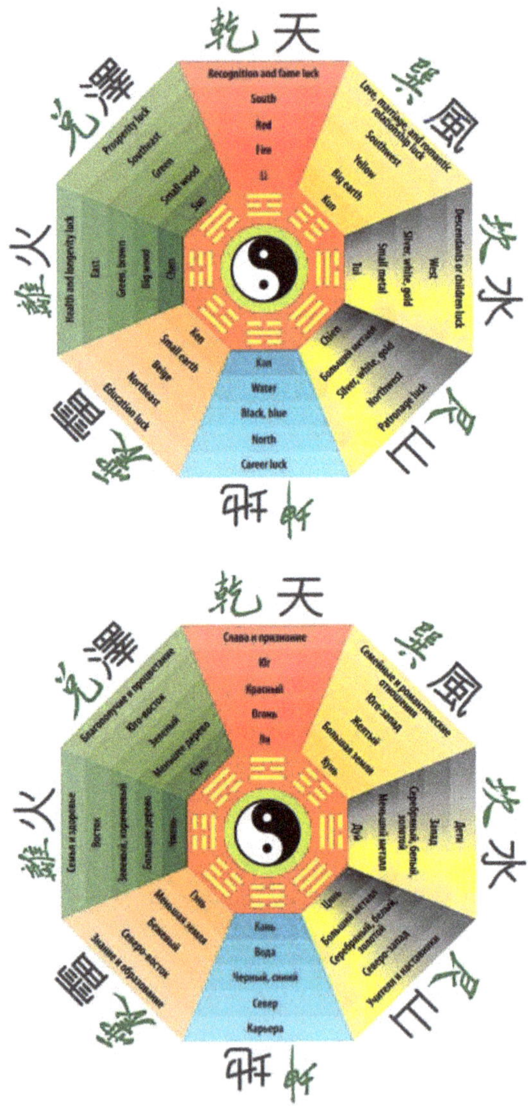

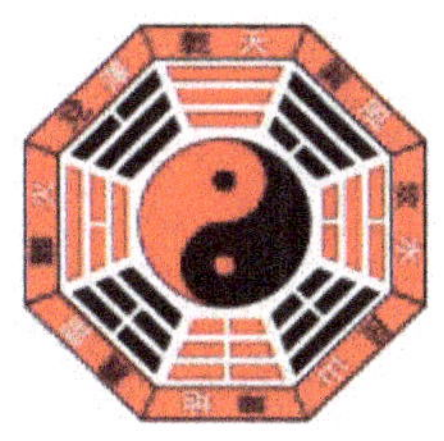

YANG	**YIN**
Giorno	Notte
Luce	Oscurità
Estate	Inverno
Sud	Nord
Esterno	Interno
Sole	Luna
Cielo	Terra
Cerchio	Quadrato
Attività	Riposo
Movimento	Ricettività
Tempo	Spazio
Sopra	Sotto
Espansione	Contrazione
Estroversione	Introversione
Energia	Materia
Leggero	Pesante
Maschile	Femminile
Razionalità	Intuizione
Salita	Discesa
Fuoco	Acqua
Caldo	Freddo
Funzione	Struttura
Visceri	Organi
Agitazione	Calma
Secco	Umido
Duro	Morbido
Rapidità	Lentezza
Dispari	Pari

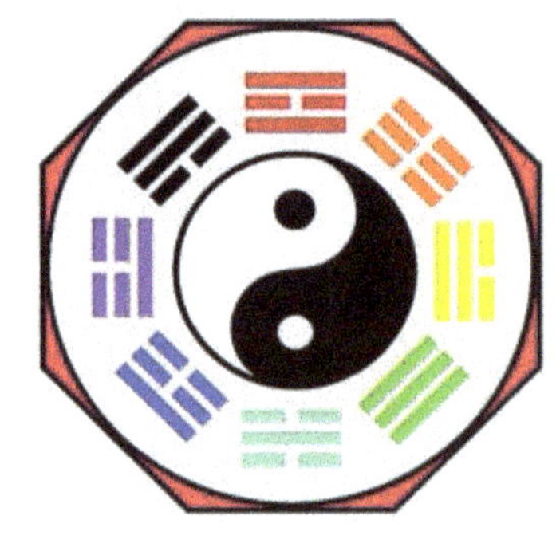

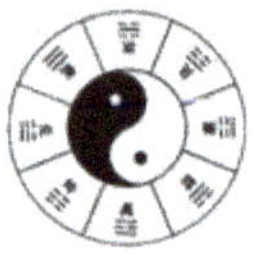
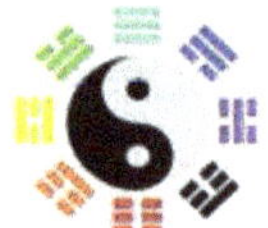
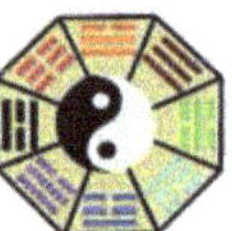

PRINCIPALI MANIFESTAZIONI PATOLOGICHE

YANG	YIN
Malattia acuta, recente	Malattia cronica
Insorge rapidamente	Insorge gradatamente
Rapide mutazioni della patologia	Malattia che evolve lentamente
Calore	Freddo
Agitazione, insonnia	Sonnolenza, attenzione rallentata
Respinge le coperte	Vuole essere coperto
Si allunga nel letto	Si rannicchia nel letto
Arti e corpo caldi	Arti e corpo freddi
Faccia rossa	Faccia pallida
Preferisce bevande fredde	Preferisce bevande calde
Voce forte, parla molto	Voce debole, non ama parlare
Respiro grosso	Respiro debole, superficiale
Sete	Assenza di sete
Urine scarse, scure	Urine abbondanti, pallide
Stipsi	Feci non formate
Lingua rossa con induito giallo	Lingua pallida

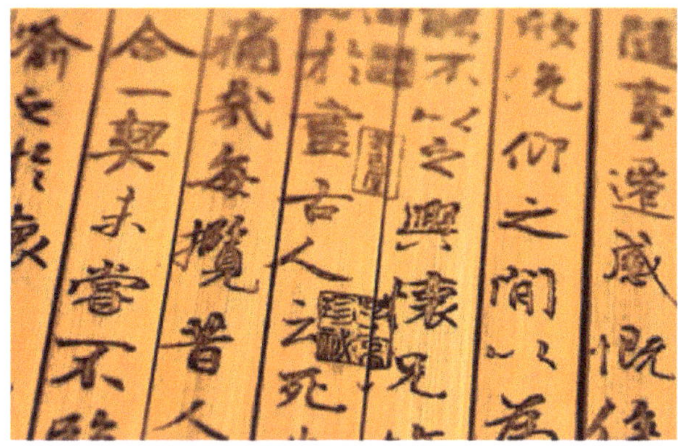

I 6 LIVELLI ENERGETICI

Il Qi si suddivide in tre aspetti: **Tae** (grande, adulto, maturità, massimo), **Shao** (piccolo, giovinezza, intermedio) e **Jue** (compimento, anziano, saggezza, minimo).
Queste energie scorrono nel corpo lungo i meridiani principali che ne traggono il nome.

TAE YIN
Lo Yin più superficiale che si collega allo Yang.
La madre, la ricettività; la Terra che si apre a ricevere l'energia del Cielo.
Qualità: riflessione, ponderatezza, spessore, ricettività, capacità di aprirsi all'altro, etc.
Disarmonie: pesantezza, difficoltà di comunicazione, chiusura, etc.
Polmone (Shou Tae Yin) – Milza (Zu Tae Yin)

SHAO YIN
Lo Yin più profondo. La parte più intima. La sorgente della vita.
L'origine di Acqua (Yin) e Fuoco (Yang).
Qualità: capacità di sedurre, vitalità, cuore aperto, motivazione, forza interiore, etc.
Disarmonie: introversione, chiusura, depressione, etc.
Cuore (Shou Shao Yin) – Reni (Zu Saho Yin)

JUE YIN
Collega il Tae e lo Shao Yin. La fine dello Yin che lascia spazio allo Yang. Compimento, fine, completamento.
Qualità: disponibilità verso l'altro, comunicazione, etc.
Disarmonie: sottomissione, incapacità di lottare, arrendersi facilmente, etc.
Mastro del Cuore (Shou Jue Yin) – Fegato (Zu Jue Yin)

TAE YANG
Il grande Yang. Lo Yang più Yang. Il più superficiale.
Il padre, che sostiene e dà regole e direzione.
Rappresenta un'apertura sull'esterno ed è la prima difesa energetica del corpo dagli attacchi esterni.
Qualità: inquadramento, capacità organizzative, struttura, compiutezza, etc.
Disarmonie: senso di sbandamento, blocco, rigidità, etc.
Intestino Tenue (Shou Tae Yang) – Vescica (Zu Tae Yang)

SHAO YANG
Collega il livello più superficiale (Tae Yang) con quello più profondo (Yang Ming) e le varie parti del corpo. Inoltre regola il flusso energetico dello Yang in tutto l'organismo.
Qualità: dinamismo, vitalità, capacità comunicative, senso della giustizia, amorevolezza, etc.
Disarmonie: irrequietezza, non trovare il proprio posto, contraddizione, etc.
Triplice Riscaldatore (Shou Shao Yang) – Vescicola Biliare (Zu Shao Yang)

YANG MING
E' il collegamento con lo Yin più superficiale.
Rappresenta lo Yang più profondo, che protegge il Qi, lo custodisce, purifica, trasforma.
Qualità: introspezione, riflessione, integrazione, etc.
Disarmonie: eccessiva difesa, difficoltà di apprendimento ed assimilazione, etc.
Intestino Crasso (Shou Yang Ming) – Stomaco (Zu Yang Ming)

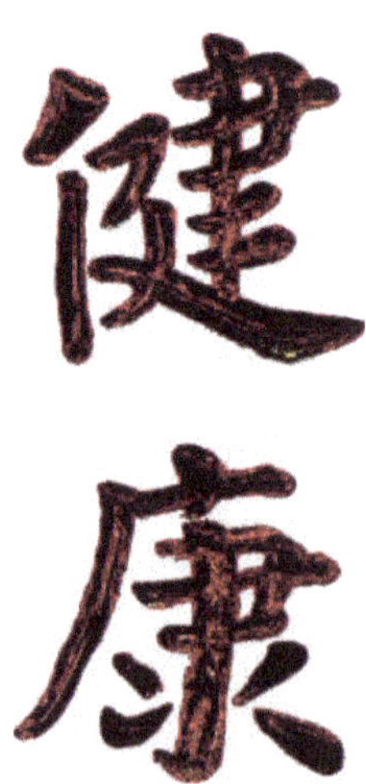

八卦 BaQua

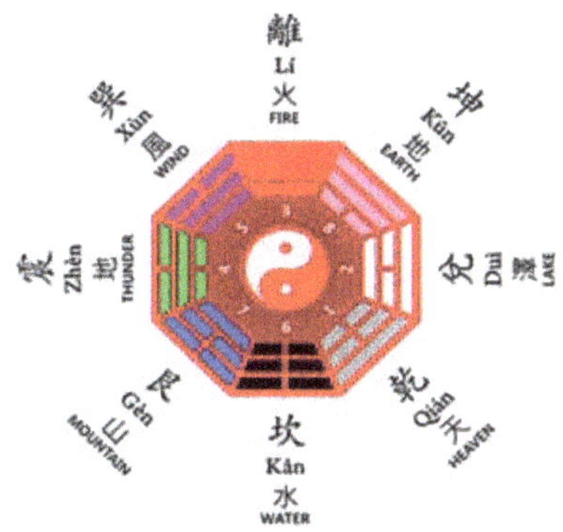

YIN

TAE YIN

P - M (Shou e Zu Tae Yin)

Umidità

SHAO YIN

C - R (Shou e Zu Shao Yin)

Calore

JUE YIN

MC - F (Shou e Zu Jue Yin)

Vento

YANG

TAE YANG (legata a Wei Qi)

IT - V (Shou e Zu Tae Yang)

Freddo

SHAO YANG

TR - VB (Shou e Zu Shao Yang)

Fuoco

YANG MING

IC - ST (Shou e Zu Yang Ming)

Secchezza

Shou = braccio

Zu = piede

I CINQUE ELEMENTI

ACQUA

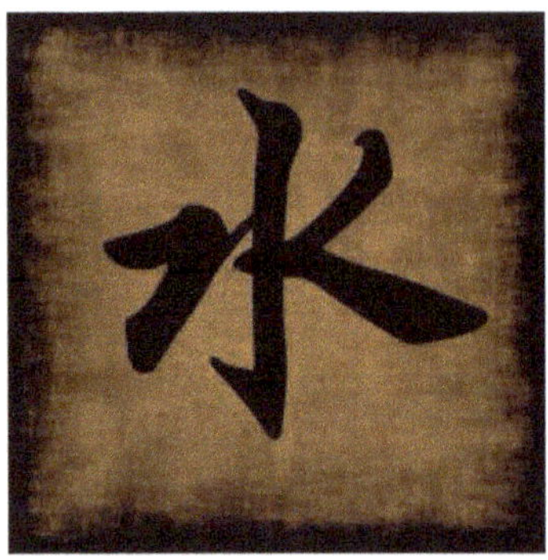

MOVIMENTO: VERSO IL BASSO
YIN-YANG: MASSIMO DELLO YIN
DIREZIONE: NORD
STAGIONE: INVERNO
FATTORE PATOGENO: FREDDO
EVOLUZIONE: ACCUMULO – DEPOSITO
ORGANI: RENI
VISCERI: VESCICA
COLORE: BLU – NERO
EMOZIONE: PAURA
RISORSA SPIRITUALE: FORZA DI VOLONTA'
SUONO: GEMITO, LAMENTO
FACOLTA': TREMARE
SENSO: UDITO
ORGANO DI SENSO: ORECCHIE
TESSUTI: OSSA E MIDOLLO
SECREZIONI: SALIVA, SPUTO, URINA
ORIFIZI: GENITALI, URETRA, ANO
MANIFESTAZIONE FISICA ESTERNA: CAPELLI
SAPORE: SALATO
ODORE: PUTRIDO
PIANETA: MERCURIO
ANIMALI: TARTARUGA
NUMERI: 1 – 6

L'acqua è la fonte della vita.
Scorre, idrata, purifica.
Per sua natura scende verso il basso e riempie ogni spazio che incontra.
Trasporta sostanze, nutrimento.
Può essere limpida o torbida, delicata e potente, può fluire o ristagnare.
Il corpo umano è costituito principalmente di acqua e questo elemento ne governa le strutture più profonde (midollo spinale, cervello, ossa e midollo osseo).
Se l' Acqua non è in equilibrio può causare disarmonia in ogni aspetto del Corpo-Mente-Spirito.

SQUILIBRI:

- Fragilità nelle giunture.
- Secchezza e sete.
- Frequenza o infrequenza della minzione.
- Eccesso o deficienza di traspirazione.
- Malattie renali.
- Metabolismo ridotto.
- Pressione sanguigna alta o bassa.
- Ipertensione, fobie, nervosismo.
- Debolezza sessuale, sterilità.
- Gonfiori alle articolazioni.
- Reumatismi, artrite.
- Carie ai denti.
- Depressione, blocco delle emozioni e dei pensieri, apatia.
- Paura, trepidazione, freddezza, timidezza.
- Mancanza di volontà, di determinazione.
- Incapacità di affrontare il rischio.
- Vertigini, capogiro, perdita di equilibrio.
- Rumori, come suono di cascata.
- Problemi ossei o al midollo.
- Calvizie.

STATI MENTALI POSITIVI:

- Saggezza
- Intelligenza.
- Riflessività.
- Forza di volontà, ambizione.
- Determinazione.

COLORE: BLU / NERO
Colori che ricordano la notte, il buio.
In caso di squilibrio dell'elemento Acqua si potrà notare una tonalità bluastra/nerastra nella carnagione del viso, soprattutto attorno agli occhi (associato a disfunzione nei Reni).
Spesso questi sono i colori preferiti dalla persona.

STAGIONE: INVERNO
Il massimo dello Yin.
Durante questa stagione è importante conservare le proprie energie come fa la natura che riposa conservando il seme, l'essenza della vita, preparandosi per la rinascita della primavera.
E' un momento di raccoglimento.
Se c'è squilibrio nell'Acqua, durante l'inverno si può manifestare un'aggravamento dei sintomi e questa stagione può rivelarsi insopportabile.

CLIMA: FREDDO
L'eccesso di freddo è causa di molte malattie e disturbi legati a Reni e Vescica.
E' importante in questa stagione conservare il calore nella zona dei Reni, affinché lo Yang e il Fuoco del Qi originario al loro interno possano svolgere la loro funzione di scaldare il corpo.

SAPORE: SALATO
Troppo sale nel sistema provoca ritenzione di liquidi e si sconsiglia a chi soffre di alta pressione sanguigna.
Mangiare troppo salato fa male al sangue.
I sali controllano l'equilibrio idro-salino attraverso le funzioni dei Reni.

ODORE: PUTRIDO
L'odore di acqua stagnante.

EMOZIONE: PAURA
"Una paura estrema fa male ai Reni, ma può essere vinta con la contemplazione" (Nei Ching).
Ogni tipo di fobia, paure nevrotiche o ossessive, ma anche sensazioni di timore, presentimento, ansietà.
Paura come incapacità di lasciar andare le proprie ansie, di sentirsi sprofondati nella disperazione.
Ma anche la paura legata all'istinto di sopravvivenza, che in risposta ad una situazione di emergenza provoca un rilascio di Qi originario dei Reni (adrenalina).

SUONO: LAMENTO, GEMITO
La voce della persona che si lamenta continuamente.

FACOLTA': CAPACITA' DI TREMARE
Il tremito come rilascio di tensioni trattenute o come risposta naturale alla tensione causata da un forte spavento.

ORIFIZIO: GENITALI, URETRA, ANO
"Gran parte della funzionalità sessuale dipende dall'equilibrio nell'elemento Acqua.
La riproduzione sana, il funzionamento dei testicoli e delle ovaie, il flusso dell'energia necessaria all'atto sessuale, così come la lubrificazione, non solo dello sperma ma anche degli ovuli, dipendono da un buon equilibrio nell'elemento Acqua.

L'ambiente vitale per l'embrione è l'acqua.
Spesso problemi sessuali possono essere attribuiti direttamente a uno squilibrio Acqua (impotenza, sterilità, frigidità).
Ci sono dei punti specifici sui Meridiani Vescica e Reni che sono direttamente collegati con la funzione sessuale e la riproduzione" (D.M. Connelly 'Agopuntura tradizionale')

ORGANI DI SENSO: ORECCHIE
Orecchie intese come senso dell'udito, una delle prime facoltà che si sviluppano nel feto.
Sulle orecchie si trovano dei punti di agopuntura che corrispondono allo sviluppo embrionale degli organi.
Uno squilibrio nell'Acqua può causare disturbi come labirintite, vertigini, perdita di equilibrio, etc..

TESSUTI: OSSA E MIDOLLO
Tutte le ossa, compresi i denti (detti 'le ossa della bocca'), traggono nutrimento dall'energia dei Reni e della Vescica.
Nel midollo osseo si rigenerano le cellule che portano nutrimento, forza e ricambio all'organismo.
Anche il midollo spinale e il cervello (detto 'Mare del Midollo') sono governati dall'Acqua (Reni); il midollo osseo nutre il corpo attraverso il sangue, mentre il cervello nutre i processi mentali, l'attenzione, la consapevolezza, la memoria, la chiarezza mentale.
'I Reni albergano la forza vitale delle ossa e del Midollo' (Nei Ching).
Tutti i problemi ossei sono connessi ad uno squilibrio dell'elemento Acqua (deterioramento dei denti, osteoporosi, etc.).

MANIFESTAZIONE FISICA ESTERNA: CAPELLI
Dei capelli forti e sani rispecchiano un buon Jing.
Tutti i problemi legati ai capelli (calvizie, fragilità, doppie punte, etc.) possono essere riconducibili ad uno squilibrio dell'Acqua.

RISORSA SPIRITUALE: FORZA DI VOLONTA'
I Reni albergano il Jing, la forza vitale, l'impeto.
Uno squilibrio dell'Acqua può manifestare mancanza di forza di volontà, scarsa motivazione, apatia, spossatezza, difficoltà ad affrontare anche i compiti più semplici.

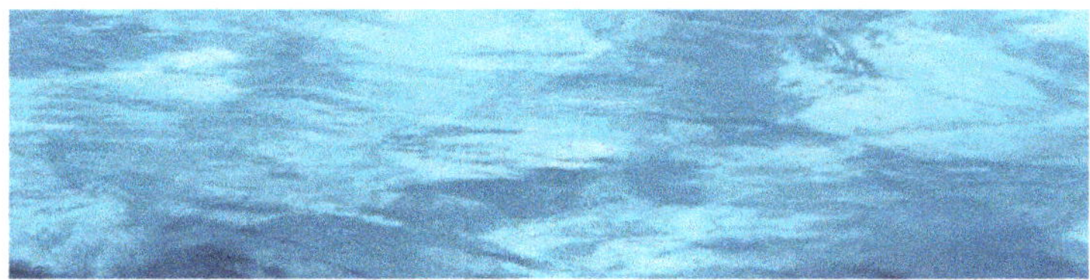

LEGNO

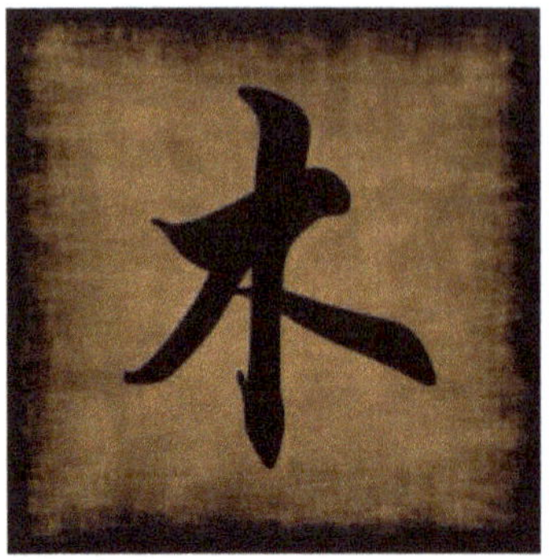

MOVIMENTO: ESPANSIONE / VERSO TUTTE LE DIREZIONI
YIN-YANG: YANG MINORE
DIREZIONE: EST
STAGIONE: PRIMAVERA
FATTORE PATOGENO: VENTO
EVOLUZIONE: NASCITA
ORGANI: FEGATO
VISCERI: VESCICOLA BILIARE
COLORE: VERDE
EMOZIONE: RABBIA / COLLERA
RISORSA: FACOLTA' SPIRITUALI
SUONO: GRIDA
FACOLTA': CAPACITA' DI CONTROLLO
SENSO: VISTA
ORGANO DI SENSO: OCCHI
TESSUTI: MUSCOLI E TENDINI
SECREZIONI: LACRIME
ORIFIZI: OCCHI
MANIFESTAZIONE FISICA ESTERNA: UNGHIE
SAPORE: ASPRO / ACIDO
ODORE: RANCIDO
PIANETA: GIOVE
ANIMALI: PESCI
NUMERI: 3 - 8

Rinascita della natura dopo l'inverno.
Passaggio dallo Yin allo Yang, dal buio alla luce, dal freddo al caldo.
La forza primaria che organizza la vita e la crescita.
Il movimento di espansione verso l'esterno e in tutte le direzioni.
Il Legno rappresenta quella forza che permette al seme (custodito dalla terra durante l'inverno) di germogliare, crescere come un albero, radicarsi, estendersi e restare flessibile, forte e resistente.
E' associato a qualsiasi momento di inizio, alla nascita di qualsiasi cosa, a come riusciamo ad adattarci (l'inizio di una relazione, di un progetto, di un lavoro, della giornata, etc.).
Il ciclo mestruale è collegato al Legno per il suo aspetto di 'dare vita' alla maturità della donna.

SQUILIBRI:

- Mancanza di radicamento che porta facilmente a cadere, a perdere l'equilibrio.
- Rigidità (paralisi, artriti, crampi, debolezza degli arti, etc.).
- Mancanza di flessibilità alla colonna vertebrale.
- Disturbi della vista.
- Irritabilità, collera, repressione di emozioni.
- Indecisione, incapacità ad organizzarsi, fare programmi, prendere decisioni.
- Difficoltà a dormire prima delle 3.00 am.

STATI MENTALI POSITIVI:

- Generosità, gentilezza, cordialità.
- Amore romantico.
- Abilità nel decidere, nel programmare e organizzare.
- Capacità di coordinazione, cooperazione e controllo.
- Creatività.
- Pazienza.
- Adattabilità, flessibilità.

COLORE: VERDE
Colore della Primavera, della natura che si risveglia e rinverdisce.
Verde è il colore della bile.

STAGIONE: PRIMAVERA
La primavera è il miglior periodo per disintossicare l'organismo.

CLIMA: VENTO
"Il Vento è causa di centinaia di malattie" (Nei Ching).
Il Vento è un'influenza climatica così dinamica e penetrante che se subita in eccesso può portare nell'organismo infiammazioni acute.
Anche le malattie depressive possono subire un peggioramento a causa di un eccesso di Vento.
In MTC si parla anche di Vento Interno, una condizione data da uno squilibrio del Fegato e della Vescicola Biliare, caratterizzata da sintomi che si muovono in modo confuso, che cambiano repentinamente e che possono apparire e sparire senza apparente motivo.

DIREZIONE: EST
"L'inizio e la creazione vengono da Oriente" (Nei Ching).

SAPORE: ASPRO / ACIDO
Il sapore aspro/acido ha un effetto astringente ed un suo eccesso indurisce la carne.

ODORE: RANCIDO
Un odore forte, disgustoso, fetido, come di urina o sudore acido.

EMOZIONE: RABBIA / COLLERA
Uno squilibrio nel Legno potrà manifestarsi con scoppi d'ira, rabbia eccessiva o completa incapacità di esternarla.
La rabbia repressa porta a frustrazione e conflitto interiore e si trasforma spesso in depressione.
Anche la creatività repressa può creare rabbia, squilibrio e depressione.
Un eccesso di ira fa male al Fegato e alla Vescicola Biliare, anche se nell'espressione della rabbia tutto passa attraverso il sistema nervoso e quindi tutti gli organi ne sono compromessi.

SUONO: GRIDARE
Un tono di voce aggressivo, penetrante, che richiama attenzione, come un grido di aiuto, riflette senza dubbio uno squilibrio nell'elemento Legno.

FACOLTA': CAPACITA' DI CONTROLLO
Coordinazione, pianificazione, capacità decisionali, organizzative, etc..

ORIFIZIO: OCCHI
"Quando il Fegato riceve sangue, questo rafforza la vista" (Nei Ching).

ORGANO DI SENSO: OCCHI
"L'occhio deve brillare di percezione" (Nei Ching).
Uno squilibrio nel Legno può generare problemi agli occhi e alla vista.

Anche come visione distorta della vita, di una situazione o di un momento, che può essere la causa di un comportamento inappropriato o di una decisione inadeguata.

TESSUTI: MUSCOLI, LEGAMENTI E TENDINI
"Il Fegato ospita la forza vitale dei muscoli e delle membrane sottili (tendini e legamenti)" (Nei Ching).
Uno squilibrio nel Legno può portare ad una stanchezza estrema che ha effetto sui muscoli e sui tendini, intesi come il tessuto connettivo che conferisce elasticità e forza ai muscoli e li fissa saldamente alle ossa.
Per cui tutti i disturbi di muscoli e tendini (stiramenti, lesioni, etc.) sono attribuiti alla condizione dell'energia dell'elemento Legno.

MANIFESTAZIONE FISICA ESTERNA: UNGHIE
"La condizione delle unghie mostra quando il Fegato è in forma splendida e fiorente" (Nei Ching).
Quando il sangue del Fegato è carente, le unghie sono fragili.
Anche arrossamenti, macchie, sfaldamenti, screpolature, ondulazioni, etc. parlano della condizione del Fegato.

ASPETTO VITALE: FACOLTA' SPIRITUALI
Nella MTC l'anima eterea (Hun) risiede nel Fegato, come anche le emozioni.
Lo Hun è inteso anche come 'l'anima che mettiamo in ciò che facciamo'.

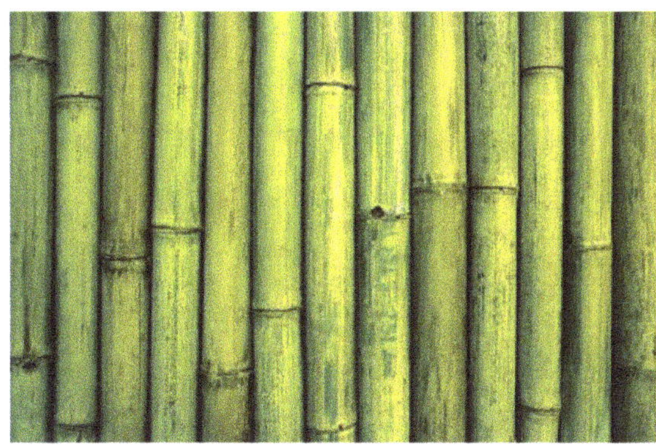

FUOCO

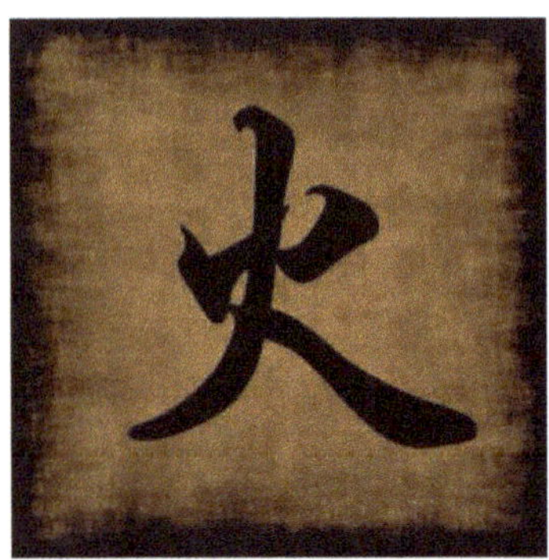

MOVIMENTO: VERSO L'ALTO
YIN-YANG: YANG MASSIMO
DIREZIONE: SUD
STAGIONE: ESTATE
FATTORE PATOGENO: CALORE
EVOLUZIONE: CRESCITA, CULMINE
ORGANI: CUORE – MASTRO DEL CUORE
VISCERI: INTESTINO TENUE – TRIPLICE RISCALDATORE
COLORE: ROSSO
EMOZIONE: GIOIA
RISORSA: MEDITAZIONE, SAGGEZZA, CONCENTRAZIONE
SUONO: RISATA
FACOLTA': INTERPRETAZIONE, ASSORBIMENTO, CIRCOLAZIONE, PROTEZIONE
ORGANO DI SENSO: LINGUA
TESSUTI: VASI SANGUIGNI
SECREZIONI: SUDORE
ORIFIZI: ORECCHIE
MANIFESTAZIONE FISICA ESTERNA: CARNAGIONE
SAPORE: AMARO
ODORE: BRUCIATO
PIANETA: MARTE
ANIMALI: UCCELLI
NUMERI: 2 - 7

Il fuoco brucia e sale; è calore, è luce, è vitalità, ma anche distruzione.
E' una forza dinamica trasformatrice.
Il più yang fra gli elementi.
L'unico elemento al quale fanno parte due coppie di meridiani (Cuore / Intestino Tenue e Mastro del Cuore / Triplice Riscaldatore).
Il Fuoco, più di ogni altro elemento, governa la vita di relazione.

SQUILIBRI

- Febbri.
- Mancanza di calore emotivo.
- Frigidità sessuale (il Fuoco che si è spento).
- Scarsa circolazione del sangue (freddo alle estremità, vene varicose, emorroidi, vampate di calore, etc.).
- Bruciori di stomaco e problemi digestivi.
- Iperattività, confusione, impulsività, avventatezza.
- Incapacità di portare a termine ciò che si è iniziato.
- Perdita di sensibilità di un arto.
- Senso di malessere generale nel quale non si riesce a combinare niente.

STATI MENTALI POSITIVI

- Cortesia.
- Coraggio.
- Fervore.
- Gioia.
- Amore.
- Consapevolezza.

COLORE: ROSSO

"Quando il loro colore è rosso sangue, essi sono senza vita" (Nei Ching).
In uno squilibrio del Fuoco il viso apparirà rosso o completamente assente di ogni sfumatura rossa (colorito cinereo).
Anche la tendenza ad arrossire facilmente è ricollegabile ad un disequilibrio in questo elemento (il cuore risponde troppo prontamente agli stimoli emotivi).

STAGIONE: ESTATE

Il massimo dello Yang.
Il periodo della crescita rigogliosa, la stagione più calda dell'anno; il culmine della crescita annuale della natura.
Tutto questo processo di compimento e maturazione include il pensiero, l'esperienza, il corpo e le emozioni.

CLIMA: CALORE
Un eccesso di calore esterno può alterare l'equilibrio nel Fuoco.

DIREZIONE: SUD
“Nutrimento e crescita vengono dal sud” (Nei Ching).

SAPORE: AMARO
“Il cuore desidera il sapore amaro” (Nei Ching).
Il sapore amaro possiede un effetto rinforzante.
Tante verdure, caffé, cioccolato fondente, e qualunque cosa tostata sono amari, così come il sapore delle erbe medicinali.
Un disequilibrio nel Fuoco può portare un sapore amaro in bocca.

ODORE: BRUCIATO
Trattandosi dell'elemento Fuoco è piuttosto comprensibile che l'odore associato sia quello di bruciato.

EMOZIONE: GIOIA
Espressione dell'armonia dello Shen.
Un eccesso o la mancanza totale di gioia sono ugualmente dannosi.
Uno squilibrio di questa emozione facilmente riguarda la vita di relazione della persona.

SUONO: RISATA
“Lo Shen in eccesso è una risata che non si spegne” (Nei Ching).
Può essere una risata sottile, evasiva, come un accenno, che si manifesta continuamente, anche in una conversazione triste, come un bisogno di allentare l'imbarazzo.
Ma può trattarsi anche della risata esagerata o inopportuna.
Anche la completa assenza di riso riguarda uno squilibrio del Fuoco.

FACOLTA': CAPACITA' DI PROVARE TRISTEZZA E DOLORE
Imparare ad accettare, riconoscere ed accogliere le esperienze che nella vita portano tristezza e dolore.

ORIFIZIO: ORECCHIE
I meridiani del Fuoco (TR e IT) passano vicino alle orecchie.

ORGANO DI SENSO: LINGUA
"Il cuore governa la lingua" (Nei Ching).
Dall'aspetto della lingua si possono ottenere informazioni sul cuore e la circolazione.
La lingua, come organo fonatorio attraverso il quale il cuore può esprimersi.
Uno squilibrio del Fuoco può generare problemi legati al linguaggio (balbuzie, mutismo, logorrea, etc.).
Ulcere sulla lingua indicano un Fuoco patogeno nel Cuore.

TESSUTI: VASI SANGUIGNI
Problemi legati alla circolazione (indurimento delle arterie, vene varicose, freddo alle estremità, trombosi, etc.) sono tutti sintomi di squilibrio Fuoco.

SECREZIONE: SUDORE
Il sudore è considerato salutare, poiché attraverso di esso l'organismo ha modo di espellere tossine e depurarsi.

MANIFESTAZIONE FISICA ESTERNA: CARNAGIONE
La carnagione manifesta la condizione dell'elemento Fuoco (colorito, qualità, etc.)

ASPETTO VITALE: LO SPIRITO
Il cuore è la dimora dello Shen.

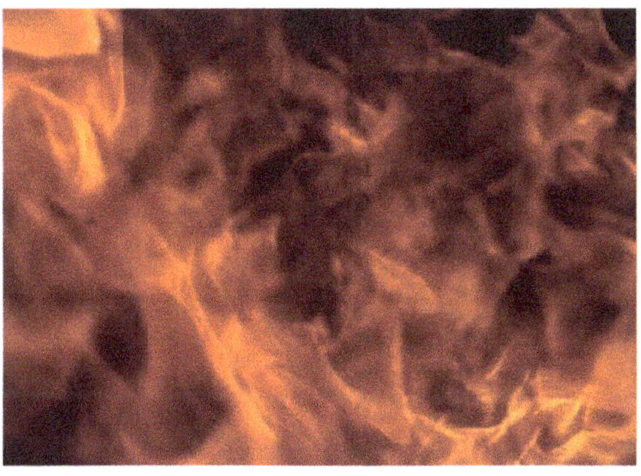

TERRA

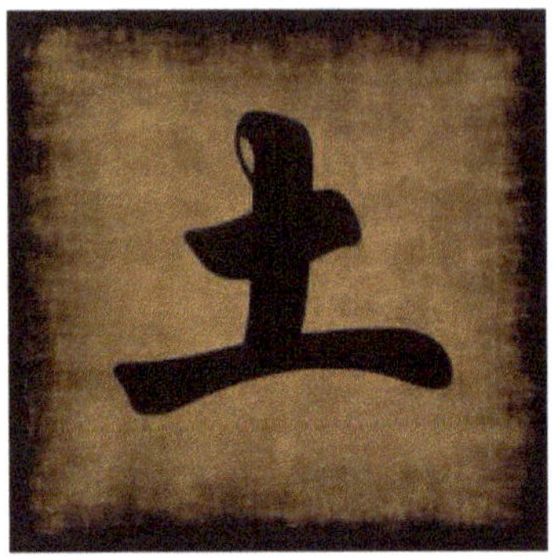

MOVIMENTO: NEUTRALITA' - STABILITA'
YIN-YANG: CENTRO
DIREZIONE: CENTRO
STAGIONE: TARDA ESTATE
FATTORE PATOGENO: UMIDITA'
EVOLUZIONE: TRASFORMAZIONE
ORGANI: MILZA/PANCREAS
VISCERI: STOMACO
COLORE: GIALLO
EMOZIONE: COMPASSIONE – SIMPATIA – EMPATIA - PREOCCUPAZIONE
ASPETTO VITALE: IDEE E OPINIONI
SUONO: CANTO
FACOLTA': RUTTARE
SENSO: GUSTO
ORGANO DI SENSO: BOCCA
TESSUTI: CARNE
SECREZIONI: SALIVA
ORIFIZI: BOCCA
SAPORE: DOLCE
ODORE: DOLCIASTRO
PIANETA: SATURNO
ANIMALI: ESSERI UMANI
NUMERI: 5 - 10

La Terra riceve il seme e lo nutre; è l'utero che accoglie la vita. La Madre.
E' caratterizzata da qualità come: stabilità, solidità, sostegno, nutrimento, affidabilità, pienezza, radicamento, fecondità, ricettività, equilibrio, accoglienza.
La Terra è il centro dal quale nascono e si nutrono tutti gli elementi.
La sua funzione fondamentale è quella di accogliere il cibo e trasformarlo in energia.
Una buona connessione con la Terra aiuta ad affrontare cambiamenti restando centrati e ricettivi.

Stomaco e Milza sono due meridiani che hanno una relazione molto stretta.

SQUILIBRI:

- Dare e ricevere: non trovare un giusto equilibrio fra questi due aspetti.
- Perdita dei ritmi naturali: ciclo mestruale, ormonale, sonno, respiro, stagioni, processi di pensiero, armonia e coordinazione del corpo.
- Ulcere, indigestione, obesità, vomito, gonfiore addominale, iperacidità, dolori spastici.
- Anoressia e bulimia.
- Labbra secche, gengive sanguinanti.
- Amenorrea, dismenorrea.
- Nervosismo, volubilità, instabilità, perdita di equilibrio, insicurezza.
- Dipendere dalla presenza di altri..
- Egocentrismo.
- Problemi di peso (cattiva distribuzione dell'energia Terra).
- Sterilità.
- Buco nello stomaco a mezza mattinata.
- Diarrea e stipsi.

STATI MENTALI POSITIVI:

- Empatia.
- Prendersi cura.
- Simpatia.

COLORE: GIALLO
Il colore dei cereali maturi.
Nella diagnosi si controlla un eventuale colore giallo attorno alla bocca.

STAGIONE: TARDA ESTATE
In realtà la Terra non corrisponde ad una stagione in particolare, ma piuttosto ad un breve

periodo alla fine di ogni stagione, quando l'energia ritorna al Centro per essere rigenerata. Questi momenti di transizione fra una stagione e l'altra sono spesso accompagnati da perturbazioni climatiche che portano ad un aumento dell'Umidità, energia associata alla Terra. Una particolare sensibilità ai cambi di stagione indica uno squilibrio nella Terra.

CLIMA: UMIDO
Un eccesso di Umidità può squilibrare l'energia dell'elemento Terra, come pure una totale mancanza (secchezza).

DIREZIONE: CENTRO
"Ogni cosa creata nell'universo si incontra nel Centro ed è assorbita dalla Terra" (Nei Ching).
Il Centro simboleggia la stabilità, l'equilibrio, la neutralità.

SAPORE: DOLCE
Il sapore dei cereali, delle radici, degli alimenti a contatto con la terra.

ODORE: DOLCE – FRAGRANZA
Un odore dolciastro, quasi nauseabondo.

EMOZIONE: SIMPATIA, COMPASSIONE, PREOCCUPAZIONE, EMPATIA
La capacità di essere compassionevoli, di trovare un equilibrio fra il dare e il ricevere.
Saper riflettere e disciplinarsi, avere fiducia in se stessi e negli altri.

SUONO: CANTO
Un tono cantilenante, melodioso, cinguettante.
La persona che parla 'cantando'.

FACOLTA': RUTTARE
Ruttare e singhiozzare.
Il ruttare eccessivo ed un singhiozzo frequente indicano uno squilibrio nella Terra.

ORGANO DI SENSO: BOCCA
Il nutrimento del cibo e dell'aria arriva attraverso la bocca.

Le labbra forniscono informazioni riguardo allo stato di energia di Stomaco e Milza (consistenza, elasticità, compattezza, umidità, etc.).
Varie dipendenze orali (mangiare, fumo, alcolici, etc.) possono indicare uno squilibrio nella Terra.

SECREZIONE: SALIVA
Mancanza od eccesso di saliva.
Problemi di deglutizione.

TESSUTI: CARNE
"La Milza alberga la forza vitale della carne" (Nei Ching).
La condizione della carne (consistenza, tono, temperatura, etc.) indica se in una persona manca il nutrimento.

ASPETTO VITALE: IDEE E OPINIONI
Capacità di introspezione.
Avere ispirazioni, opinioni, idee e riuscire a realizzarle, concretizzarle.

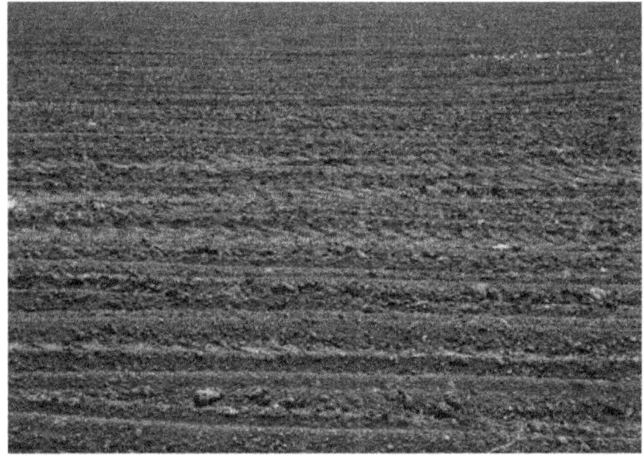

METALLO

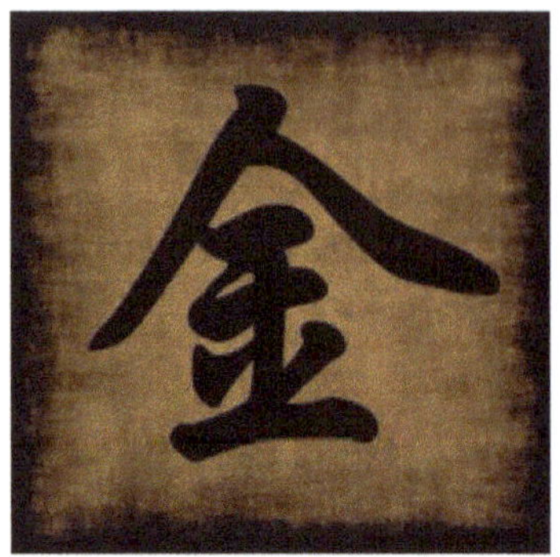

MOVIMENTO: VERSO L'INTERNO
YIN-YANG: YIN MINORE
DIREZIONE: OVEST
STAGIONE: AUTUNNO
FATTORE PATOGENO: SECCHEZZA
EVOLUZIONE: RACCOLTO
ORGANI: POLMONI
VISCERI: INTESTINO CRASSO
COLORE: BIANCO
EMOZIONE: TRISTEZZA
SUONO: PIANTO
FACOLTA': TOSSIRE
SENSO: OLFATTO
ORGANO DI SENSO: NASO
TESSUTI: PELLE E PELI
SECREZIONI: MUCO
MANIFESTAZIONE FISICA ESTERNA: PELLE E PELI
SAPORE: PICCANTE
ODORE: PUNGENTE - MARCIO
PIANETA: VENERE
ANIMALI: MAMMIFERI
NUMERI: 4 – 9

La traduzione precisa dell'ideogramma cinese è 'oro', per cui metallo prezioso, durevole, inossidabile, duttile.
Metallo inteso anche come i minerali che forniscono alla terra sostanza, ricchezza, struttura, preziosità.
Il metallo è anche un conduttore di elettricità, per cui simboleggia la comunicazione, lo scambio, la capacità di relazionarsi.
Una sua qualità è quella di poter assumere qualsiasi forma. Può fondersi e di nuovo indurirsi, cambiare il proprio stato e tornare alla sua struttura precedente; per questo gli è associata la capacità di sviluppare forme di pensiero salde ma flessibili e di creare uno scambio armonioso con il mondo esterno.

SQUILIBRI:

- Dolori reumatici.
- Degenerazione o rigidità della colonna vertebrale.
- Tremito.
- Spasmi della gola, dell'esofago.
- Alcuni tipi di paralisi.
- Malattie debilitanti.
- Mancanza di forza emotiva.
- Incoerenza nel parlare.
- Eritemi, psoriasi, acne.
- Allergie, asma.
- Colite (infiammazione delle mucose dell'intestino).
- Colon spastico.
- Problemi intestinali.
- Autismo.
- Depressione.
- Insicurezza.
- Isolamento.
- Senso di vuoto interiore e mancanza di autostima.
- Perfezionismo.

STATI MENTALI POSITIVI:

- Sentirsi in connessione con il mondo esterno.
- Valore personale.
- Capacità di cambiare, essere flessibili.
- Comunicazione.
- Capacità di relazionarsi.

COLORE: BIANCO
Il viso pallido (carenza di Qi dei Polmoni).
In oriente usato come colore del lutto.

STAGIONE: AUTUNNO
Passaggio dallo Yang allo Yin, dalla luce al buio, dal caldo al freddo.
La raccolta delle nostre energie, tempo di riflessione e interiorizzazione.

CLIMA: SECCHEZZA
Chi troppo ama o detesta il clima secco; chi ha la pelle troppo secca, potrebbe avere uno squilibrio nel Metallo.
Un eccesso di Secchezza è nocivo ai Polmoni.

DIREZIONE: OVEST
"I metalli preziosi e la giada vengono dall'Ovest" (Nei Ching).

SAPORE: PICCANTE
"Un eccesso di sapore piccante rende i muscoli nodosi e le unghie si seccano e si rovinano. Quando si ha una malattia nel tratto respiratorio non si dovrebbe mangiare troppo piccante" (Nei Ching).
Il sapore piccante attiva la traspirazione cutanea, apre i pori e favorisce la circolazione delle secrezioni fluide e la diffusione del Qi.

ODORE: MARCIO
Un odore putrescente.

EMOZIONE: TRISTEZZA
Una buona energia Metallo permette di accogliere anche la tristezza e il dolore, di superarli e non rimanerne intrappolati.
Chi attraversa un periodo doloroso ha spesso problemi di intestino e/o difficoltà di respirazione.
Chi non riesce a provare o esprimere tristezza e dolore e, poiché inaccettabili, li reprime, mostra uno squilibrio nel Metallo.

SUONO: PIANTO
Una voce piagnucolosa, lamentosa.
Sia il pianto facile che quello represso indicano uno squilibrio nel Metallo.

FACOLTA': TOSSIRE
La tosse rappresenta il bisogno di espellere qualcosa di non desiderato (sia a livello fisico che emotivo).

ORGANO DI SENSO: NASO
Il naso ovviamente ha un rapporto diretto con i Polmoni, ma anche con l'Intestino Crasso, il cui meridiano vi si collega direttamente (IC19 e IC20).
I disturbi dell'olfatto riguardano uno squilibrio Metallo.

SECREZIONE: MUCO
Tutti i problemi di muco (naso chiuso o che cola, secchezza delle narici, starnuti frequenti, congestione dei seni, etc.) riguardano uno squilibrio nel Metallo.

TESSUTI: PELLE E PELI
La pelle intesa come terzo polmone, per cui legata allo scambio con l'esterno, ma anche come mezzo per eliminare tossine.
Attraverso la pelle (il tatto) possiamo comunicare o recepire sentimenti ed emozioni.
L'acne giovanile riflette non solo il bisogno di espellere sostanze di rifiuto, ma anche una difficoltà nelle relazioni, nello scambio con il mondo esterno.

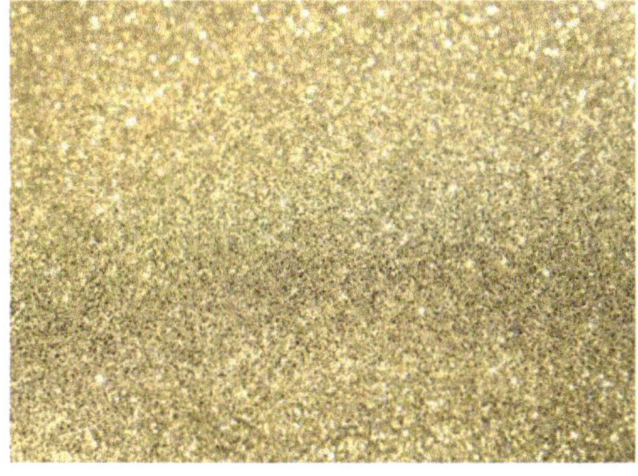

CICLO DI GENERAZIONE (Ciclo Sheng)

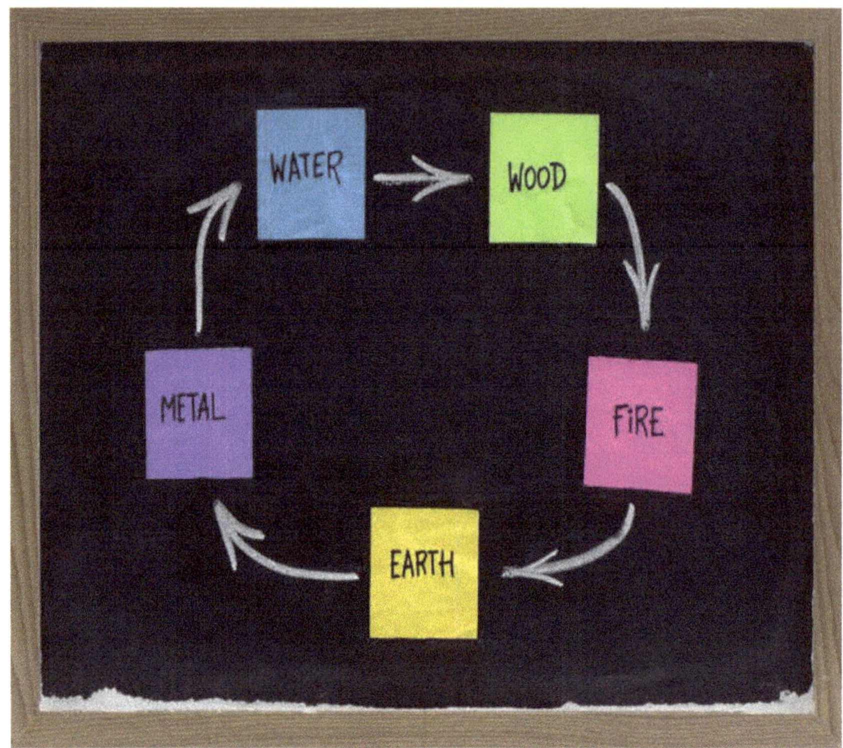

Ogni elemento ne genera un altro ed è a sua volta generato da un altro.

Detto anche '**Ciclo Madre-Figlio**'.

Il Legno genera il Fuoco (alimentandolo); il Fuoco genera la Terra (riducendo il Legno in cenere); la Terra genera il Metallo (trasformandosi in minerali, pietre, etc.); il Metallo genera l'Acqua (rifornendola di sali minerali) e l'Acqua genera il Legno (nutrendolo).
Una disarmonia in un elemento viene trasmessa a quello successivo.

Squilibri del Ciclo di Generazione:

Quando gli organi si trovano in condizione di Vuoto dovuta ad una mancanza di nutrimento dall'Elemento Madre o viceversa:

1- La Madre non nutre sufficientemente il Figlio;

2- Il Figlio assorbe troppa energia dalla Madre.

IL LEGNO NON NUTRE IL FUOCO

Se il Fegato è in Vuoto di Sangue (che alloggia lo Shen), non è in grado di nutrire il Cuore. Se invece è la Vescicola Biliare in Vuoto, il Cuore ne risentirà per la mancanza di coraggio e decisione.

- insonnia (svegliarsi nelle prime ore del mattino)
- palpitazioni
- mancanza di coraggio
- debolezza emozionale
- indecisione
- timidezza

IL FUOCO COLPISCE IL LEGNO

Se il Sangue del Cuore è in Vuoto, può influenzare la funzione del Fegato di accumularlo.

- mestruazioni scarse

IL FUOCO NON NUTRE LA TERRA

Le funzioni di trasformazione della Milza possono essere compromesse se il Cuore non riesce a pompare il Sangue (Vuoto del Fuoco del Cuore). Questa condizione può compromettere anche la capacità di concentrazione.

- freddolosità e debolezza degli arti
- feci non formate, diarrea
- astenia

LA TERRA COLPISCE IL FUOCO

Se la Milza non produce abbastanza Sangue e il Cuore ne soffre.

- insonnia
- palpitazioni
- scarsa memoria
- leggera depressione

LA TERRA NON NUTRE IL METALLO

I Polmoni hanno bisogno del Qi della Milza per formare la Zong Qi. Se le funzioni della Milza sono compromesse, possono creare Flegma che si accumula nei Polmoni.

- astenia
- Flegma nei Polmoni
- difficoltà di respirazione (dispnea)
- asma
- tosse

IL METALLO COLPISCE LA TERRA

Un Vuoto del Qi dei Polmoni può compromettere il Qi della Milza.

- mancanza di appetito
- feci non formate
- stanchezza

IL METALLO NON NUTRE L'ACQUA

I Polmoni inviano Qi e liquidi ai Reni, se questa funzione è compromessa può portare secchezza dei Reni.

- difficoltà di respirazione (dispnea)
- asma
- tosse
- perdita della voce

L'ACQUA COLPISCE IL METALLO

Si il Qi dei Reni è in Vuoto, non riesce a trattenere il Qi in basso e questo salendo verso l'alto può ostruire i Polmoni.

- difficoltà di respirazione

L'ACQUA NON NUTRE IL LEGNO

Il Sangue del Fegato viene nutrito dallo Yin dei Reni, ma se questo è in Vuoto può causare un Vuoto dello Yin e del Sangue del Fegato.

- mal di testa
- vertigini
- acufeni
- visione offuscata
- irritabilità

IL LEGNO COLPISCE L'ACQUA

Se il Sangue del Fegato è in Vuoto per lungo tempo, può causare un Vuoto del Jing del Rene.

- debolezza sessuale
- sudorazione notturna
- acufeni
- vertigini

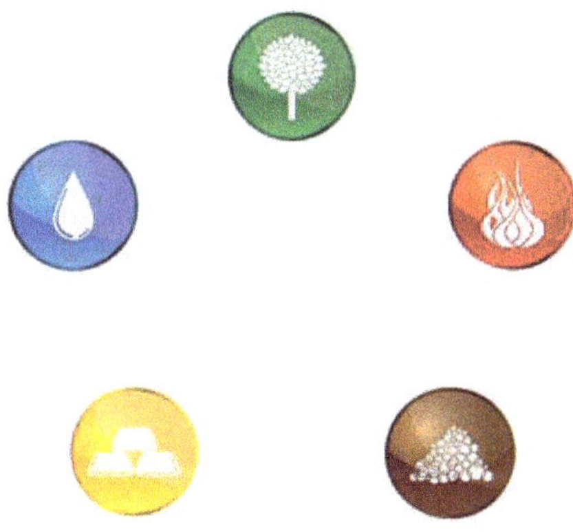

CICLO DI INIBIZIONE O CONTROLLO (Ciclo Ke)

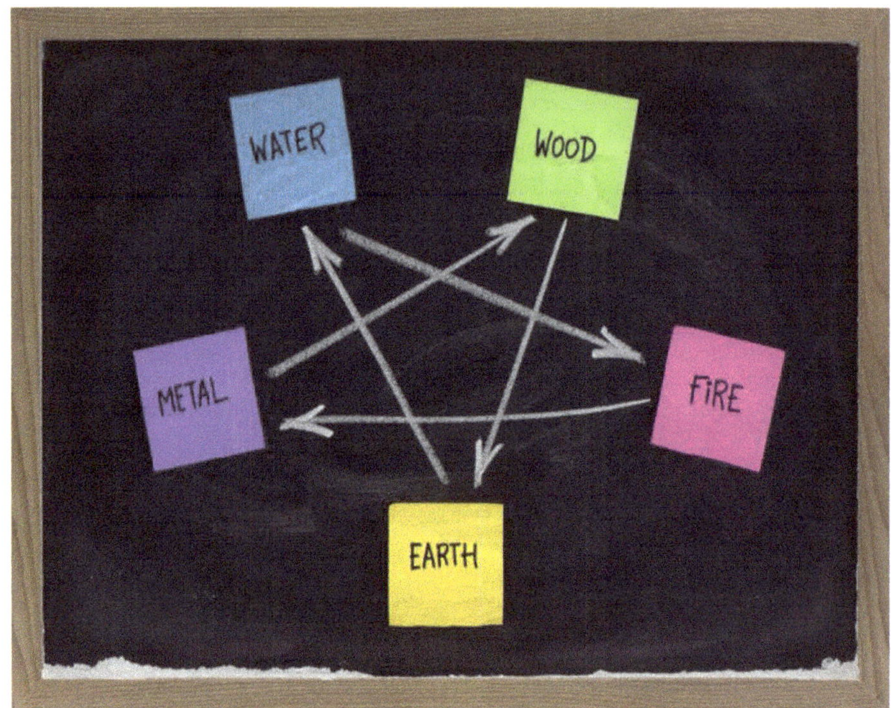

Ogni elemento controlla il secondo che lo segue e viene controllato dal secondo che lo precede (il penultimo).

Detto anche '**Ciclo Nonno-Nipote**'.

Il Legno inibisce/controlla la Terra (ricoprendola); la Terra inibisce/controlla l'Acqua (assorbendola, arginandola); l'Acqua inibisce/controlla il Fuoco (spegnendolo); il Fuoco inibisce/controlla il Metallo (fondendolo); il Metallo inibisce/controlla il Legno (tagliandolo)

CICLO DI SUPERINIBIZIONE (Ciclo Cheng)

Ogni elemento controlla in modo eccessivo il secondo che lo segue, danneggiandolo od esaurendolo.

Squilibri del Ciclo di Superinibizione:

IL LEGNO SUPERINIBISCE LA TERRA

Se il Qi del Fegato ristagna, può invadere la Milza e lo Stomaco, impedendo le loro funzioni di trasformazione del cibo e quelle relative al movimento del Qi (al Qi dello Stomaco di scendere ed a quello della Milza di salire).

- diarrea
- dolore all'epigastrio
- sensazione di gonfiore
- irritabilità
- scarso appetito
- nausea

LA TERRA SUPERINIBISCE L'ACQUA

In caso di accumulo di Umidità la Milza ostacola i Reni nella loro funzione di trasformazione ed eliminazione dei liquidi.

- ritenzione idrica, edema
- difficoltà di minzione

L'ACQUA SUPERINIBISCE IL FUOCO

Questo non può accadere, in quanto i Reni non si trovano mai in condizione di Pieno.
Lo Yin dei Reni in Vuoto causa una condizione di Calore-Vuoto al Cuore.

IL FUOCO SUPERINIBISCE IL METALLO

Il Fuoco del Cuore può provocare un vuoto dello Yin dei Polmoni, seccandone i liquidi.

- viso rosso
- sensazione di calore
- tosse con abbondante espettorato giallo

IL METALLO SUPERINIBISCE IL LEGNO

Un Vuoto dei Polmoni può causare un ristagno del Qi del Fegato.

- viso pallido
- irritabilità
- sensazione di gonfiore
- astenia

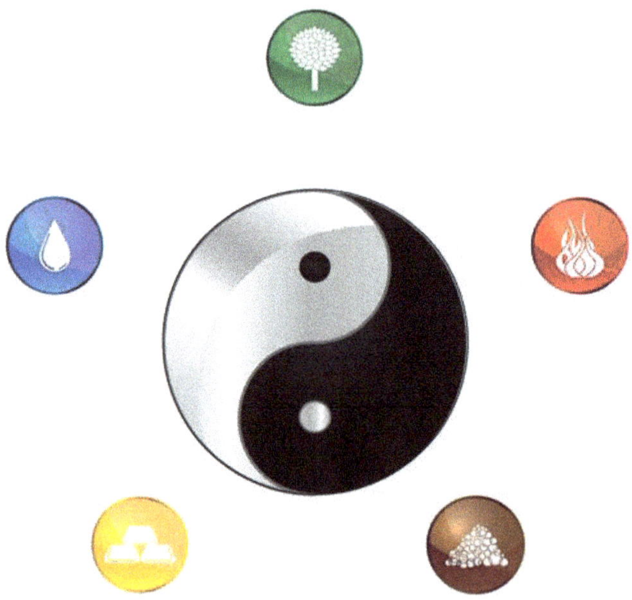

CICLO DI INSULTO O CONTROINIBIZIONE
(Ciclo Wu)

Si verifica in senso inverso a quello di inibizione.

Squilibri del ciclo di Controinibizione:

IL LEGNO CONTROINIBISCE IL METALLO

Se il Qi del Fegato ristagna in alto, può ostruire il torace e compromettere la respirazione.

- sensazione di ostruzione e gonfiore al torace
- tosse
- asma

IL METALLO CONTROINIBISCE IL FUOCO

Se i Polmoni sono ostruiti dal Flegma, possono ostacolare la circolazione del Qi del Cuore.

- difficoltà di respirazione
- palpitazioni
- insonnia

IL FUOCO CONTROINIBISCE L'ACQUA

Il Fuoco del Cuore, scendendo in basso, può causare un Vuoto dello Yin dei Reni.

- sudorazione notturna
- bocca secca la notte
- insonnia
- dolori lombari
- vertigini

L'ACQUA CONTROINIBISCE LA TERRA

La Milza può ostruirsi dall'Umidità se i Reni non svolgono bene la loro funzione di trasformazione dei liquidi.

- debolezza degli arti
- astenia
- edema
- feci non formate

LA TERRA CONTROINIBISCE IL LEGNO

Se nella Milza ristagna l'Umidità, questa può ostacolare il fluire del Qi del Fegato.

- dolore e gonfiore all'addome
- ittero

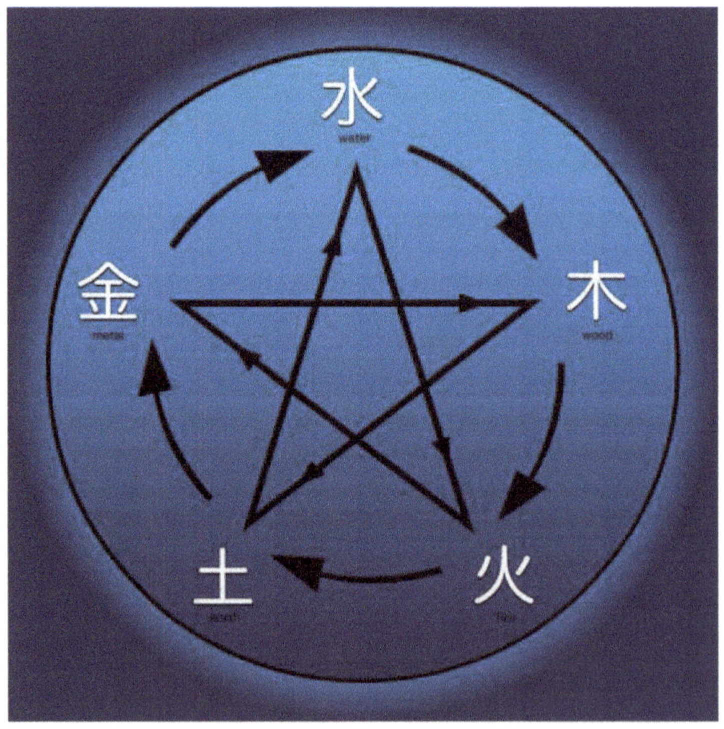

LE SOSTANZE VITALI

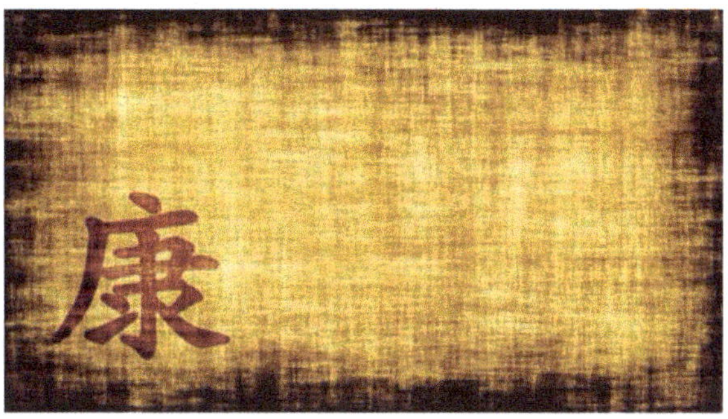

JING (Essenza)

Forza, potenza che ci consente di esistere come individui e che l'esistenza stessa consuma.
Il Jing è la potenza dell'unione fra Cielo e Terra; il radicamento dell'Essere.
Una sostanza pura, preziosa ed estremamente raffinata che deriva per distillazione da una solida base materiale grezza e che deve essere difesa e conservata con cura.

Si divide in:

Jing del Cielo Anteriore
Jing del Cielo Posteriore
Jing del Rene

Al primo respiro il Qi cosmico (Tian Qi) viene spinto dal Polmone verso l'addome (Dan Dien) dove si incontra con il Jing e stabilisce un collegamento Polmone-Rene.
Nel contempo dai piedi sale il Qi della Terra che giunge anch'esso al Dan Dien.
Il potente movimento di queste due forze crea una sorta di vortice a livello dell'ombelico che attiva il Jing custodito dai Reni (Ming Men VG4, il punto da cui noi dal concepimento iniziamo ad espanderci) rendendolo mobile e circolante (Yuan Qi).

IL JING DEL CIELO ANTERIORE

Energia originaria, presente già al concepimento.
E' la condensazione delle energie cosmiche che consentono all'individuo di 'prendere forma'; l'essenza che nasce dall'unione delle energie sessuali dei genitori e la congiunzione cosmica al momento del concepimento.
La preziosa essenza che nutre l'embrione ed il feto durante la gravidanza e che dopo verrà custodita con cura, poiché il suo esaurimento coincide con l'estinguersi della vita individuale, il 'perdere forma'.
E' ciò che determina le caratteristiche somatiche di ogni persona, la resistenza, la vitalità, l'unicità.
E' l'eredità energetica dei genitori (e degli antenati).
L'individuo trae nutrimento e sostentamento dal Jing del Cielo Anteriore andandolo via via inevitabilmente a consumare.
Anche se non può essere modificato in quantità o qualità, lo si può influenzare positivamente attraverso l'equilibrio nelle proprie abitudini di vita.
Ogni irregolarità od eccesso nei modi di vivere può diminuirlo.

Riassumendo:

- governa crescita, sviluppo e riproduzione;
- è la base di forza e salute costituzionali del singolo individuo;
- è la base per l'attivazione di tutti i metabolismi organici.

IL JING DEL CIELO POSTERIORE

Energia che riguarda tutto il nutrimento psico-fisico-energetico dell'individuo.
Si sviluppa dopo la nascita ed è l'essenza che assumiamo dall'esterno attraverso le sostanze nutritive (cibo, acqua, aria, interessi, relazioni, etc.).
Se c'è una buona assimilazione del Jing del Cielo Posteriore, sarà richiesto un minor consumo del Jing del Cielo Anteriore, che quindi potrà conservarsi più a lungo.
Esiste comunque uno stretto rapporto di mutua influenza fra loro, per cui se l'individuo nasce con un sistema digestivo delicato e mal funzionante, l'assimilazione del Jing del cibo potrà essere insoddisfacente o compromessa.
Del Jing del Cielo Posteriore fanno parte anche il nutrimento psico-affettivo, quello che prendiamo dall'ambiente esterno e quello relativo ai nostri pensieri.
Ha chiaramente molto a che fare con Milza e Stomaco, ma anche con Polmone.

IL JING DEL RENE

Deriva sia dal Jing del Cielo Anteriore che dal Jing del Cielo Posteriore, dal quale riceve nutrimento.
Energia ereditaria che determina la propria costituzione.
Ha sede nei Reni, ma essendo di natura fluida, circola in tutto il corpo, in particolare negli 8 Canali Straordinari.
Il Jing del Rene determina il concepimento, la riproduzione, la gravidanza, la crescita, lo sviluppo e la maturazione sessuale.
E' necessario per la trasformazione dello Yin del Rene nel Qi del Rene attraverso l'azione riscaldante dello Yang del Rene.
Ha anche un aspetto Yang che influenza l'attività sessuale e in particolare la libido.
Il Jing produce il Midollo che a sua volta produce il midollo osseo e riempie la spina dorsale e il cervello.
Il Jing determina la nostra forza costituzionale e la resistenza ai fattori patogeni esterni.

Il Vuoto del Jing del Rene può causare:

- problemi legati alla crescita, riproduzione e sviluppo (crescita rallentata nei bambini, scarso sviluppo osseo, infertilità, aborti spontanei, ritardo mentale nei bambini, deterioramento osseo negli adulti, perdita dei denti e dei capelli o loro ingrigimento precoce);

- problemi al Qi del Rene (scarsa attività sessuale, impotenza, debolezza alle ginocchia, polluzione notturna, acufeni e sordità);

- problemi legati al Midollo (scarsa memoria e concentrazione, vertigini, acufeni e sensazione di testa vuota);

- problemi costituzionali (frequenti raffreddori, influenza e altre malattie esterne, rinite cronica e allergica).

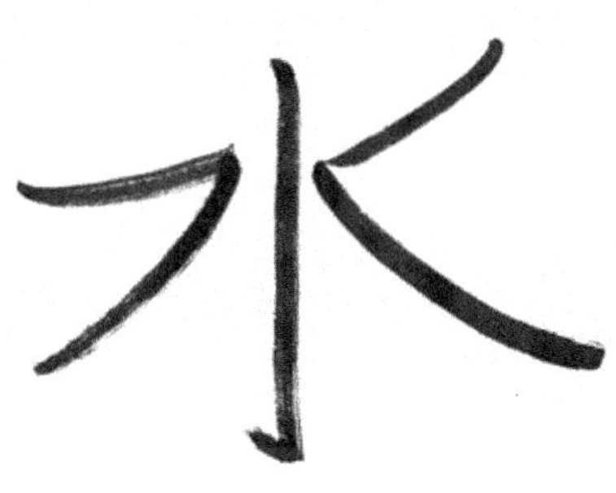

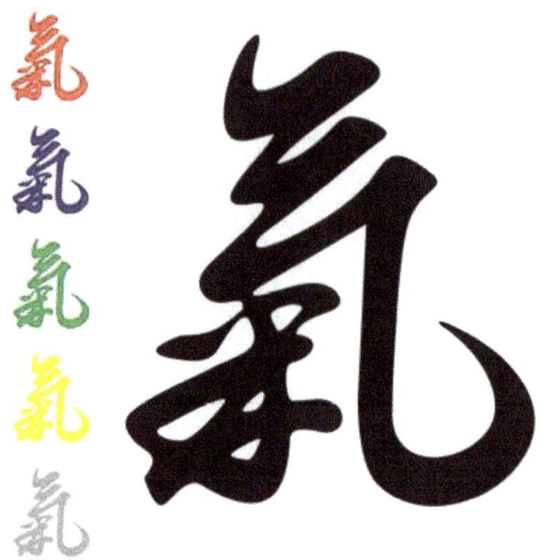

QI (Energia)

Il Qi può essere rarefatto e immateriale, o denso e materiale.
Di natura mutevole, può assumere differenti manifestazioni ed essere diverse cose in diversi momenti.
E' la base di tutti i fenomeni dell'universo e garantisce la continuità tra le forme grezze e materiali e le energie sottili, rarefatte, non materiali.
E' un'energia che si manifesta simultaneamente a livello fisico e spirituale.
E' in costante stato di flusso e in vari stati di aggregazione.
Quando si condensa, l'energia si trasforma e si accumula in forme fisiche.
Il Qi cambia la sua forma in base alla sua localizzazione e alla funzione che sta svolgendo.
Ha due aspetti principali: costituisce l'essenza raffinata prodotta negli organi interni per nutrire il corpo e la mente (Zong Qi, Yuan Qi, etc.) e inoltre rappresenta l'attività funzionante degli organi interni (Qi del Fegato, Qi del Cuore, etc.).
Il Qi individuale rappresenta l'attivazione, la trasformazione e la diffusione di tutto ciò che deriva dal Jing e vi fa ritorno.
E' l'elemento intermedio fra Jing e Shen (alimentati dal Qi prodotto dall'organismo che a loro fa poi ritorno).

Si divide in:

Yuan Qi - Energia Ancestrale/Originaria
Gu Qi - Energia del Cibo
Zong Qi - Energia Motrice o Qi del Torace
Zhen Qi - Energia Vera
Ying Qi - Energia Nutritiva
Wei Qi - Energia Difensiva

YUAN QI (Energia Ancestrale/Originaria)

La nostra energia originaria, costituzionale.
Energia innata, che precede il concepimento, trasmessa direttamente dai genitori.
L'origine, la sorgente della vitalità dell'individuo.
E' il Jing nella sua forma di manifestazione dinamica circolante nel corpo, ovvero di Qi.
E' la base di tutte le energie Yin e Yang del corpo.
Deriva dal Jing del Cielo Anteriore e riceve nutrimento dal Jing del Cielo Posteriore.
Legata, fra le sostanze fondamentali, al Jing, fra gli organi, ai Reni e al Triplice Riscaldatore (TR), e fra i meridiani, agli 8 Canali Straordinari (Qi Mai), che veicolano essenzialmente questo tipo di energia.
La Yuan Qi che circola nei Canali Straordinari permette l'attivazione dei vari Shen negli Organi e del Jing nei Visceri Straordinari.

- E' la forza motrice dinamica che avvia e aziona l'attività funzionale degli Organi, poiché come il Jing è il fondamento della vitalità e della costituzione fisica.

- Risiede fra i due Reni, sotto l'ombelico, nel Ming Men, con il quale divide il compito di fornire il calore necessario per tutte le attività funzionali del corpo.

- Agisce come agente di cambio nella trasformazione della Zong Qi (Energia Motrice) nella Zhen Qi (Energia Vera). In questo modo i Reni partecipano alla produzione del Qi.

- Facilita la trasformazione del Gu Qi (Qi del Cibo) in Sangue (Xue) nel Cuore. In questo modo i Reni partecipano alla formazione del Sangue.

- Dal punto dove ha origine (fra i due Reni dove risiede il Ming Men) passa attraverso il TR e si distribuisce agli organi interni e ai meridiani. I punti in cui si concentra sono i Punti Sorgente (Yuan).

GU QI (Energia del Cibo)

Il primo stadio nella trasformazione del cibo in Qi, ancora in forma grezza che non può essere impiegata dal corpo così com'è.
E' prodotta dalla Milza che ha la funzione di trasformare e trasportare le varie sostanze estratte dai cibi; sale al torace e va ai Polmoni, dove, combinandosi con l'aria, forma la Zong Qi (Energia Motrice), una parte va al Cuore, dove viene trasformata in Sangue.
La trasformazione è sostenuta dal Qi del Rene e dalla Yuan Qi.

ZONG QI (Energia Motrice o Qi del torace)

Si forma al centro del torace dall'interazione della Gu Qi (Milza) con l'aria (Polmoni).
Una forma di Qi più sottile e raffinata della Gu Qi e può essere utilizzata dal corpo.

Le sue funzioni principali sono:

- nutrire il Cuore e i Polmoni;
- aumentare e promuovere la funzione dei Polmoni di controllare il Qi e la respirazione, e la funzione del Cuore di governare il Sangue e i vasi sanguigni;
- controllare la capacità di parlare e la forza della voce;
- agire e promuovere la circolazione sanguigna nelle estremità.

E' influenzata da problemi emozionali come l'afflizione e la tristezza.

La Zong Qi e la Yuan Qi si assistono l'un l'altra: la Zong Qi fluisce verso il basso per aiutare i Reni e la Yuan Qi verso l'alto per aiutare la respirazione (altro aspetto di mutua assistenza fra Polmone e Reni).

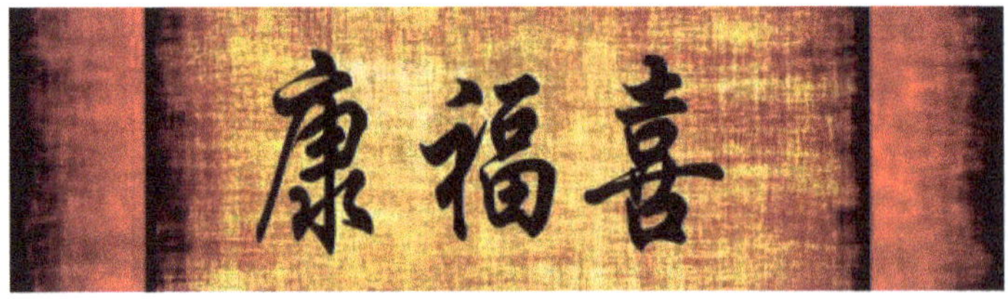

ZHEN QI (Energia Vera)

La fase finale della trasformazione del Qi.
Il Qi che circola nei meridiani e nutre gli organi ed i visceri.

Ha origine nei Polmoni, come la Zong Qi ed assume due diverse forme:

- **Ying Qi**
- **Wei Qi**

YING QI (Energia Nutritiva)

Energia più raffinata che scorre negli strati più interni del corpo.
Nutre gli organi interni, i visceri e tutto l'organismo.
Oltre che nei meridiani, scorre con il Sangue nei vasi sanguigni.
Rappresenta una qualità energetica più profonda rispetto alla Wei Qi.
Veicolata dai Canali Luo e per questo coinvolta nelle turbe più interne, legate a fattori emotivi, alla digestione e agli organi in genere.
Energia cognitiva, contrapposta a quella istintuale (Wei Qi), legata alla capacità di 'nutrirsi della vita', alle nostre scelte personali.

WEI QI (Energia Difensiva)

Energia istintuale, più grezza.
Scorre nello strato più esterno del corpo, fra la pelle e i muscoli, al di fuori dei meridiani.
Protegge il corpo dagli attacchi dei fattori patogeni esterni (Vento, Freddo, Calore e Umidità).
Riscalda, umidifica e nutre parzialmente la pelle e i muscoli.
Regola la temperatura del corpo attraverso l'apertura e la chiusura dei pori.
Veicolata dai Canali Tendino-Muscolari (Jin Jing), che rappresentano il livello più superficiale della struttura energetica dei Canali (legata quindi all'apparato locomotorio e il sistema immunitario).
Di giorno resta in superficie, percorrendo tutti i Canali Yang e di notte si porta in profondità per difendere Organi e Visceri.
Dato che scorre sotto la pelle, è sotto il controllo dei Polmoni, quindi una debolezza del Qi del Polmone può portare ad una debolezza della Wei Qi (maggiore esposizione alle malattie da raffreddamento).
La Wei Qi ha la sua radice nei Reni (Riscaldatore Inferiore), è nutrita da Stomaco e Milza (Riscaldatore Medio) e viene diffusa dai Polmoni (Riscaldatore Superiore).
Un Vuoto della Wei Qi può causare un indebolimento delle difese del corpo e la persona può tendere ad ammalarsi facilmente e a sentire freddo.

....

Il Qi trasforma e trasporta i liquidi, altrimenti si accumulerebbero e ristagnerebbero causando malattia.
Il Qi trattiene i Liquidi Corporei come anche il Sangue. Se il Qi è in Vuoto si può manifestare incontinenza urinaria o enuresi (Vuoto del Qi del Rene) o perdite vaginali croniche (Vuoto del Qi di Milza).
I Liquidi danno nutrimento al Qi. Dopo una perdita eccessiva di Liquidi, anche il Qi diventa in Vuoto (freddo alle estremità, pallore, avversione al freddo = sintomi di Vuoto di Yang).
La sudorazione profusa causa anche una perdita della Wei Qi, essendo questa mischiata ai Liquidi che formano il sudore nello spazio fra pelle e muscoli.
"La sudorazione profusa danneggia lo Yang".
"Il vomito persistente svuota il Qi".
"Il Vuoto di Qi causa sudore".
I Liquidi Corporei riforniscono costantemente il Sangue e lo rendono fluido in modo che non coaguli o ristagni.
Così il Sangue nutre e integra i Liquidi Corporei (una perdita di liquidi per lungo tempo può portare ad un Vuoto di Sangue. Una perdita cronica di Sangue causa un Vuoto di Liquidi Corporei e secchezza).

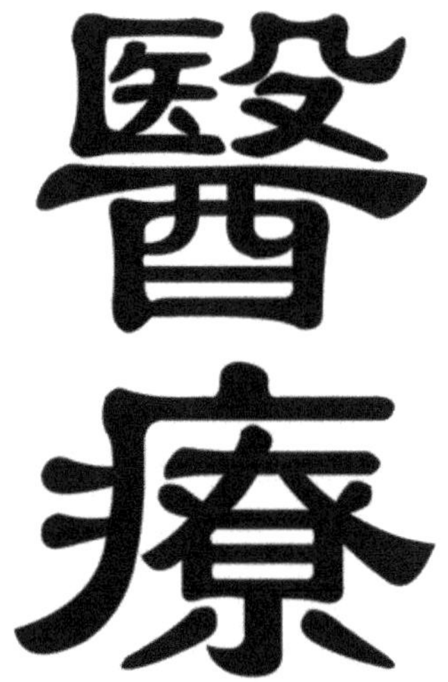

Medical

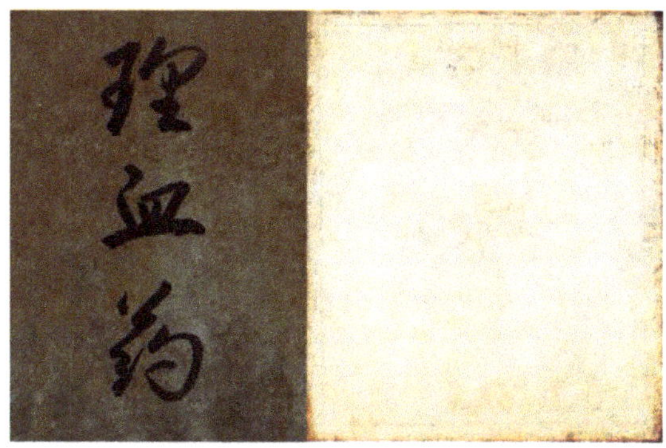

XUE (Sangue)

Aspetto del Qi più materiale, solido, nutritivo, Yin.

Il Sangue nutre il Qi e il Qi muove il Sangue.

Le sue funzioni essenziali sono:

- nutrire
- umidificare
- dare radicamento e solidità psicofisica

Il Sangue nutre costantemente le ossa (la menopausa, riducendo la disponibilità globale di Sangue, favorisce lo sviluppo dell'osteoporosi; per questo motivo in questa fase è importante nutrire il Sangue).

Un Deficit di Sangue può portare a livello fisico ad una cattiva assimilazione e magrezza eccessiva (troppa energia e poco sangue), colorito pallido, mestruo scarso e pallido, etc..

Il Sangue deriva dal Qi del cibo prodotto da Milza e Stomaco che, inviato ai Polmoni, si incontra con il Qi dell'aria, viene elaborato ed inviato al Cuore che provvede ad un'ultima trasformazione.
Tutto il processo viene assistito dalla Yuan Qi.
Si ottengono così Qi e Sangue.

Per nutrire il Sangue è necessario tonificare Milza e Reni.

Il Sangue è la base materiale per lo Shen (se il Sangue è Vuoto, lo Shen manca delle sue basi, diventa infelice e inquieto, causando ansietà, irritabilità, insoddisfazione, insonnia).

JIN-YE (Liquidi Corporei)

I Liquidi Corporei hanno origine dal nutrimento materiale (cibo e bevande).
Sono in continuo processo di trasformazione, per cui i Jin diventano Ye e gli Ye, Jin.
Pur essendo distinti in Yin e Yang, rappresentano un aspetto molto Yin.

JIN (Fluidi)

Sono la parte più leggera dei liquidi corporei, sono fluidi e circolano rapidamente con la Wei Qi all'esterno (fra pelle e muscoli).

Sono chiari, limpidi, simili all'acqua e comprendono il sudore, le lacrime, il muco nasale, la saliva, le urine, le secrezioni vaginali e genitali.

Sono controllati dai Polmoni, che provvedono a diffonderli alla pelle, e dal Riscaldatore Superiore, che regola la loro trasformazione e movimento verso la pelle.

La loro funzione è di umidificare, nutrire, rinfrescare e depurare.

Inoltre fluidificano il Sangue evitandone la Stasi.

YE (Liquidi)

Più torbidi, pesanti, densi.

Circolano all'interno insieme alla Ying Qi.

Caratterizzati da un movimento più lento che li porta nelle varie cavità e interstizi dell'organismo.

Sono i liquidi delle articolazioni, il liquido cefalorachidiano, i liquidi intracellulari e tissutali, i liquidi delle membrane sieriose, etc..

La Milza e i Reni ne controllano la trasformazione, mentre il Riscaldatore Medio e il Riscaldatore Inferiore, il movimento e l'escrezione.
La loro funzione è di umidificare il cervello, il midollo, la spina dorsale e le articolazioni.

Lubrificano inoltre gli orifizi degli organi di senso (bocca, naso, occhi e orecchie).

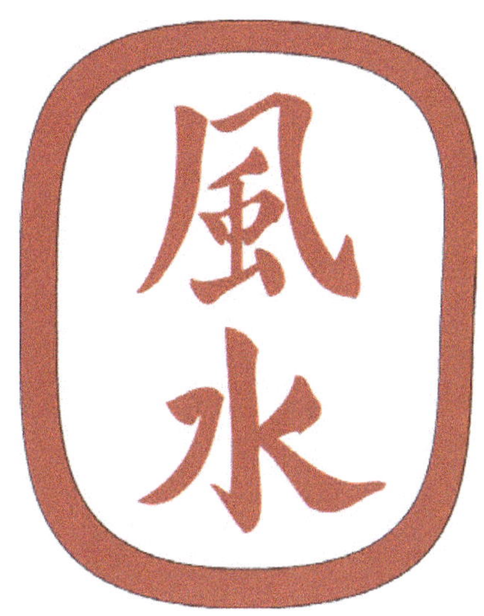

RELAZIONE FRA ORGANI E SOSTANZE VITALI

I **Polmoni** governano il Qi e diffondono i Liquidi Corporei.

La **Milza** governa il Qi del cibo (Gu Qi), controlla il Sangue e influenza i Liquidi Corporei.

Il **Cuore** governa il Sangue.

I **Reni** immagazzinano il jing e influenzano i Liquidi Corporei.

Il **Fegato** accumula il Sangue.

Gli Organi (Yin) accumulano, immagazzinano, conservano le Sostanze Vitali.

I Visceri (Yang) svolgono un'azione di trasformazione e raffinazione di cibo e bevande ed estraggono le sostanze più pure, che vengono poi accumulate dagli organi.

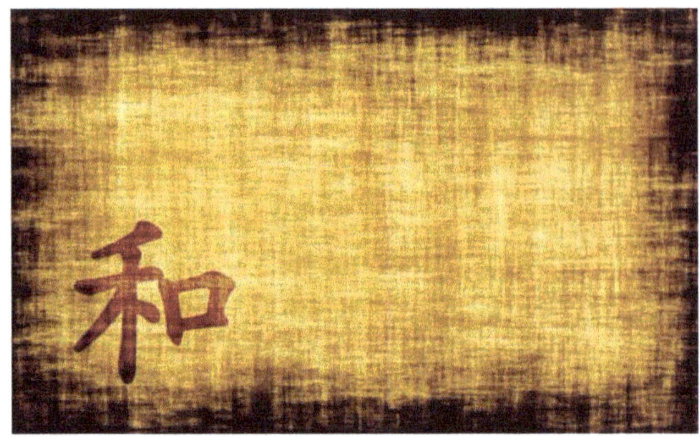

FATTORI PATOGENI ESTERNI

Diverse espressioni del Qi che da fisiologiche possono trasformarsi in patologiche, a causa di un loro eccesso o di una debolezza dell'individuo.

Possono penetrare nell'organismo dall'esterno, come svilupparsi al suo interno.

I fattori patogeni esterni sono di solito correlati a malattie acute improvvise, mentre quelli interni riguardano spesso malattie croniche.

Penetrano nel corpo e attivano la Wei Qi.

Un fattore patogeno esterno può essere:

Forte = elimina all'esterno (vomito, sudore, diarrea, etc.)

Molto debole = va in profondità

Debole = il corpo non ce la fa a buttarlo fuori, ma neppure a farlo penetrare e questo porta a latenza; trattiene, imprigiona, usa un fattore Yin che blocchi il Jing (assenza di segni e sintomi, 'non aprire quella porta!') o il Sangue (emozioni trattenute).
Col passare del tempo, il Jing cala, si consuma (per età, traumi, etc.) e il corpo non ce la fa più a conservare la latenza e quindi si sviluppano malattie autoimmuni, tumori maligni, patologie a livello profondo che aggrediscono il Jing (malattie vitali, acute, epidemiche).

Il Triplice Riscaldatore, veicolando la Yuan Qi, come i Canali Straordinari, è ottimo da usare anche nei casi di malattie autoimmuni.

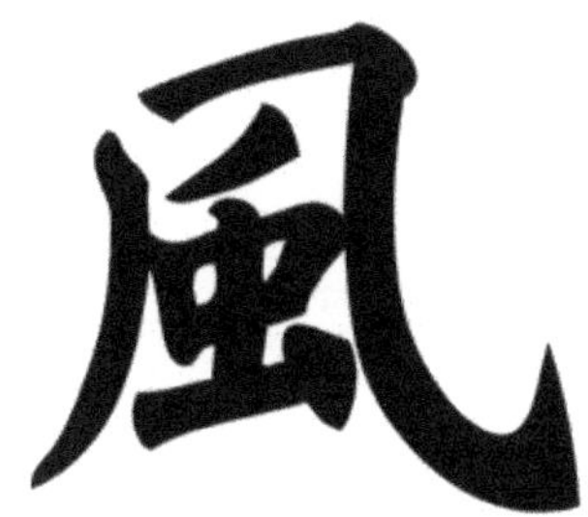

VENTO

E' di natura Yang e la sua caratteristica è il movimento.
E' il fattore esterno più penetrante, veicolo di tutti gli altri fattori patogeni.
Tende a danneggiare il Sangue e lo Yin.

I sintomi sono simili alla sua azione in natura; ecco alcuni esempi:

- comparsa improvvisa e acuta;
- cambiamenti rapidi dei sintomi;
- brividi, convulsioni, paralisi (Vento interno);
- effetto più intenso nella parte superiore ed esterna del corpo;
- congiuntivite (Vento esterno);
- raffreddore, tosse, febbre (Vento esterno);
- paralisi facciale (Vento esterno);
- rigidità e dolore delle articolazioni (Vento esterno)

Il Vento Esterno penetra attraverso la pelle ed interferisce con la circolazione della Wei Qi, la quale scorre fra la pelle ed i muscoli, riscaldandoli. Per questo i sintomi sono di avversione al freddo.

VENTO-FREDDO

- cefalea;
- brividi, convulsioni;
- starnuti, tosse, naso che cola, muco bianco;
- dolori muscolari;
- assenza di febbre o sudorazione;
- forte dolore e rigidità nella zona occipitale.

VENTO-CALORE

- brividi, starnuti, tosse;
- mal di gola, tonsille gonfie, prurito;
- naso chiuso, muco giallo;
- febbre e sudorazione;
- dolore e rigidità zona occipitale;
- sete;
- avversione al freddo.

VENTO-UMIDITA'

Questa combinazione che penetra nella pelle, oltre ai sintomi già elencati, provoca eruzioni e pruriti cutanei oltre a gonfiore alle articolazioni.

VENTO INTERNO

I sintomi principali sono tremori, tic, intorpidimento, forti vertigini, convulsioni ed emiplegia.

Quasi sempre correlato ad una disarmonia del Fegato:

- Vento del Fegato (febbre alta, delirio, coma);
- Yang del Fegato (irritabilità, cefalea, forti vertigini);
- Vuoto del Sangue del Fegato (vertigini, tic, leggeri tremori, intorpidimento, visione offuscata).

....

Punti Vento Esterno: VB20 – V12 – IC4 – ST36 – VG14

Punti Vento Interno: F3 – IC4 (per tic facciali) – V18 – VG20

CALORE

Fattore patogeno Yang (tende a danneggiare lo Yin).

I suoi effetti tipici sono:

- avversione al calore;
- sudorazione;
- urine scarse e scure;
- sete;
- labbra secche;
- dolori e sintomi che migliorano con il freddo.

Punti per il Calore: F2 – IC11 – MC3 – TR6 – V40

Evitare assolutamente la Moxa !

FUOCO

Può essere di natura interna o derivare da un fattore patogeno esterno.

Il Fuoco può avere degli effetti sulla mente (agitazione, ansia, insonnia, delirio, malattie o turbe mentali, etc.).

Può ristagnare causando infiammazioni e ulcere; può danneggiare il Sangue e lo Yin, esaurire il Qi e seccare i liquidi corporei.

I punti sono gli stessi del Calore.

FREDDO

E' un fattore Yin, per cui la sua tendenza è di danneggiare lo Yang.

Provoca rigidità, restringimento, contrazione dei tessuti, addensamento dei liquidi.

Rallenta il movimento ed ostacola la circolazione del Sangue e della Yang Qi.

Può invadere i meridiani, causando dolore alle articolazioni, contrazione dei tendini e freddolosità.

Può penetrare negli organi riducendone la funzionalità e l'attività.

FREDDO INTERNO

Insufficienza di Yang (lentezza, ipoattività).
Spesso cronico.

Freddo-Pieno = caratterizzato da insorgenza di dolori forti ed acuti.

Freddo-Vuoto = insorgenza di dolore sordo e graduale.

I sintomi possono variare a seconda di quale organo è maggiormente coinvolto:

Cuore = dolore al torace, senso di soffocamento, labbra violacee;

Milza = feci non formate, diarrea, mancanza di appetito;

Rene = urine abbondanti chiare e frequenti, dolori lombari, freddo a piedi e ginocchia, impotenza, leucorrea;

Polmoni = raffreddori frequenti, tosse con espettorato bianco.

Punti per il Freddo: ST36 – VG4

La Moxa è molto indicata

UMIDITA'

Fattore patogeno di natura Yin, per cui tende a danneggiare lo Yang.

Si associa al Freddo e al Calore.

Colpisce particolarmente la Milza.

Rallenta tutte le funzioni e la circolazione, creando viscosità, pesantezza, inerzia.

Si muove verso il basso e tende a ristagnare, provocando dolori e turbe fissi che perdurano nel tempo.

Difficile da eliminare.

I sintomi ad essa correlati possono essere: stanchezza, sensazione di pesantezza alla testa e al corpo, senso di oppressione al torace, urine torbide, perdite vaginali, feci non formate.

UMIDITA' ESTERNA

Insorgenza improvvisa dei sintomi e loro manifestazione acuta.

Può penetrare nei meridiani causando dolore sordo e gonfiore alle articolazioni (Sindrome Ostruttiva Dolorosa).

UMIDITA' INTERNA

Insorgenza graduale dei sintomi.

Causata da un Vuoto di Milza.

....

Punti per Umidità: M6 – M9 – ST36 – ST40 – V20 – V22 – VC6 – VC9 – VC12

FLEGMA

Si forma a causa di un ristagno persistente di Umidità Interna.

Può assumere una forma fluida o densa, viscosa e pesante (muco, noduli), come penetrare nei meridiani (ostruendone il flusso del Qi) e causare gonfiori e formazioni di masse.

Il Flegma nei meridiani può portare anche a torpore, paralisi e sintomi di malattie mentali.

Può associarsi agli altri fattori patogeni (Flegma-Freddo, Flegma-Fuoco, etc.)

Punti per Flegma: ST40 – VC9 – VC17

SECCHEZZA

Essendo di natura Yang, tende a danneggiare lo Yin e il Sangue.

Può causare sintomi quali: gola, bocca, pelle e occhi secchi, feci asciutte, urine scarse.

Punti per la Secchezza: M6 – R3 – R6 – VC4

FATTORI PATOGENI INTERNI

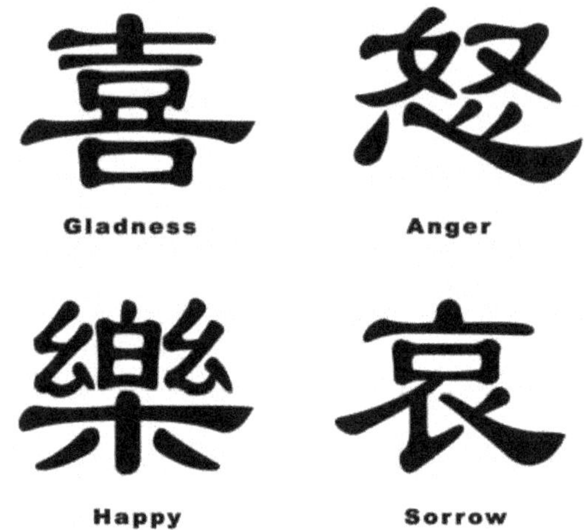

L'insieme di quei fattori di origine psico-emotiva che hanno sede negli organi.
Un loro eccesso o una loro repressione a lungo tempo può creare disarmonia.
Possono essere sia la causa che la conseguenza di uno squilibrio.
Ognuno di essi ha un'azione specifica sul Qi.

COLLERA

Include diversi stati emozionali come: collera repressa, risentimento, irritabilità, frustrazione, indignazione, rabbia, animosità e amarezza.

La collera fa salire il Qi e colpisce il Fegato.

Può causare:

- ristagno del Qi del Fegato (che protratto a lungo può invadere Milza e Stomaco, causando problemi digestivi);
- ristagno del Sangue del Fegato;
- fuga dello Yang del Fegato.

Sintomi:

- mal di testa
- vertigini

- acufeni
- occhi rossi e doloranti
- contratture muscolari
- bocca amara
- depressione mentale cronica (risentimento o collera repressi)

GIOIA

Intesa come uno stato di eccessiva eccitazione.
La gioia eccessiva abbassa il Qi e colpisce il Cuore, stimolandolo eccessivamente.

TRISTEZZA

La tristezza dissolve, disperde, esaurisce il Qi e colpisce i Polmoni (Vuoto del Qi dei Polmoni).

Questa condizione in realtà avviene tramite il Cuore (Cuore e Polmoni sono in stretto legame nel Riscaldatore Superiore), che per primo viene danneggiato dalla tristezza.

Sintomi:

- difficoltà di respirazione
- stanchezza
- depressione
- pianto
- astenia
- amenorrea (Vuoto di Sangue)

PREOCCUPAZIONE

La preoccupazione cronica o eccessiva esaurisce il Qi di Milza e Polmoni.

Causa ristagno nel Riscaldatore Superiore (Polmoni) e nel Riscaldatore Medio (Milza).

Sintomi:

- respiro superficiale, dispnea
- ansia
- rigidità collo e spalle
- difficoltà digestive
- blocco del diaframma
- panico (quando sono coinvolti anche Cuore e Reni)

PENSIERO OSSESSIVO (rimuginare)

Il rimuginare indebolisce la Milza.

Sintomi:

- mancanza di appetito
- astenia
- stanchezza
- feci non formate
- flegma

PAURA

La paura fa scendere il Qi e danneggia i Reni (consuma il Jing).

Colpisce principalmente il Riscaldatore Inferiore.

Sintomi:

- enuresi notturna
- perdita del controllo degli orifizi inferiori
- sudorazione notturna
- acufeni
- vertigini
- bocca secca

SHOCK (panico)

Lo shock disperde il Qi e colpisce Cuore e Reni.

Blocca la circolazione del Qi, causa un esaurimento improvviso del Qi del Cuore e colpisce i Reni (l'organismo utilizza il Jing per supplire all'improvviso esaurimento del Qi).

Sintomi:

- palpitazioni
- mancanza di respiro
- insonnia
- sudorazione notturna
- acufeni
- vertigini

LE 8 REGOLE DIAGNOSTICHE

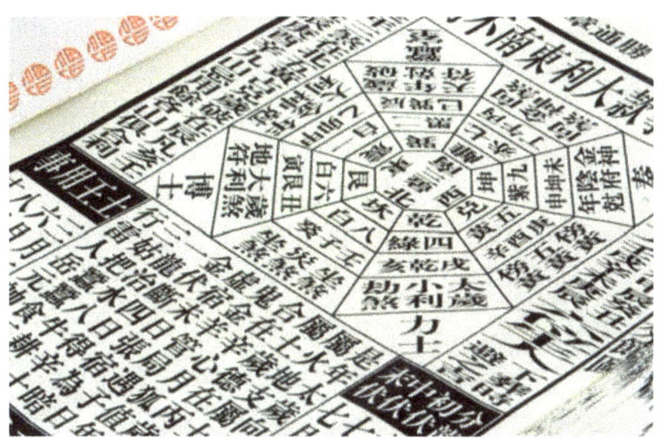

YIN - YANG
INTERNO - ESTERNO
VUOTO/DEFICIT - PIENO/ECCESSO
FREDDO - CALORE

YIN - YANG

Prendere in considerazione lo stato generale Yin-Yang della persona (costituzione fisica ed energetica), i disturbi cronici e quelli acuti che si manifestano al momento.

Individuo Yin: lento, calmo, inibito, tendente al sovrappeso, suda molto anche senza sforzi, silenzioso, voce debole, freddoloso, poca peluria e molti capelli, viso pallido, ama il buio, si rannicchia nel letto, respiro debole e superficiale, urine abbondanti e chiare, feci non formate, mestruo abbondante e lungo.

Individuo Yang: attivo, agitato, asciutto, estroverso, socievole, ama la luce, sonno leggero, stipsi, tendente alla calvizie e ad essere peloso, soffre il caldo, difficilmente stanco, dorme allungato nel letto, viso rosso, voce forte, parla molto, respiro grosso, urine scarse e scure, mestruo scarso e breve.

Sintomi Yin: cronici, insorgono gradatamente, si evolvono lentamente, dolore continuo e fisso che diminuisce con il movimento, con il calore e con la pressione, arti e corpo freddi, viso pallido, debolezza, urine abbondanti e chiare.

Sintomi Yang: acuti, recenti, che insorgono rapidamente, con calore e infiammazione, dolori che cambiano intensità, che si muovono e mutano, arti e corpo caldi, viso rosso, irrequietezza, urine scarse e scure.

INTERNO - ESTERNO

Una patologia può essere causata da un fattore patogeno esterno, che penetrando all'interno del corpo (organi) può causare una condizione patologica interna.

Sindrome interna: una disarmonia interna può essersi generata all'interno degli organi, oppure questi possono esser stati colpiti da fattori patogeni esterni penetrati in profondità nell'organismo.
Riguarda l'interno del corpo (organi, visceri ed ossa), si manifesta gradualmente e diviene facilmente cronica. Spesso con turbe che riguardano feci e urine.

Sindrome esterna: quando un fattore patogeno esterno invade l'esterno del corpo (pelle, muscoli e meridiani).
Condizione acuta che interessa l'esterno e presenta spesso febbre e avversione al freddo, dolori, rigidità del collo. Si manifesta improvvisamente e dura poco.

VUOTO / DEFICIT - PIENO / ECCESSO

Si riferisce allo stato energetico dei meridiani, del Qi, del Sangue, di un organo o di un viscere.

Sindrome da Vuoto: malattia cronica, debolezza, stanchezza, apatia, viso pallido, voce e respiro deboli, dolore sordo e costante che migliora con la pressione, minzione frequente, feci non formate, scarsa sudorazione.

Sindrome da Pieno: malattia acuta, dolore intenso, viso rosso, iperattività, irrequietezza, sudorazione abbondante, voce e respiro forti, dolore che peggiora con la pressione, minzione scarsa, stipsi.

FREDDO - CALORE

Legati alle condizioni di Pieno e Vuoto della patologia.

Freddo – Pieno: avversione al freddo, viso pallido, arti freddi, dolori che peggiorano con la pressione, bisogno di bevande calde, lentezza, urine chiare e abbondanti, feci non formate, dolori addominali. Ha origine da una condizione di Pieno dello Yin.

Freddo – Vuoto: freddolosità, viso dal colore pallido e spento, arti freddi, assenza di sete, apatia, sudorazione, urine chiare e abbondanti, feci non formate. Ha origine da un Vuoto dello Yang.

Calore – Pieno: febbre, avversione al caldo, viso e occhi rossi, sete, urine scarse e scure, stipsi, sudorazione abbondante, bruciore, eccitabilità.

Calore – Vuoto: sensazione di calore, febbre, bocca e gola secche, estremità molto calde, urine scarse e scure, feci secche.

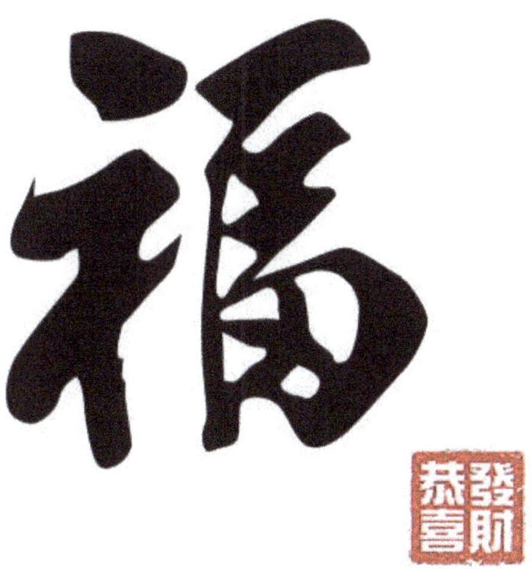

LE SINDROMI DI QI, SANGUE E LIQUIDI CORPOREI

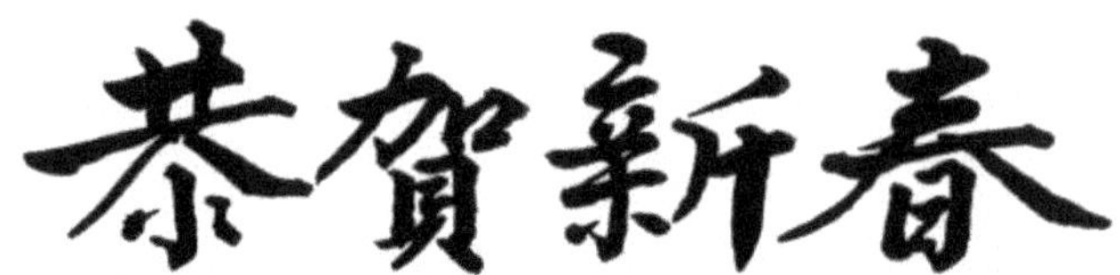

SINDROMI DEL QI

Stasi di Qi

Provoca sensazione di gonfiore che può interessare varie zone del corpo e dolori che possono migrare da una parte all'altra o anche apparire e scomparire.

Inoltre può portare irritabilità, sbalzi d'umore, depressione, pensieri tristi e sospiri frequenti.

I sintomi cambiano a seconda dell'organo interessato.

Il Fegato è l'organo più colpito dalla Stasi di Qi.

Qi ribelle o controcorrente

Quando il Qi di un determinato organo scorre nella direzione opposta a quella fisiologica. Può essere dovuto a Vuoto o Pieno.

I sintomi cambiano a seconda dell'organo coinvolto.

Polmoni = asma, tosse, dispnea, etc.
Stomaco = nausea, vomito, eruttazione, singhiozzo, etc.
Milza = prolassi, feci non formate, gonfiore addominale, mancanza di appetito, etc.
Cuore = insonnia, irrequietezza mentale, palpitazioni, etc.
Reni = difficoltà di respirazione, tosse, asma, etc.
Fegato = vertigini, irritabilità, cefalea, nausea, vomito, feci secche o non formate, etc.

Vuoto di Qi

I più comuni sono il Vuoto di Qi della Milza e del Polmone, ma anche gli altri organi possono esserne colpiti.

Collasso del Qi

Una condizione estrema di Vuoto del Qi, nella quale è importante non solo tonificare, ma anche direzionare il Qi verso l'alto.
Può provocare, astenia, sensazione di svenimento, depressione mentale, prolasso degli organi, apatia, etc.

SINDROMI DEL SANGUE

Stasi di Sangue

Può colpire vari organi, ma più comunemente il Fegato.

Polmoni = sensazione di oppressione al petto, catarro con sangue scuro, etc.

Stomaco = vomito con sangue scuro, dolori all'epigastrio, sangue scuro nelle feci, etc.

Cuore = dolore a fitte al petto, sensazione di oppressione, lingua e labbra violacee, irrequietezza mentale, palpitazioni, etc.

Fegato = dolori all'addome, vomito di sangue, mestruazioni dolorose con coaguli di sangue scuro, unghie, viso e labbra violacee, etc.

Vuoto di Sangue

Deriva spesso da un Vuoto del Qi della Milza e colpisce particolarmente il Fegato e il Cuore.

Cuore = insonnia, ansia, palpitazioni, scarsa memoria, carnagione pallida, etc.

Fegato = arti intorpiditi, vertigini, insonnia, visione offuscata, intontimento, mestruazioni scarse o amenorrea, debolezza muscolare, crampi, unghie fragili, pelle e capelli secchi, carnagione pallida e spenta, etc.

Milza = astenia, vertigini, feci non formate, arti intorpiditi, mancanza di appetito, carnagione giallastra, etc.

Calore nel Sangue

I sintomi cambiano a seconda dell'organo colpito.

Può provocare sensazione di calore, infiammazioni, ulcerazioni della bocca, malattie della pelle con eruzioni rosse e prurito, sanguinamenti, bocca secca, ansia, malattie mentali, mestruo abbondante, etc.

Perdita di Sangue

Può derivare da un Vuoto di Qi, da Calore del Sangue, da Stasi di Sangue o da un Vuoto di Yin.

SINDROMI DEI LIQUIDI CORPOREI

Flegma

Si forma principalmente da un Vuoto di Milza, ma può essere prodotto anche da disarmonie di Polmoni e Reni. Quando questi organi non riescono a disperdere, trasformare ed espellere i liquidi corporei, questi si accumulano e formano il Flegma.
Il Flegma a lungo tempo diventa patologico e può interessare i meridiani, gli organi interni e la pelle.

Esistono due tipi di Flegma: 'con forma' e 'senza forma'.

Flegma con forma = si forma nei Polmoni (espettorato).

Flegma senza forma = masse o protuberanze sottocutanee (fibromi, linfonodi ingrossati, lipomi), deformazioni ossee (artrite reumatoide), calcoli della Vescicola Biliare o dei Reni, intorpidimento degli arti (quando interessa i meridiani), malattie mentali (depressione maniacale, schizofrenia, etc.).

Può assumere vari aspetti:

Flegma – Vento

Ictus, vertigini, intorpidimento degli arti, nausea, vomito, tosse con espettorato, afasia, etc.

Flegma – Freddo

Arti freddi, sensazione di freddo alla schiena, nausea, espettorato bianco e acquoso, etc.

Flegma – Calore

Viso rosso, bocca e labbra secche, espettorato giallo, irrequietezza, etc.

Flegma – Qi

Sensazione di gonfiore e costrizione alla gola, difficoltà a deglutire, sensazione di oppressione al petto, etc.

Flegma – Umidità

Espettorato abbondante e bianco, sensazione di oppressione al petto e all'epigastrio, mancanza di appetito, assenza di sete, etc.

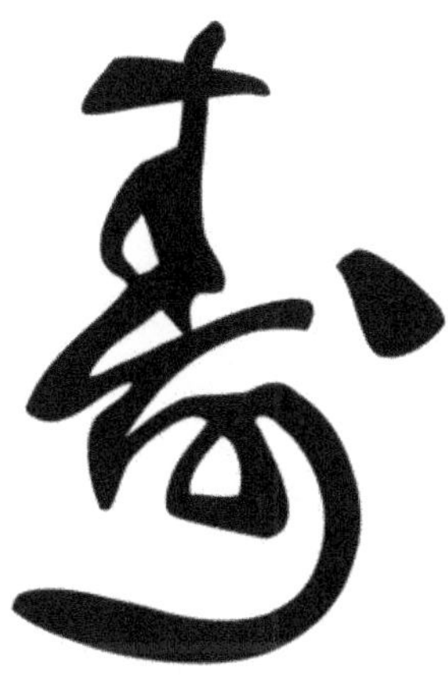

I CANALI ENERGETICI

Una fitta rete di canali, attraverso i quali scorre l'energia vitale (Qi).
Portano nutrimento nell'organismo (veicolando Qi e Sangue) e consentono le comunicazioni all'interno del corpo e con l'ambiente esterno.

Si suddividono in due gruppi: i **JING MAI** e i **LUO MAI**.

Ai **JING MAI** appartengono:

12 Canali Principali (Jing Mai)
12 Canali Distinti o Divergenti (Jing Bie Zheng)
12 Canali Tendino-Muscolari (Jing Jin)
8 Canali Straordinari (Qi Jing Ba Mai)

I **LUO MAI** si dividono in:

12 Canali Luo Trasversali (Heng Luo)
16 Canali Luo Longitudinali (Bie Luo)

Oltre a questi esistono anche i **PI PU**, delle zone cutanee di protezione contro la penetrazione dei fattori patogeni esterni.

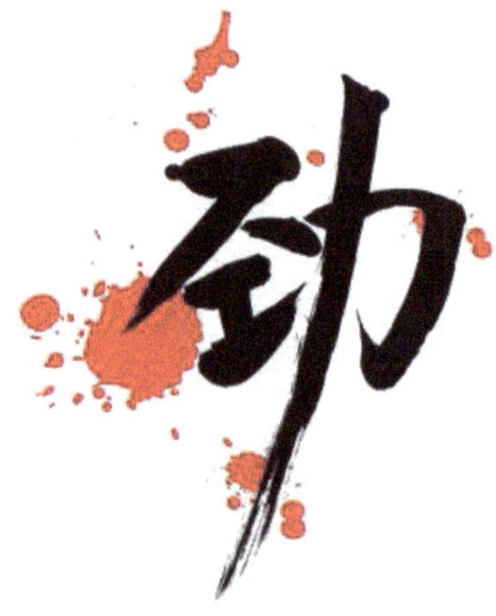

CANALI PRINCIPALI (Jing Mai)

Prendono forma dai Canali Straordinari (come tutti gli altri meridiani secondari) e diventano operativi solo dopo la nascita; per questo sono legati maggiormente alla relazione dell'individuo con il mondo esterno ed i suoi stimoli (fattori esterni legati al clima, relazioni sociali etc., e fattori interni legati a risposte psichiche ed emotive).

Governano gli organi, i visceri ed il livello energetico.

Si dividono in 6 canali Yin (correlati agli organi) e 6 Yang (correlati ai visceri) a seconda della zona del corpo in cui scorrono.

I Meridiani Yin vanno dal basso verso l'alto e quelli Yang dall'alto verso il basso (considerando l'individuo con le braccia sollevate), seguendo un decorso simmetrico da entrambe le parti del corpo.
Ognuno ha origine nell'organo o viscere di appartenenza e rappresenta il collegamento fra profondità e superficie.

Il collegamento fra i canali Yang avviene in alto e in superficie, mentre quelli Yin si collegano molto in profondità.

Si dividono in coppie, in base all'Elemento al quale appartengono (es.: Metallo = Polmone + Intestino Crasso).

Ogni Meridiano raggiunge la sua attività massima energetica durante due ore nell'arco della giornata.

In questi canali scorre principalmente la Ying Qi (Energia Nutritiva).

CANALI DISTINTI o DIVERGENTI (Jing Bie Zheng)

Veicolano principalmente la Wei Qi (Energia Difensiva).
Una loro funzione è quella di collegare la Wei Qi (superficie) con la Yuan Qi (profondità).

Si utilizzano per trattare malattie autoimmuni, disturbi articolari, turbe senza una causa ben precisa e che si manifestano ad intermittenza.
Spesso si tratta di una debolezza della Wei Qi che non è in grado di eliminare i fattori patogeni esterni e questo, a lungo tempo, può esaurire lo Yang del corpo.

Il loro percorso è più profondo rispetto a quello dei Canali Principali e anche se la loro caratteristica è quella di separarsi da questi, portano comunque lo stesso loro nome.

Hanno origine dalle grandi articolazioni (ginocchia, spalle, anche), penetrano in profondità nel tronco, entrano in contatto con gli organi e visceri corrispondenti e, passando tutti dal Cuore, terminano nella testa (punti 'Finestre del Cielo' e VG20).
I loro punti più importanti si trovano tutti negli agglomerati linfatici (azione sul sistema immunitario).

I Canali Distinti vanno trattati a coppie, secondo l'Elemento ai quali appartengono.

CANALI TENDINO-MUSCOLARI (Jing Jin)

Prendono anch'essi il nome dai Canali Principali e, seguendone il decorso, scorrono nelle zone più superficiali del corpo andando ad irrorare i muscoli.

Una loro funzione particolare è proteggere il corpo dai fattori patogeni esterni, poiché veicolano soprattutto la Wei Qi (Energia Difensiva).

Attraverso questi canali si possono trattare i traumi e disturbi muscolo-scheletrici, malattie dermatologiche e neurologiche, turbe emotive e affezioni acute di orecchie, naso e gola.

CANALI STRAORDINARI (Qi Ba Jing Mai)

Vedi capitolo specifico

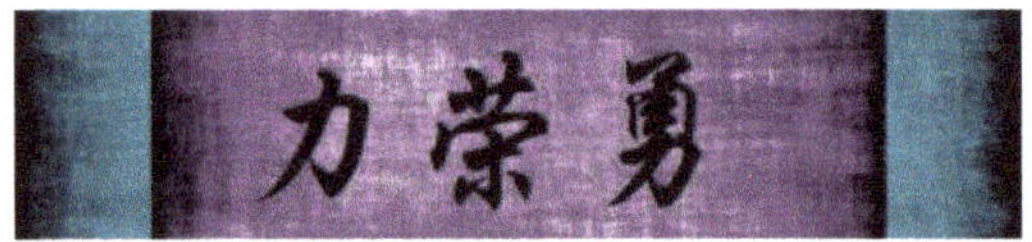

CANALI LUO

"I Canali Luo, irrigano, con Energia e Sangue, tutte le parti del corpo, nutrono le ossa, i legamenti, la pelle e assicurano il funzionamento dei cinque sensi e dei sei orifizi" (Ling Shu - Il Perno Spirituale).

Rappresentano una rete energetica che mette in connessione e nutre tutte le parti del corpo ed aiuta l'uomo a relazionarsi con l'ambiente esterno.

Non entrano mai in contatto diretto con gli organi, come invece fanno i Canali Distinti.

Veicolano soprattutto la Ying Qi (Energia Nutritiva, strettamente correlata al Sangue) e per questo sono spesso legati a patologie interne di origine emotiva.
Esiste comunque un'azione di mutuo soccorso fra Ying Qi (Energia Nutritiva) e Wei Qi (Energia Difensiva) attraverso i Canali Luo: nel caso di invasione dei fattori patogeni esterni la Ying Qi sosterrà la Wei Qi tramite i Canali Luo e così, nel caso di patologie legate a fattori

interni la Wei Qi soccorrerà la Yin Qi. Più precisamente, queste due energie, attraverso i Canali Luo, possono trasformarsi l'una nell'altra.

Sono ramificazioni che si separano dai Canali Principali per metterli in connessione fra loro o con altre parti del corpo.

Si dividono in:

12 Canali **Luo Trasversali (Heng Luo)**
12 Canali **Luo Longitudinali (Bie Luo)**

ed ulteriormente in altri tre tipi di meridiani molto sottili e superficiali, che portano nutrimento a muscoli, ossa e pelle:

Sun Luo, **Fu Luo** e **Xue Luo**

CANALI LUO TRASVERSALI (Heng Luo)

Collegano i due Canali Principali appartenenti allo stesso Elemento.

Partono da un punto Luo di un canale principale per connettersi all'altro canale accoppiato; per cui si utilizzano per trattare il meridiano di appartenenza e quello accoppiato, includendo tutte le loro parti anatomiche.
Mettono in comunicazione la Wei Qi con la Ying Qi.

CANALI LUO LONGITUDINALI (Bie Luo)

Dodici di questi seguono a grandi linee il decorso del Canale Principale di appartenenza.

Gli altri quattro sono: Luo di Du Mai, Luo di Ren Mai, il Grande Luo di Milza e il Grande Luo di Stomaco.

Essendo Du Mai e Ren Mai, rispettivamente il Mare dello Yang e dello Yin, i loro Canali Luo si utilizzano per trattare lo Yang e lo Yin dell'individuo.
Il Grande Luo di Milza si utilizza per trattare tutti i Canali Luo Yin e Yang.
Invece, il Grande Luo di Stomaco riassume tutte le funzioni degli altri Canali Luo.

I Meridiani Luo Longitudinali regolano tutti gli scambi fra l'individuo e il mondo esterno, in particolare però sono legati al monto interiore delle emozioni e si utilizzano nei casi di disagi nella comunicazione e nell'espressione (linguaggio, ma anche comportamento, sessualità, etc.).

SUN LUO

Le ramificazioni più sottili.
Nascono nel RM e si distribuiscono verso tutte le estremità, portando Qi e Sangue a muscoli e ossa.
Generano i Fu Luo.

FU LUO

Sono la rete di piccoli capillari che corrono nella parte più superficiale del corpo, la pelle, che irrorano di Sangue e di Qi.

XUE LUO

I vasi capillari sotto la pelle irrorati dal Sangue.
Legati a patologie croniche con Stasi di Sangue.

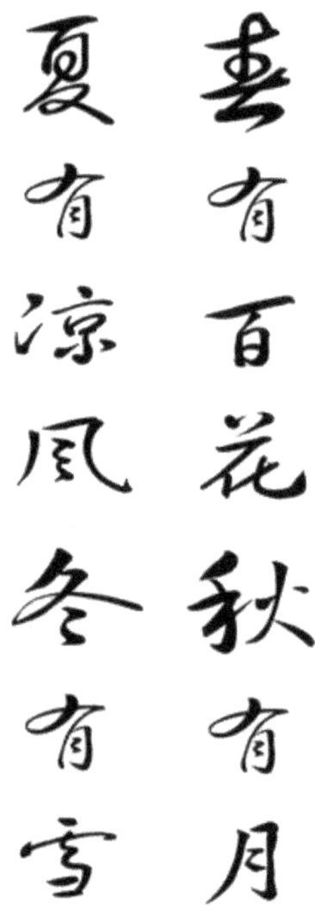

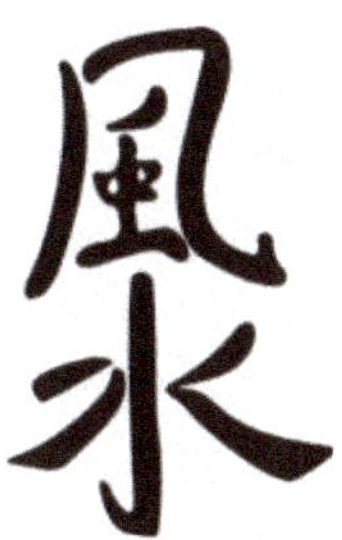

YIN		YANG	
— —		———	
TAE YIN	**SHAO YIN**	**TAE YANG**	**SHAO YANG**
— — — —	——— — —	——— ———	— — ———
P - M	**C - R**	**IT - V**	**TR – VB**

MATRICE ENERGETICA DELL'INDIVIDUO
=
CIELO ANTERIORE

Da qui l'individuo inizia a vivere e per farlo ha bisogno di muoversi nel mondo.

JUE YIN

MC - F

Portare a compimento la vita. Chiudere fasi prima di iniziarne altre. Fine, esaurimento, morte. (F14 – Qi Meng – porta del ciclo)

YANG MING

IC - S

Digerire la vita, capacità di prendere dal mondo esterno, elaborare ed eliminare.

AVVIO DELLA VITA DI RELAZIONE
=
CIELO POSTERIORE

I TRE DAN DIEN

DAN = cinabro, solfuro, mercurio, sostanza preziosa
DIEN = campo coltivato

Un luogo, campo, in cui si coltiva qualcosa di prezioso
I tre campi, luoghi, di trasformazione dove avviene un processo alchemico.

JING - QI - SHEN

I tre Bao: i tre tesori, le tre sostanze preziose.

SHEN (Dan Dien superiore) – nella cavità cranica
QI (Dan Dien medio) - nella cavità toracica
JING (Dan Dien inferiore) - nel bacino

JING
Essenza vitale. La pianta che cresce, qualcosa che si sviluppa. La base materiale dell'esistenza.
Una componente viene trasmessa dai genitori, l'altra è cosmica.
Il capitale che la vita ci ha dato, la dote energetica.
A livello alchemico è la materia prima, il sale.
"Il Fiore di piombo"

QI
Relazione, Movimento, Esperienza, Conflitto, Superamento del conflitto.
"Il Fiore d'argento"

SHEN
Consapevolezza.
"Il Fiore d'oro"

KONG
Vuoto

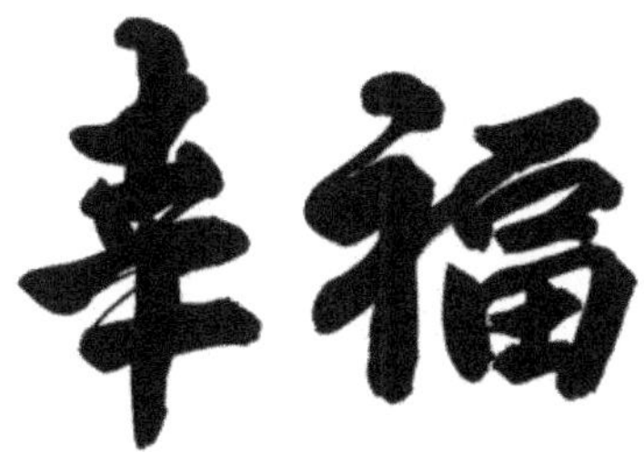

I SEI VISCERI STRAORDINARI

Hanno a che fare con il processo di crescita ed evoluzione individuale e della specie.

Utero (Dan Dien inferiore)
VB (Dan Dien medio)
Cervello (Dan Dien superiore)

Midollo - Mai (vasi sanguigni) - Ossa: mettono in comunicazione i tre Dan Dien con i tre Qi Fu (Utero, VB, Cervello).

ZANG (Organi): 'pieni', più yin, conservano, nutrono.
FU (Visceri): 'cavi', più yang, trasportano, elaborano, eliminano.

QI FU (Visceri Straordinari)

Si differenziano poiché fanno circolare solo all'interno. Non espellono all'esterno.

- Conservano sostanze preziose (legame con gli Zang).
- Fanno circolare queste sostanze all'interno dell'individuo (legame con i Fu).
- Tesaurizzano lo Yin. Immagazzinano, modificano, nutrono e custodiscono.

Sono legati a:

- Sopravvivenza.
- Perpetuazione, riproduzione (generare nuova vita).
- Evoluzione spirituale (generare il proprio embrione spirituale).

Secrezioni YE

JIN : più fluidi, yang, verso l'esterno

YE : più densi, yin, si muovono all'interno (fluidi intracellulari, ormoni, liquor, sistema linfatico, etc.). Fluidi della notte. Nutrono Xue e Jing. Si attivano attraverso il lavoro sugli Straordinari.

Entrambi legati all'acqua e quindi ad un processo di purificazione attraverso diuresi, sudorazione, fluido cefalorachidiano, sangue (tramite VB).

VESCICOLA BILIARE (VB)

- Collegamento fra Zang Fu e Qi Fu (molti punti dei Canali Straordinari sono su VB).
- Collegamento fra Utero e Cervello.
- Molto legata alla circolazione degli Ye.
- Coinvolta in tutti i casi in cui cerchiamo di bloccare la relazione.
- La bile è il più puro degli Ye, la quintessenza.

QI FU e Invecchiamento

Le patologie dell'invecchiamento sono molto legate ai Visceri Straordinari (sopravvivenza della specie, adattamento a radiazioni, inquinamento, virus epidemici, etc.).

Cervello	=	demenza senile, Alzeimer
VB	=	declino digestivo
Utero	=	menopausa, infertilità, impotenza
Mai	=	arteriosclerosi
Ossa	=	osteoporosi, artrosi
Midollo	=	sistema immunitario

Dan Dien inferiore Utero - Jing	accogliere la vita	estinzione
Dan Dien medio VB - Qi	relazione con il mondo scegliere	non scegliere non vivere
Dan Dien superiore	comprensione della vita	encefalogramma piatto
Cervello - Shen	consapevolezza	non comprendere

NAO (Cervello)

Detto anche 'Palazzo della pillola di fango'
Abilità di adeguarsi al cambiamento.
Ognuno nasce pre-programmato dalla natura.

Il Cervello è collegato a:

- colonna vertebrale / Zu Tae Yang (V)
- organi di senso (Qiao) / Zu Yang Ming (ST)

Midollo : Jing + Shen (Jing che fa esperienza)
Cervello : deposito di Jing + Shen - 'Mare del Midollo' - sede della memoria

Autismo:
manca l'attivazione del Dan Dien medio e cioè la capacità di relazionarsi; non vivere la relazione se non con oggetti.

Cervello / Vaso Governatore (VG) / colonna

Iperstimolazione:

- deficit d'attenzione
- epilessia
- allergie (molte sono una iper risposta)

Ipostimolazione:

- timidezza
- demotivazione
- sindrome down

Il Cervello, attraverso il midollo (via di conduzione degli stimoli sensoriali) e sotto lo stimolo a cambiare della VB e il processo di comunicazione e purificazione dei Jin-Ye, riceve (accoglie) il Jing dei Reni (Utero) che si è immesso nel mondo (VB come Qi Fu e Cuore come Zang Fu) per diventare Shen (esperienza, consapevolezza individuale).

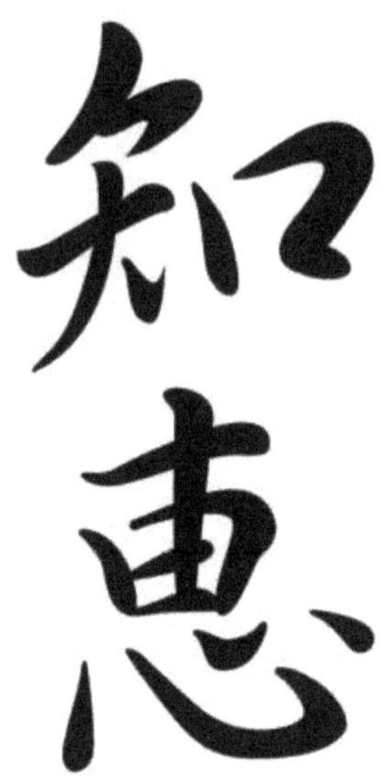

I 12 CANALI E I 3 LIVELLI DELL'ESISTENZA

Livello	Funzione	Canali
SOPRAVVIVENZA Cervello inferiore	respirare digerire dormire evacuare	P - IC ST - M
INTERAZIONE Cervello medio	emozioni intelligenza sistema cardiovascolare	C - IT V - R
DIFFERENZIAZIONE Cervello Superiore	protezione (MC) rinnovamento (F) scelte (VB) Abitudine	MC - TR VB - F

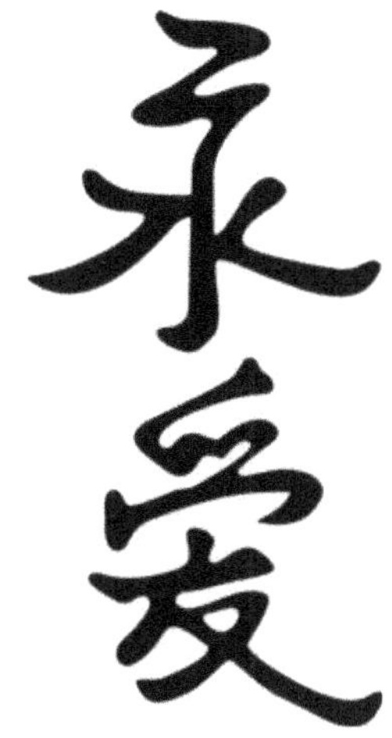

PUNTI CERVELLO INFERIORE

VB 20 FENG CHI - STAGNO DI VENTO

Stagno: la condizione della vita
Vento: il vento del cambiamento che viene portato al cervello

- Porta il cambiamento al cervello (consapevolezza di sé e del mondo).
- Collegamento fra VB20 e V1 (l'indicazione è di dirigere la pressione verso l'angolo dell'occhio dell'altro lato); questo collegamento avviene grazie ai Qiao Mai, molto legati a come ci vediamo e accettiamo (Yin Qiao) e come vediamo ed accettiamo il mondo (Yang Qiao).
  Es.: situazione grave di anoressia, dove la persona non si vede più per quello che è, si può aggiungere questo punto di cervello inferiore (legato alla sopravvivenza) che collega all'immagine (distorta) che la persona ha di sé stessa (V1 – Yin Qiao).
- Collegamento energetico fra VB e sfenoide (liberi di muoversi).
- Per portare energia verso la testa, per aumentare la capacità di adattamento.

VB 11 TOU QIAO YIN - PORTALE YIN DELLA TESTA PORTALE ALCHEMICO

Qiao vuol dire portale e più esattamente indica un portale alchemico; è lo stesso termine che si usa nella pratica Taoista per indicare i punti che si 'aprono' lungo il decorso dell'orbita microcosmica.

E' un grande punto per agire, per liberare dai blocchi la zona in cui si trova (testa e collo). L'energia bloccata in quest'area può voler dire:

- gozzo
- fibromi
- tiroide
- gonfiore delle ghiandole del collo
- recupero da post ictus

Si usa anche quando l'energia è bloccata a livello di VG14, dando luogo, ad esempio, alla 'gobba del bisonte'.

VB11, essendo punto di VB, ha quindi anche funzione di separare, nel senso di differenziare; è il luogo in cui lo Yin entra nelle orecchie, dove fra l'altro si collega al Canale di Triplice Riscaldatore.

E' punto d' incontro di TR, V e IT.

V 9 YU ZHEN - CUSCINO DI GIADA

Punto di Midolli

Favorisce il legame fra Jing e Shen.
Una buona connessione fra Jing e Shen, vuol dire ad esempio, avere un sonno profondo e buono; un buon sonno favorisce il consolidamento del Jing e il recupero delle nostre energie vitali.
Quando dormiamo il nostro corpo cresce, è il Midollo che di notte cresce e si consolida; questo in quanto la notte è un periodo Yin, quindi, in assenza della forte presenza dello Yang che si ha di giorno, ciò che è Yin può crescere e consolidarsi.
Il corpo dei bambini cresce durante la notte, per cui possiamo aiutarli a crescere favorendo una condizione di sonno più profondo, che consolida il Jing.
L'insonnia, può anche essere vista come una turba nel rapporto fra Jing e Shen, della comunicazione cioè fra Acqua (Rene) e Fuoco (Cuore).
Un'altra conseguenza dell'insonnia è che il Jing non riesce a consolidarsi attraverso il riposo e la quiete, ma viene invece disperso a causa del permanere dell'attività, così che ci si sveglia stanchi.
Ha a che fare anche con la capacità di guardarsi dentro (vista interiore che può essere offuscata).

- Azione sul sonno (insonnia), poiché porta lo Yin verso l'alto.
- Punto specifico per sonnambulismo (Yang troppo attivo di notte, per cui, le gambe si muovono).
- Vampate di calore e insonnia legate alla menopausa.
- Insonnia con minzione frequente (essendo il punto su V, favorisce la risalita dell'energia, impedendo così la minzione eccessiva).
- Stimola il sonno profondo e tranquillo.

- Per ritardi mentali (poiché consolida il Jing a livello del Cervello).
- Problemi di crescita nei bambini.

V 10 TIAN ZHU - PILASTRO DEL CIELO

Sostiene (pilastro) in alto (cielo).

- Per pesantezza alla testa (testa che tende a cadere in avanti).
- Può abbassare lo Yang in eccesso (vertigini da pieno, calore alla testa, agitazione mentale, capogiri, svenimenti).
- Grande punto (anche V40) per agire sulla schiena (i due punti dove V si divide in due rami).
- Per problemi alle ginocchia.
- Punto 'Finestra del Cielo'.
- Punto riunione Divergenti V/R.

Per la sua azione di far scendere, aiuta la discesa del Qi in eccesso a livello della testa verso il basso a supporto del Rene Yang; questo comporta il passaggio attraverso il diaframma, per questo si suggerisce di abbinare nel trattamento punti che favoriscano l'apertura e il sostegno del diaframma, come V17, VC17 e P3, per evitare che lo Yang si accumuli in questa zona.

VG 16 FENG FU - PALAZZO DEL VENTO

L'unico punto VG attraverso cui i fattori patogeni esterni possono penetrare.

- Porta la forza del cambiamento nel cervello (vedi VB20).
- Favorisce l'ascesa del Qi alla testa ('porta lo Yang puro al cervello').
- Ottimo per trattare il Vento interno (convulsioni, epilessia, irrequietezza, spasmi, prurito, etc.) ed esterno (suscettibilità a fattori climatici).
- Mare del Midollo.

VB 12 WAN GU - OSSO COMPLETO
FENG MEN - PORTA DEL VENTO

- Elimina il Vento interno ed esterno.
- Collega testa e corpo (in alto: mal di testa, mal di denti, paralisi bocca, etc.; in basso: arti deboli, poca energia, etc.).
- Calma lo Shen.

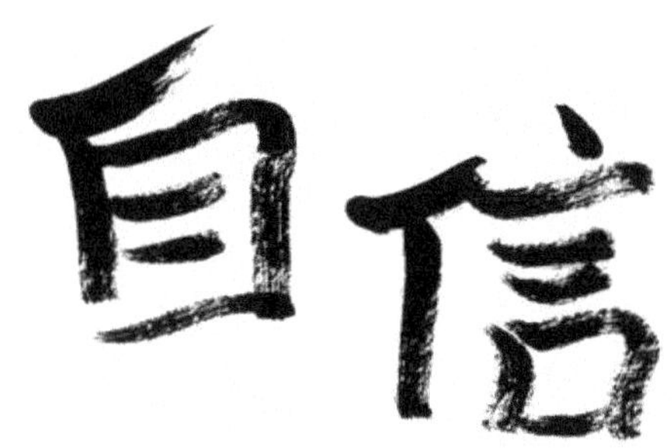

PUNTI CERVELLO MEDIO

Comunicazione, relazione con il mondo e anche fra cervello destro e sinistro.

La funzione del Cervello Medio è di dare orientamento, direzione alle cose.

Orientarsi è però anche muoversi nel mondo, ad esempio problemi circolatori o delle ossa o anche riproduttivi che hanno a che fare con il proprio 'circolare', muoversi ed interagire nel mondo, possono essere trattati con punti di Cervello Medio.

I Canali associati al Cervello Medio e che quindi possono essere trattati con punti di Cervello Medio, sono C, IT, V e R, cioè Fuoco e Acqua.

VG 17 NAO HU - PORTA DEL CERVELLO

- Favorisce l'ingresso e l'uscita dell'energia dal cervello, invita il Midollo ad uscire dal Cervello.
- Punto per stimolare la memoria (la porta in superficie). Far uscire le cose dal cervello vuol dire attivare e stimolare la memoria, la capacità di ricordare; i ricordi immagazzinati salgono in superficie.
- Stimola il confronto con il mondo.

VB 19 NAO KONG - CERVELLO VUOTO (SPAZIOSO)

Kong = il vuoto spazioso che segue allo Shen

- Fornisce spazio, chiarezza al cervello (per mente offuscata, confusione mentale, etc.)
- Libera i Qiao (portali): acufeni, bruciore agli occhi, sangue dal naso, etc..

VB 8 SHUAI GU - GUIDARE LA VALLE

Punto di giunzione fra cervello inferiore, medio e superiore

- Per dislessia (agisce sul corpo calloso).
- Per dominio di un lato (persone che hanno un lato del corpo troppo dominante).
- Per problemi di disorientamento.
- Nei recuperi di ictus, labirintite, etc..
- Collegamento destra-sinistra.
  Sinistra: attivo, razionale, agire, governa la parte destra del corpo.
  Destra: riflessivo, intuitivo, creativo, governa la parte sinistra del corpo.
- Per Vento Freddo o Flegma.
  Vento = bisogno di movimento
  Freddo = azione bloccante
  Flegma = ristagno
- Quando c'è un inizio di cambiamento che viene bloccato per paura di rischiare.

VG 20 PA HUE - CENTO RIUNIONI (detto anche NI WAN = PILLOLA FANGOSA)

Punto di giunzione fra Cervello Medio e Superiore.
Riunione di tutto lo Yang (tutti i canali Yang convergono qui).
Molto collegato al Fegato (un ramo del canale di F arriva qui).
Mare del Midollo superiore.

- Porta lo Yang in alto (prolassi, depressione, per rianimare, emorroidi, etc.).
- Aiuta anche a portare lo Yang in basso.

V 7 TONG TIAN - PENETRARE IL CIELO

Sulla sutura coronale (fra osso frontale e osso parietale).
Si raccorda al Cervello (VG20), in quanto il canale di V da V7 si porta proprio a VG20

- Molto legato al naso (congestione nasale, sinusite cronica, etc.). Siccome siamo a livello di Cervello Medio, nel caso di blocco della narice sinistra, tratteremo il punto di destra e viceversa; se entrambe sono bloccate, tratteremo entrambi i punti. Aprire il naso vuol dire aprire i seni nasali che sono strettamente legati alla testa.
- Legame con le orecchie (mucosità nelle orecchie); il canale di V ha un ramo che da VG20 si porta proprio alle orecchie.
- Per Flegma al cervello (mente confusa, paralisi, emiplegia, coma, etc.). Il Flegma alla testa può anche causare un blocco che però si muove a livello locale, si avrà allora grande agitazione mentale e in casi gravi Parkinson (tremore continuo e non controllabile, che indica eccesso di Yang, di movimento che resta però bloccato a livello della testa).

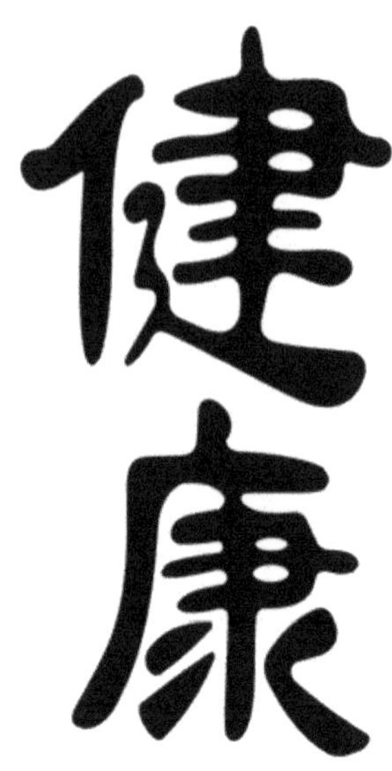

PUNTI CERVELLO SUPERIORE

VB 13 **BEN SHEN - RADICE DELLO SHEN**

Il Legno, la primavera, l'inizio, necessitano di radicamento.
Se le radici (Legno) sono ben salde, il Legno può diventare Fuoco, Shen, per la nostra evoluzione.
Ben Shen = dove il radicamento (nel mondo) serve a capire noi stessi.

- Per disorientamento (quando manca il radicamento).

ST 8 **TOU WEI - COLLEGAMENTO CON LA TESTA**

Lega le esperienze della vita per offrirle al cervello.
Molto simile a VB13.

- Ottimo per disintossicazione (alcohol, fumo, etc.), con moxa.

VB13 e ST8 hanno molto a che fare con il processo di individualizzazione che è fondamentale per la propria crescita.

Ma individualità vuole anche dire separazione dagli altri.
Spesso questo processo di separazione dagli altri porta anche ad una certa rigidità, per cui l'uso di questi due punti può servire ad essere meno rigidi, meno cocciuti nel percorrere la propria strada.

Un eccessivo senso di separazione dagli altri può anche portare ad un acuto senso di solitudine.

Possono essere trattati anche in persone con scarsa capacità di giudizio.

VG 23 SHANG XIN - STELLA SUPERIORE

Stella = luce

Orientamento nelle scelte a livello energetico e psichico (vertigini, disorientamento, etc.).

VG 24 SHEN TING - TEMPIO DELLO SHEN

Rappresenta il movimento (di tutte le qualità del cervello superiore) verso lo Yin Tang, dove tutte le esperienze vengono raccolte.

YIN TANG SIGILLO DELLA STANZA

In mezzo alle sopracciglia. Il Terzo Occhio.

La dissoluzione di ogni esperienza, la perfetta combustione che non lascia residui, il fuoco puro dello Shen.

Rappresenta il lasciar andare, abbandonare tutte le esperienze del mondo che non servono più, è la completa illuminazione, il non doversi più reincarnare.

Questo punto però non è solo la dissoluzione di tutte le esperienze, ma anche la sintesi di tutte le esperienze e memorie; quindi un punto indicato ad esempio per le amnesie (che rappresentano la rimozione di qualcosa che però non è ancora risolto e va quindi portato alla luce della consapevolezza per poter essere 'consumato').

Tutti i punti del Cervello superiore in qualche modo convergono verso questo punto.

V 1 JING MING - LUMINOSITA' DELLA PUPILLA

L'aprirsi degli occhi nel venire al mondo.
Legame con l'ipofisi (sistema ormonale).
Muoversi nel mondo, scegliere di aprirsi al mondo.
Ottimo punto per la stanchezza.

VB 1 TONG ZI LIAO - FORAME DELL'OSSO

Tong = innocenza, castità, purezza, nuovo, vergine.

Legato alla vista nella qualità di aiutarci a vedere le cose con occhi diversi, sempre nuovi.
Guarda ogni cosa come se fosse la prima volta.
Ci consente di aprirci a nuove possibilità.

VB = decisione, coraggio, giudice (valutare)
Deficit = auto condanna, peso per quello che abbiamo fatto. Non riuscire a vedere la purezza che c'è in noi.

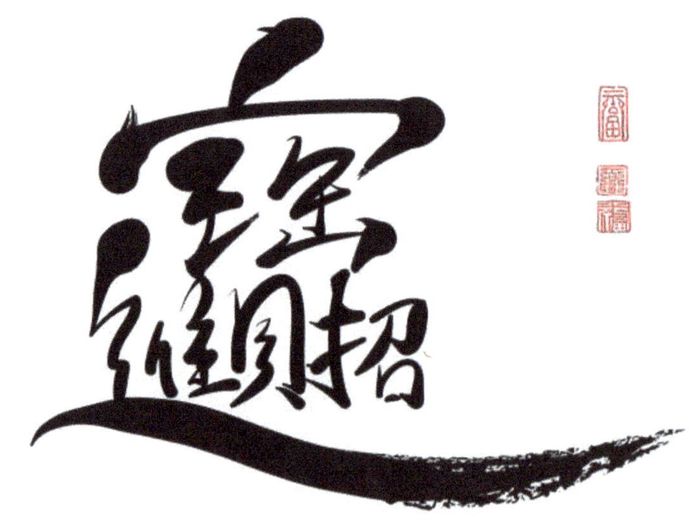

FINESTRE DEL CIELO

Muovere il collo favorisce il flusso di energie fra testa e corpo e quindi anche lo sblocco del diaframma.

Hanno un grande legame con lo Shen, quindi un'azione anche sulla psiche.

Raccolgono l'influenza del Cielo e del mondo esterno.

Essenzialmente legati ai canali Yang. Tre livelli Yang (Wei Qi):

TAE YANG	V10 - IT16	
SHAO YANG	IT17 (VB) - TR16	(anticamente IT17 era un punto VB)
YANG MING	ST9 - IC18	

Linea Superiore: IT17 - TR16 - V10
Linea inferiore: ST9 - IC18 - IT16

VC 22 TIAN TU - SALITA (CAMINO) DEL CIELO

Abbassa il Qi dalla testa al corpo.

P 3 TIAN FU - MAGAZZINO (TESORERIA) DEL CIELO

Supporto del Qi.
'Dal petto in su è il Cielo, dal petto in giù è la Terra'.
Si trova a livello del capezzolo (con il palmo della mano rivolto verso l'alto).

MC 1 TIAN CHI - STAGNO (POZZA) DEL CIELO

Supporto del Xue (Sangue).
Esterno, accanto al capezzolo.

FINESTRE PER 'NI QI' (Qi ribelle)

Yang ribelle (qualcosa di acuto) **ST 9**

- mal di testa
- pienezza al torace
- respiro difficile
- abbassa la pressione (ancora più di V10)

Calo di voce **IC18**

Perdita dell'udito **TR16**

Spasmi e convulsioni **V10**
Debolezza gambe

Calore interno **P 3 - TR16**
F - P

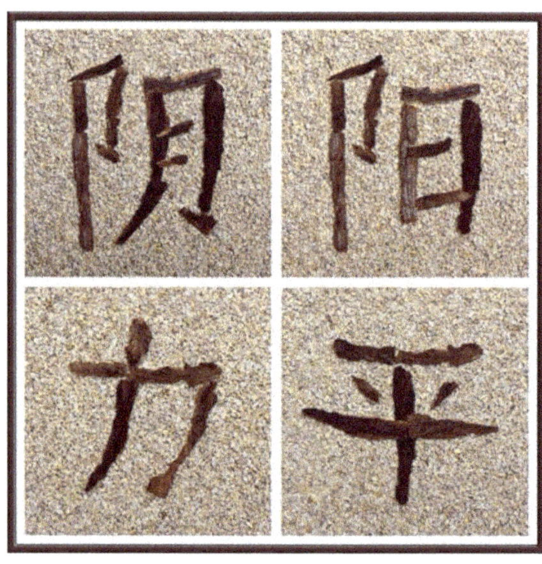

I PUNTI SHU

Detti anche 'Punti Comando' o 'Punti degli Elementi' (poiché ognuno corrisponde ad un elemento).

Cinque punti di ogni Meridiano che si trovano fra le dita delle mani ed i gomiti e fra le dita dei piedi e le ginocchia.
Durante questo percorso l'energia del meridiano si amplia ed approfondisce e la sua direzione è indipendente da quella del meridiano al quale il punto appartiene.

L'immagine è quella di un fiume che nasce da un pozzo (punta delle dita), che scorre e fluisce, approfondendosi ed ampliandosi fino a sfociare nel mare (gomiti e ginocchia).

Usati frequentemente per la loro azione particolarmente dinamica ed efficace.

Sono correlati ai cicli stagionali e per questo motivo, tramite loro, i fattori patogeni esterni penetrano più facilmente all'interno dell'organismo.

PUNTI POZZO (Jing)

Sulla punta delle dita, dove l'energia scorre più in superficie e cambia polarità (da Yin a Yang e viceversa).

Si usano nelle condizioni acute per avere un effetto rapido e dinamico, per disperdere ed eliminare i fattori patogeni.

PUNTI FONTE (Ying)

Il secondo punto di ogni meridiano a partire dalle estremità.

Dove l'energia inizia a scorrere più veloce e con più forza.

L'azione di questi punti è molto rapida, efficace e dinamica e per questo si utilizzano con attenzione.

Essendo i Punti Fonte dei piedi più efficaci, è sempre meglio iniziare a trattare quelli delle mani, in modo da evitare un effetto troppo intenso.

Eliminano il Calore (malattie febbrili) nel meridiano e nell'organo di appartenenza.

PUNTI RUSCELLO (Shu)

Il terzo punto di ogni meridiano (ad eccezione della VB che è il quarto).

Dove l'energia del meridiano inizia a scorrere più in profondità e con un flusso più ampio.

Attraverso questi punti i fattori patogeni esterni possono penetrare in profondità all'interno dei meridiani.

In questi punti si raccoglie la Wei Qi (Energia Difensiva).

Molto efficaci nella Sindrome Ostruttiva Dolorosa (in particolare se causata dall'Umidità).

Utili per eliminare Vento, Freddo e Umidità dai meridiani.

PUNTI FIUME (Jing)

Il quarto punto dei cinque Shu, anche se non sempre corrisponde al quarto del meridiano.

Qui l'energia fluisce ancora più in profondità, con maggiore forza ed ampiezza.

Attraverso questi punti i fattori patogeni esterni possono raggiungere le varie articolazioni, le ossa ed i tendini.

Vengono spesso utilizzati anche per le malattie delle vie respiratorie.

PUNTI MARE (He)

Il quinto punto, quello che si trova nei gomiti o nelle ginocchia.

Qui il Qi fluisce in modo molto ampio e profondo e si unisce alla circolazione generale dell'energia del corpo (il fiume che si immette nel mare).

Hanno un'azione più lenta, meno efficace.
Si utilizzano in particolar modo per tutte le malattie che riguardano lo stomaco e l'intestino.

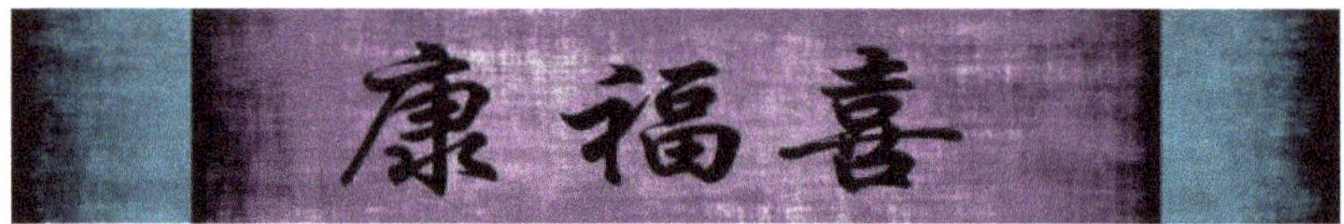

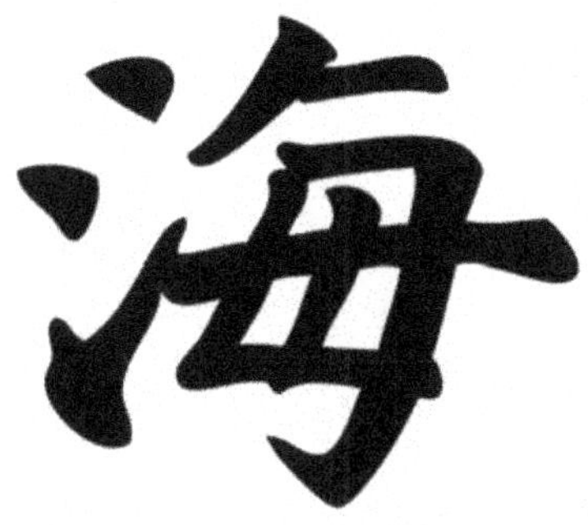

PUNTI SPECIFICI

PUNTI YUAN (SORGENTE)

Agiscono direttamente sugli organi (tonificandoli) e possono essere utilizzati anche nella diagnosi.

Punti nei quali si concentra maggiormente la Yuan Qi (Energia Ancestrale), strettamente connessa agli organi (in particolar modo ai Reni) e che da questi punti viene attivata e distribuita.

I punti Yuan dei Meridiani Yin vengono utilizzati per tonificare gli organi, mentre quelli dei Meridiani Yang sono indicati maggiormente per espellere i fattori patogeni.

PUNTI LUO

Per la loro azione si fa riferimento ai 16 Meridiani Luo (12 Meridiani Principali, uno per Ren Mai (Vaso Concezione), uno per Du Mai (Vaso Governatore), uno per la Milza ('Grande Luo') ed uno per lo Stomaco ('Grande Luo').

Possono essere utilizzati da soli o abbinati ai punti Yuan del meridiano di appartenenza.

Combinarli con i punti Yuan serve a rafforzare l'azione di tonificazione degli organi o l'espulsione dei fattori patogeni.

Essendo i Canali Luo più superficiali dei Canali Principali, i punti Luo vengono utilizzati più per disturbi superficiali e non per patologie interne.

Spesso è utile utilizzare il punto Luo del lato opposto a quello dove si manifesta il disturbo, per rafforzare l'azione dei punti usati sul meridiano interessato.

PUNTI SHU DEL DORSO o YU

Punti di entrata del Qi.

Detti anche punti di trasporto, vengono trattati per influire direttamente sull'attività degli organi ed avere un forte e rapido effetto sulle loro funzioni.

Si trovano ai lati della colonna vertebrale, lungo i due rami paralleli del meridiano di Vescica.

Vi è un punto per ogni organo e viscere.

I punti sui rami esterni regolano gli aspetti mentali ed emozionali degli organi, mentre quelli sui rami interni ne regolano le funzioni fisiologiche.

Usati anche per agire sull'organo di senso dell'organo corrispondente.

Possono essere di aiuto nella diagnosi, nel caso siano doloranti o particolarmente sensibili alla pressione.

Riguardano più le condizioni o squilibri acuti e cronici.

PUNTI MU o BO

Punti di uscita del Qi.

Si trovano sul torace e sull'addome.

Dove si raccoglie l'energia degli organi e visceri attinenti.

Usati sia nella diagnosi che nel trattamento.

Anche questi possono essere di aiuto come indicatori di patologie degli organi corrispondenti, anche se normalmente non vengono usati per la diagnosi principale.

Considerati 'punti di allarme', riguardano più lo stato attuale degli organi.

- - - - - - - -

I punti SHU e MU possono essere usati unitamente per avere effetti terapeutici maggiori e più duraturi, nel caso di trattamenti non frequenti.

PUNTI XI

Situati fra le dita delle mani ed i gomiti e fra le dita dei piedi e le ginocchia.

Ogni meridiano possiede un suo punto Xi (punto di sblocco).

Usati per sbloccare superficialmente l'energia del meridiano ed il livello energetico.

Si utilizzano soprattutto nelle sindromi acute dove si manifesta dolore.

PUNTI HUI

Usati per la loro influenza specifica e particolare sui corrispondenti Organi, tessuti, Sangue o Qi:

F13 per gli Organi - VC12 per i Visceri - VC17 per il Qi - V17 per il Sangue - VB34 per i Tendini - P9 per le Arterie e Vene - V11 per le Ossa - VB39 per il Midollo

VISCERI STRAORDINARI

Cervello, Midollo, Ossa, Vasi sanguigni, Vescicola Biliare, Utero.

Hanno essenzialmente a che fare, più che con la cura di disturbi specifici, con il processo di crescita e di evoluzione individuale, descritto nel Taoismo come trasformazione del Jing, prima in Qi e poi in Shen.

Questo processo di trasformazione e purificazione avviene attraverso la circolazione dei Jin-Ye (fluidi corporei) ed in particolare del liquor che scorre nel Midollo e che purifica specificatamente il Sangue, soprattutto attraverso l'azione della Vescicola Biliare.

Sono soprattutto gli Ye, i fluidi più densi, ad essere secreti dai Visceri Straordinari, in particolare dalla Vescicola Biliare, e diffusi nell'organismo.
Essendo densi, scorrono lentamente e affinché siano abbondanti e ben diffusi l'organismo ha bisogno di Qi in abbondanza.

L'energia cosmica, compenetrando l'uomo, crea tre grandi campi energetici: i tre Dan Dien.

La comunicazione fra questi avviene mediante la colonna vertebrale e il Midollo.

- Pelvi = Dan Dien Inferiore – Utero – La sopravvivenza, Jing
- Torace = Dan Dien Medio – Vescica Biliare – L'interscambio con l'esterno, Qi
- Cranio = Dan Dien Superiore – Cervello – Il "bruciare le esperienze della vita", la crescita individuale, Shen

Detti Visceri Straordinari perché la loro azione non segue le regole che governano gli altri Zang-Fu (legge dei 5 movimenti, non soggetti alle influenze esterne, non suddivisi secondo lo Yin-Yang, non abbinati ad alcun canale specifico).

Hanno caratteristiche proprie degli organi (accumulano l'essenza Yin e non espellono) e la forma dei visceri (sono cavi).

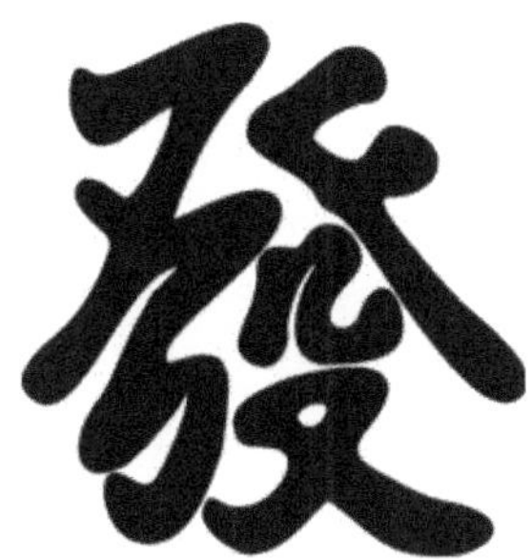

IL CERVELLO

Il "Mare del Midollo".

Controlla la memoria, la concentrazione, la vista, l'udito, il tatto e l'olfatto.

Grazie alla via di conduzione del Midollo e sotto la spinta di trasformazione della Vescicola Biliare, riceve il Jing dai Reni, elaborato fino a diventare Shen, processo di consapevolezza individuale.

Questa azione è svolta in sintonia con il Cuore, sede dello Shen, con il fondamentale apporto dei Jin-Ye, che consentono la diffusione e la purificazione.

Quindi il Cervello è strettamente legato a:

- Utero, in quanto sede del Jing e quindi anche dei Reni
- Midollo, come via di diffusione del Jing
- Cuore, come sede dello Shen

Nella MTC viene diviso in tre piani che riflettono i tre Dan Dien:

<u>1° - Livello - La Sopravvivenza</u>

Legato alle funzioni basilari dell'uomo, a tutti i meccanismi dell'istinto e dei riflessi automatici.

L'esperienza fisica della vita (respirare, mangiare, evacuare, dormire e procreare).

E' il radicamento al suolo, alla vita.

Il corrispettivo fisico è il midollo allungato.

A questo livello la parte sinistra del cervello governa la parte sinistra del corpo e viceversa.

2° - Livello – Lo scambio e l'interazione con il mondo

Legato alla vita di relazione, ai rapporti con il mondo esterno e quindi a emozioni, sentimenti, stati d'animo. Al relazionarci con noi stessi, con la nostra capacità di osservare e analizzare i nostri sentimenti attraverso gli stimoli e le esperienze che ci giungono dall'esterno.

Qui la parte sinistra del cervello governa la parte destra e viceversa.

3° - Livello – Apprendere dall'esperienza del vivere

Capacità di valutare il proprio sentire, pensare ed esperire, attraverso un processo di consapevolezza del proprio agire.

E' il 'registrare' le proprie esperienze per poter imparare da loro ai fini della propria evoluzione.

La propria crescita spirituale.

Qui nuovamente la parte sinistra del cervello governa la parte sinistra del corpo e viceversa.

La relazione del Cervello con i Reni e il Cuore spiega come certi sintomi come memoria e concentrazione scarse, vertigini e visione offuscata, udito scarso e vitalità scarsa possono essere dovuti a un Vuoto del Mare del Midollo (cioè Rene) o a un Vuoto del Sangue del Cuore.

I MIDOLLI

Il termine Sui (Midolli) raggruppa a livello fisico il midollo bianco spinale, il midollo giallo delle ossa e il midollo rosso delle ossa spugnose.

I Midolli collegano i tre grandi Dan Dien.

Essenzialmente rappresentano la grande via di comunicazione, diffusione e collegamento fra il basso (Utero, Jing, pelvi, Terra, etc.) e l'alto (Cervello, Shen, cranio, Cielo, ...), ma anche fra interno e esterno, attraverso la diffusione del Sangue che viene prodotto a livello del midollo osseo.

Tutto questo avviene sotto la spinta della Vescicola Biliare che ci consente di esperire la vita di relazione.

Fanno parte degli Ye, i fluidi densi, profondi e nutrienti.

Esiste un rapporto Yin-Yang fra Midollo e Osso: l'osso, duro ed esterno (Yang) protegge il midollo, molle e interno (Yin) che però lo genera e lo nutre.

In MTC la funzione del Midollo è di nutrire il Cervello, la spina dorsale e di formare il midollo osseo.

E' strettamente correlato al Rene poiché il Jing è l'origine del Midollo.

L'OSSO

Le ossa hanno la funzione di sostegno e protezione, non solo del Midollo, ma dell'intero essere umano.

La solidità e l'elasticità delle ossa sono segno di un buon Jing e di un buon radicamento del Po.

Sono il luogo dove risiede e si custodisce l'essenza profonda di un individuo.

I VASI SANGUIGNI

Le vie di circolazione di Qi e Xue, ma anche la forza che rende possibile questo scorrimento.

Presiedono alla trasformazione del Sangue, come condotto che porta Shen al Cervello.

Indirettamente collegati ai Reni, poiché il Jing produce il Midollo che contribuisce a produrre il Sangue, e la Yuan Qi dei Reni contribuisce anche alla trasformazione del Qi del cibo e Sangue.

LA VESCICOLA BILIARE

E' un Viscere particolare poiché, a differenza degli altri, non diffonde, ma conserva una sostanza preziosa, la Bile.

Da un punto di vista energetico, la Bile non è solo il fluido secreto dal fegato che favorisce i processi digestivi, ma la quintessenza delle sette purificazioni che cibo e acqua subiscono nel corpo.

La Bile è il simbolo di vita, la capacità di assimilazione, trasformazione, distillazione e purificazione di ciò che prendiamo dal mondo esterno.
La Vescicola Biliare è Fuoco (Shao Yang assieme a TR) e Vento (Legno), energia estremamente potente, mobile e vigorosamente eretta verso l'alto (simbolo del membro maschile); ecco la sua natura fortemente Yang.

Il sapersi elevare potentemente verso il Cielo, capacità di elevarsi spiritualmente.

Paragonata al fluido maschile, alla figura del padre, che attraverso l'esempio dà una direzione verso un cammino elevato.

Senso profondo e interno di pulizia e rettitudine.

Legata al Cuore, sede della consapevolezza individuale e della capacità di giusto discernimento.

Si trova nel Dan Dien medio, fra quello inferiore, legato all'Utero, e quello superiore, legato al Cervello. Da qui la sua capacità di attivare e muovere le energie vitali profonde, relazionandoci con l'esterno, consentendoci di evolvere in un processo di consapevolezza.

Ecco il legame con disturbi come vertigini e capogiri.

La VB esprime a livello spirituale la nostra capacità di relazionarci con il mondo, assimilando ciò che ci offre e trasformando le esperienze della vita per ottenere gli strumenti per una crescita individuale.

L'UTERO

Il profondo centro vitale dell'essere umano dove hanno luogo la creazione e la continua ricreazione dell'individuo.

E' legato cioè alla trasmissione della vita e al suo mantenimento a tutti i livelli.

Esiste anche nell'uomo: "La stanza del Jing". E' un centro vitale potentissimo legato a tutte le strutture energetiche che hanno a che fare con la creazione; accumula e produce lo sperma ed è strettamente correlato al Rene e al Du Mai. Infatti, se questi sono Vuoti la funzione di produzione e di accumulo di sperma da parte della 'stanza del Jing' può essere compromessa e ciò può causare impotenza, eiaculazione precoce, sperma chiaro e acquoso, emissioni notturne, spermatorrea, etc.

L'Utero è:

- Origine degli 8 Canali Straordinari
- Legato ai Reni e al Jing come fonti della creazione e della vita
- Legato al Ming Men, fonte di Yin e Yang organici

Rappresenta il crogiuolo dove avviene il processo di alchimia interna.

Possiamo paragonarlo alla madre e all'ovulo.

Detto anche "Palazzo del bambino" per il suo legame con il mestruo, gravidanza e menopausa, il luogo dove viene accolto 'il bambino interiore' che dovrà poi muoversi e crescere nel mondo.

Strettamente collegato ai Reni, al Ren Mai e al Chong Mai.

Il Ren Mai fornisce il Qi e il Chong Mai fornisce il Sangue all'Utero; entrambi scorrono nell'Utero.

Mestruazioni e gravidanza regolari dipendono dallo stato del Ren Mai e del Chong Mai, che a loro volta dipendono dallo stato dei Reni.

L'Utero è profondamente legato al Sangue in quanto ne richiede un apporto abbondante in ogni momento e poiché il Cuore governa il Sangue, il Fegato lo accumula e la Milza lo controlla, esiste una correlazione anche con questi tre organi Yin.

Lo Stomaco è il viscere a cui l'Utero è più profondamente collegato tramite il Chong Mai (la nausea e il vomito mattutini in gravidanza o durante le mestruazioni sono spesso causati da influenze dell'Utero sullo Stomaco).

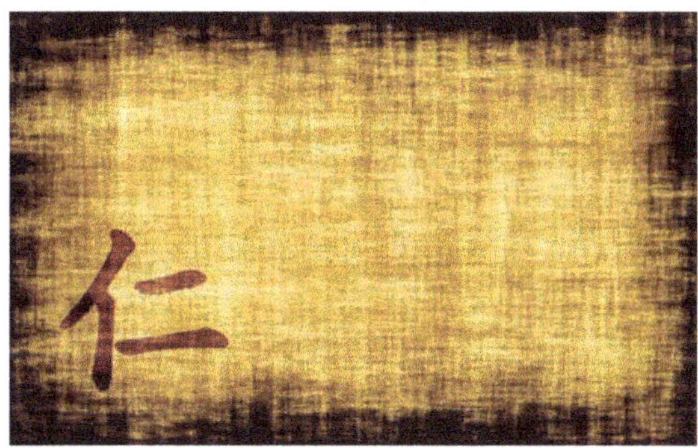

INTERRELAZIONI FRA GLI ORGANI

CUORE - POLMONI

Relazione fra Qi e Sangue

Il Cuore governa il Sangue e i Polmoni governano il Qi.

Il Qi muove il Sangue e il Sangue nutre il Qi.

E' facile trovare il Qi dei Polmoni e del Cuore in vuoto allo stesso tempo, poiché strettamente correlati.

Il Cuore confida nei Polmoni per far scorrere il Sangue nei vasi sanguigni e i Polmoni confidano nel Sangue proveniente dal Cuore per esserne nutriti.

La Zong Qi influenza sia le funzioni del Cuore che dei Polmoni e la circolazione del Qi e del Sangue.

CUORE - FEGATO

Relazione legata al Sangue

Il Cuore governa il Sangue.

Il Fegato immagazzina il Sangue e regola il suo volume.

Il Cuore sostiene lo Shen e la vitalità.

Il Fegato è responsabile del fluire armonioso delle emozioni.

CUORE - RENI

Relazione di reciproca assistenza fra Fuoco e Acqua e fra Shen e Jing

Il Cuore è la sede dello Shen.

I Reni custodiscono il Jing.

Il Fuoco (Yang) del Cuore scende per scaldare l'Acqua e l'Acqua (Yin) dei Reni sale per nutrire il Fuoco del Cuore.

Shen e Jing si nutrono a vicenda.

FEGATO - MILZA

Relazione di mutuo sostegno legata al Qi

Il Qi del Fegato aiuta le funzioni della Milza di trasformazione, separazione e trasporto e assicura che il Qi della Milza scorra verso l'alto.

Inoltre aiuta il fluire della bile, sostanza importante per la digestione.

La Milza aiuta il Fegato a far scorrere il Qi liberamente.

FEGATO - RENI

Relazione di mutuo scambio fra Sangue e Jin

Il Sangue del Fegato nutre e rifornisce il Jing dei Reni e questo contribuisce alla produzione del Sangue (poiché il Jing produce il midollo osseo, dove viene prodotto il sangue).

FEGATO - POLMONI

Relazione fra Sangue e Qi

Il Fegato regola ed accunula il Sangue.

I Polmoni governano il Qi.

Il Qi dei Polmoni aiuta il Fegato a regolare il Sangue e il Qi del Fegato aiuta i Polmoni al fluire armonioso del Qi.

MILZA - POLMONI

Relazione di mutua assistenza legata al Qi

La Milza estrae l'essenza dal cibo e la invia ai Polmoni, dove si combina con l'aria, formando la Zong Qi.

La Milza si avvale della funzione di discesa del Qi dei Polmoni per sostenere la sua funzione di trasporto del cibo e dei liquidi corporei.

MILZA - RENI

Relazione di reciproco nutrimento

La Milza è la Radice del Qi del Cielo Posteriore, mentre i Reni lo sono del Qi del Cielo Anteriore.

Il Qi del Cielo Posteriore nutre il Qi del Cielo Anteriore (con il Qi prodotto dagli alimenti) e il Qi del Cielo Anteriore fornisce il calore necessario alla digestione e la trasformazione del cibo (tramite il Fuoco del Ming Men) partecipando così alla produzione del Qi.

Inoltre la Milza e i Reni si assistono l'un l'altro nella trasformazione e nel trasporto dei liquidi corporei.

POLMONI - RENI

Relazione di Qi e liquidi

I Polmoni governano il Qi e la respirazione e spingono il Qi in basso ai Reni che lo trattengono.

I Polmoni controllano i passaggi dell'Acqua e spingono i liquidi in basso verso i Reni, che a loro volta rispondono facendone evaporare una parte verso i Polmoni per mantenerli umidi.

MILZA - CUORE

Relazione legata al Sangue

Entrambi connessi al Sangue.

La Milza produce il Sangue e il Cuore lo governa e lo spinge nei vasi sanguigni (che la Milza controlla).

Se la Milza non riesce a produrre abbastanza Sangue (Vuoto del Qi di Milza), questo porterà inevitabilmente ad un Vuoto di Sangue del Cuore (vertigini, palpitazioni, scarsa memoria, insonnia, etc.).

Se il Cuore non riesce a pompare il Sangue nei vasi (Vuoto dello Yang del Cuore), la Milza può essere compromessa nelle sue funzioni di produzione e controllo del Sangue.

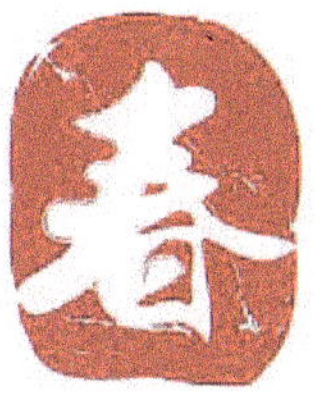

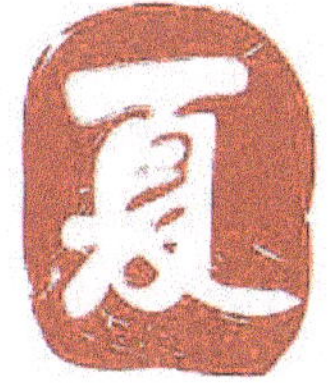

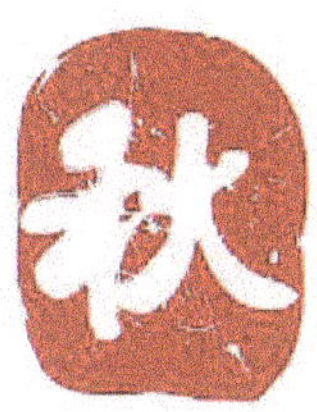

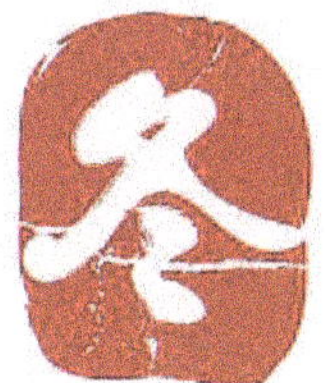

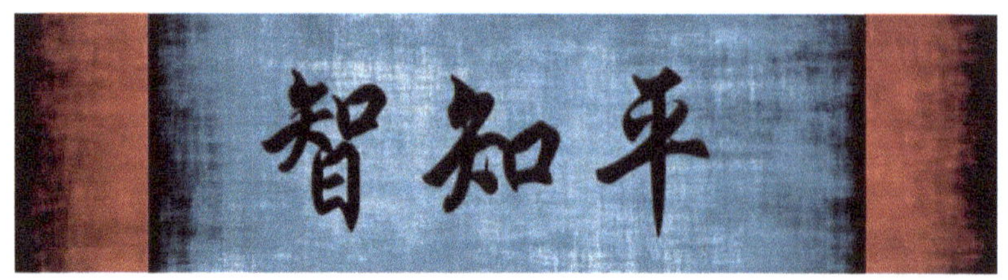

POLMONE

ASSUNZIONE DEL QI **YU = V13** **BO = P1**

03.00 - 05.00

DIFFUSIONE
SCAMBIO
SISTEMA RESPIRATORIO
USCIRE ED ENTRARE (nelle fasi della vita, situazioni emozionali e affettive)
NASCITA / MORTE
LIMITE, CONFINE, FRONTIERA
PROTEZIONE
RELAZIONE CON L'ESTERNO
COMPORTAMENTO ASOCIALE
APPRENDIMENTO (esperienziale)
MEMORIA (PO) – GENETICA (ISTINTO), CORPOREA, VITE PASSATE
COMPORTAMENTO RIPETITIVO (FISICO E PSICHICO)
CAPACITA' DI INTROSPEZIONE
TRATTENERE
DOLORE
LACRIME
TRISTEZZA
DEPRESSIONE
LUTTO
PELLE
PELI

Il Primo Ministro da cui dipende l'ordine ritmico.
L'Ufficiale che riceve il puro Qi dal Cielo.

FUNZIONI

- Governano il Qi e la respirazione.
- Gestiscono lo scambio con l'esterno e l'ordine interno.
- Riforniscono il Sangue di ossigeno eliminando l'anidride carbonica.
- Abbassano e diffondono il Qi.
- Assimilano il Qi puro dall'aria e dal sole (anche attraverso la pelle) che si combina con il Qi del cibo proveniente dalla Milza per formare la Zong Qi, che inviano in ogni parte del corpo per nutrire tutti i tessuti e sostenere tutti i processi fisiologici.
- Controllano la circolazione nei meridiani e nei vasi sanguigni, spingendo il Qi in tutto l'organismo e il Sangue nei vasi in modo da nutrire, umidificare e riscaldare il corpo.
- Diffondono la Wei Qi e i liquidi corporei in tutto il corpo, nello spazio fra la pelle e i muscoli, per proteggere il corpo dai fattori patogeni esterni.
- Regolano il passaggio delle acque.
- Abbassano il Qi e dirigono i liquidi verso il basso (Reni e Vescica).
- Responsabili dell'espulsione di una parte dei liquidi corporei attraverso il sudore.
- Attraverso la sudorazione raffreddano e purificano il corpo.
- Governano la pelle e i peli.
- Si aprono nel naso e governano la voce (tono, forza, chiarezza) – la gola: "la porta dei Polmoni e la casa delle corde vocali".
- Sede del Po (anima corporea): memoria genetica dei processi della specie (istinto), memoria corporea delle esperienze acquisite nel corso della vita, memoria delle vite passate.
- Capacità di rapportarsi agli altri e di raccogliersi in sé.

TURBE / DISFUNZIONI

- Ristagno del Qi in alto (tosse, respiro corto, oppressione toracica, stitichezza).

- Ristagno dei liquidi in alto (edemi del viso, secchezza della pelle, disturbi della diuresi, occhi gonfi e lacrimosi, congestione nasale).

- Aggressioni esterne (Wei Qi debole) da Vento (raucedine, afonie, etc.), Freddo (brividi, assenza di sudorazione, raffreddore, bronchite acuta o cronica, asma bronchiale, enfisema, tosse con espettorato acquoso, etc.), Calore (febbre, brividi, sudorazione, sete, costipazione, gola arrossata, gonfia e dolente, asma o tosse piena con espettorato giallo e appiccicoso, muco nasale spesso e giallo, naso secco e emorragie nasali, etc.), Umidità (bronchite o asma bronchiale con muco bianco – Freddo – o giallo – Caldo).

- Problemi della pelle (malattie croniche come eczema o psoriasi, secchezza e pallore, rossore e bruciore = disturbo interno, solitamente da Calore nel Sangue).

- Carenza di Yin e Qi dei Polmoni (tubercolosi polmonare, faringite cronica, bronchite cronica con tosse secca quasi senza espettorato, sangue nello sputo, voce bassa, febbre pomeridiana, sudori notturni, stanchezza, voce debole e dispnea, etc.).

- Arti freddi (soprattutto le mani): Qi dei Polmoni debole, non in grado di spingere il Sangue.

- Stitichezza (Qi dei Polmoni debole che non aiuta la peristalsi).

- Ritenzione urinaria, specialmente negli anziani.

- Problemi emozionali, lutti, depressione, tristezza, dolore, ansia, afflizione, etc..

- Dispnea (da stasi di cibo e stipsi cronica).

- Sindromi depressive (stasi di Qi di P), abbinate di solito a stipsi croniche.

- Respirazione difettosa che porta a scarsa circolazione del Sangue, perdita di vigore, depressione, esaurimento mentale e fisico.

VUOTO DEL QI
tosse, rinite, dispnea, astenia, sudorazione diurna, avversione al freddo, respiro corto e superficiale, voce debole, vertigini, espettorato chiaro e fluido, etc.

Cause:
predisposizione ereditaria; vita sedentaria; attacco esterno di Vento-Calore o Vento-Freddo.

VUOTO DI YIN
tosse secca, voce rauca, afonia, catarri densi e striati di sangue, bocca e gola secche, febbre serale, zigomi rossi, sudorazione notturna, etc.

Cause:
Vuoto di Qi del Polmone protratto nel tempo; eccessivo affaticamento; tosse cronica; presenza di Fuoco che causa un vuoto dei Liquidi Corporei; Vuoto di Yin di Stomaco (alimentazione irregolare e frettolosa).

SECCHEZZA
tosse secca, espettorato scarso e colloso, voce rauca, afonia, bocca e gola secche, sete, pelle secca, etc.

Cause:
invasione esterna; presenza di Vento-Calore che consuma i Liquidi Corporei; Vuoto di Yin di Stomaco (alimentazione scorretta e irregolare, preoccupazioni, etc.).

UMIDITA'-FLEGMA
tosse con espettorato abbondante bianco, senso di oppressione al petto, dispnea, nausea, inappetenza, etc.

Cause:
invasione esterna di Vento-Freddo e Umidità; Vuoto della Milza; consumo eccessivo di cibi grassi e/o crudi.

FLEGMA-CALORE
tosse secca, espettorato abbondante, scuro e maleodorante, respiro corto, asma, sensazione di oppressione al torace, etc.

__Cause:__
consumo eccessivo di alcolici, fumo, cibi grassi, piccanti, etc.;

VENTO-FREDDO
tosse con espettorato fluido e biancastro, naso chiuso con rinorrea, starnuti, avversione al freddo, brividi, mialgie, febbre, etc.

__Cause:__
invasione esterna di Vento e Freddo; particolare debolezza di tutto il Qi del corpo.

VENTO-CALORE
tosse con espettorato giallo, febbre, mal di gola, naso chiuso, cefalea, mialgie, leggera sudorazione, etc.

__Cause:__
invasione esterna di Vento e Calore.

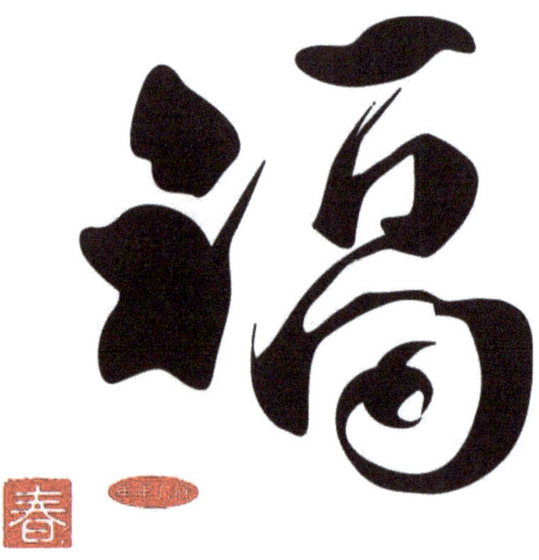

PUNTI DEL MERIDIANO DI POLMONE

P 1 ZHONG FU - RESIDENZA CENTRALE

Punto Bo dei Polmoni
Punto d'incontro del Tae Yin (P – M)

- Regola il Qi del Polmone e calma la tosse.
- Stimola la discesa del Qi del Polmone.
- Disperde la pienezza dal torace (Pieno dei Polmoni) e blocca il dolore nelle sindromi acute.
- Elimina il Calore dei Polmoni (quando un fattore patogeno esterno è già penetrato all'interno).
- Assieme a ST40 elimina il Flegma trattenuto nel torace.
- Efficace per dolore alla spalla o parte superiore della schiena causato da disfunzione del meridiano del Polmone.
- Con V13 per tonificare i Polmoni o eliminare fattori patogeni sia acuti che cronici.
- Con ST36 e M3 per tonificare Milza e Polmoni: "nutrire la Terra per generare il Metallo".

P 2 YUN MEN - PORTA DELLE NUVOLE

Stesse azioni di P1

- Elimina il Pieno dei Polmoni.
- Stimola la discesa del Qi del Polmone.
- Calma la tosse.

P 3 TIAN FU - RESIDENZA CELESTE

- Potente effetto su problemi di tipo emozionale (profonda tristezza, depressione, grande sconforto, claustrofobia, agorafobia, confusione mentale e perdita di memoria, etc.).

P 4 XIAN BAI - A LATO BIANCO DEL BRACCIO

- Elimina il Flegma e l'Umidità dal RM

P 5 CHI ZE - PALUDE DEL PIEDE

Punto Mare (He)
Punto Acqua
Punto di Dispersione

- Aiuta la discesa del Qi del Polmone.
- Elimina il Calore dai Polmoni (tosse, febbre, sete e espettorato giallo).
- Espelle il Flegma dai Polmoni (bronchite cronica: con ST40 – pertosse: con P10 e ST40).
- Con R7 per purificare i Polmoni e nutrire lo Yin.
- Aiuta la Vescica, poiché apre i passaggi dell'Acqua (ritenzione di urina causata da ostruzione dei Polmoni da Umidità-Flegma, che impedisce al Qi di Polmone di scendere nel RI – con M9 e VC3).
- Rilassa i tendini del braccio (Sindrome Ostruttiva Dolorosa da Vento del gomito e incapacità ad alzare il braccio).

P 6 KONG ZUI - BUCO/VUOTO PROFONDO

Punto Xi

- Regola il Qi del Polmone e ne agevola la discesa nel RM e RI.
- Elimina il Calore.
- Blocca il sanguinamento (punto Xi).
- Efficace nelle sindromi acute da Pieno dei Polmoni, in particolar modo nell'attacco acuto di asma.
- Tonifica il Qi del Cuore, in caso di Vuoto causato da profonda tristezza.
- Calma lo Shen.

P 7 LIE QUE - DIVIDERE IL BACINO (DELLE ACQUE)

Punto Luo
Punto apertura Ren Mai

- Fa circolare la Wei Qi e libera l'Esterno (Vento-Freddo o Vento-Calore) – anche con IC4.
- Miglior punto per eliminare fattore patogeno, poiché stimola la discesa e la diffusione del Qi del Polmone, liberando la Wei Qi e favorendo la sudorazione (anche per tutti i tipi di tosse e asma acuti e cronici).
- Nelle fasi iniziali di raffreddore o influenza (starnuti, rinorrea, naso chiuso, rigidità al collo, cefalea, freddo, etc.) - anche con IC20.
- Uno dei punti più importanti ed efficaci per il suo effetto su viso e testa (cefalee).
- Può avere considerevole azione sulla psiche (problemi emozionali: preoccupazione, tristezza o afflizione, stati d'animo ed emozioni represse, pianto

trattenuto).

- Calma lo Shen e favorisce una residenza al Po (allentando la tensione al torace).
- Punto distale per sindrome Ostruttiva Dolorosa della spalla.
- Con R6 favorisce la discesa del Qi del Polmone e la funzione dei Reni di raccogliere il Qi (asma cronica da Vuoto dei Polmoni e dei Reni, edema del viso).
- Con R6 tonifica lo Yin (regola l'utero e il ciclo mestruale).
- Essendo il punto Polmoni che regola il passaggio delle acque è indicato per tutti i casi di ritenzione (edemi, ritenzione urinaria).
- Per difficoltà a far uscire il latte durante l'allattamento.

P 8 JING QU - CANALE DEL MERIDIANO

Punto Fiume (Jing)
Punto Metallo

- Efficace per patologie della gola e dei polmoni, tosse e asma.

P 9 TAI YUAN - ABISSO SUPREMO

Punto Ruscello e Sorgente (Shu – Yuan)
Punto Terra
Punto Hui delle arterie e delle vene
Punto di tonificazione

- Tonifica il Qi e lo Yin del Polmone, soprattutto nelle patologie croniche.
- Elimina il Flegma dai Polmoni (tosse cronica con espettorato giallo e viscoso).
- Tonifica la Zong Qi (nei casi di Vuoto di Qi: mani fredde e voce debole) – con VC17.
- Agisce su tutti i vasi sanguigni (cattiva circolazione, mani e piedi freddi, geloni e vene varicose).
- Stimola la circolazione del Qi del Cuore e del Sangue nel torace (dispnea da sforzo, palpitazioni).
- Purifica il Calore del Polmone e del Fegato.

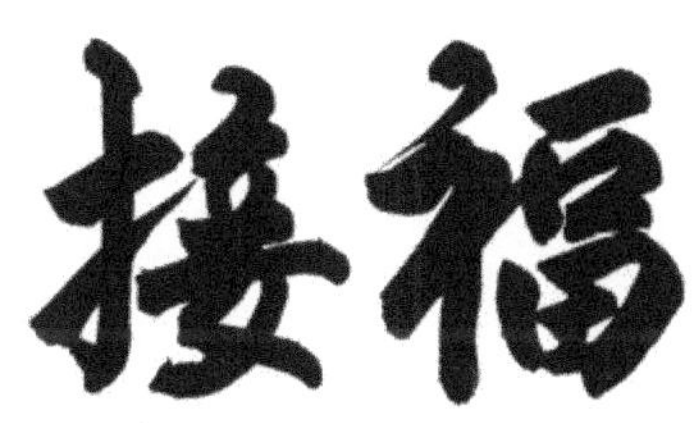

P 7	P 9
Problemi Esterni, sindromi da Pieno	Problemi Interni, sindromi da Vuoto
Ha un movimento verso l'Esterno	Ha un movimento verso l'Interno
Agisce sul Qi	Agisce sul Qi e sul Sangue
Indicato per problemi dei meridiani	Non indicato per problemi dei meridiani
Più idoneo per problemi emozionali	Meno idoneo per problemi emozionali
Non dissolve il Flegma	Dissolve il Flegma
Apre i passaggi dell'Acqua	Non apre i passaggi dell'Acqua

P 10 YU JI - DORSO DEL PESCE

Punto Fonte (Ying)
Punto Fuoco

- Elimina il Calore del Polmone, in particolar modo nelle situazioni acute.
- Giova alla gola (elimina il Calore).

P 11 SHAO SHANG - METALLO INFERIORE

Punto Pozzo (Jing)
Punto Legno

- Espelle il Vento Calore esterno (mal di gola).
- Favorisce la discesa e la diffusione del Qi del Polmone.
- Efficace per trattare il Vento interno (assieme ad altri punti Pozzo della mano, nella perdita di coscienza che si verifica nell'attacco cerebro-vascolare, per aprire gli orifizi e favorire la ripresa dei sensi).

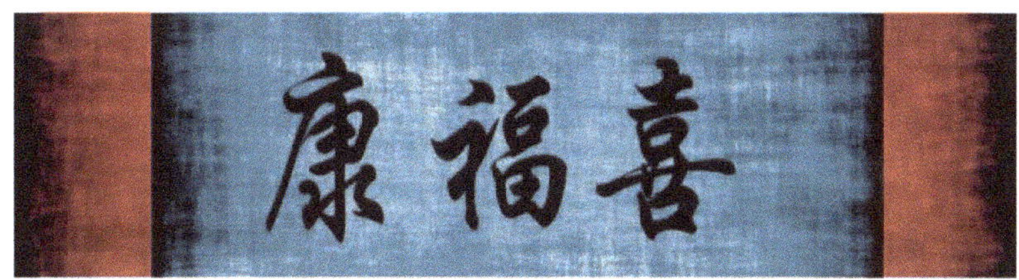

INTESTINO CRASSO

ELIMINAZIONE **YU = V25** **BO = ST25**

05.00 - 07.00

RELAZIONE CON L'ESTERNO
TRATTENERE (anche materialmente)
DOLORE
TRISTEZZA
LACRIME
INSODDISFAZIONE
LAMENTARSI
STABILITA' EMOTIVA
ATTEGGIAMENTO NEGATIVO
MENTE RISTRETTA
INFLESSIBILITA'
VOCE LAMENTOSA

L'origine dell'evoluzione e del cambiamento.

FUNZIONI

- Elimina i residui delle trasformazioni, ricevuti dall'Intestino Tenue, dopo aver assorbito parte dei liquidi.

TURBE / DISFUNZIONI

- Stipsi (stasi di Qi di Polmone).
- Sinusite, raffreddori comuni o da fieno.
- Acne, brufoli, vesciche.
- Senso di freddo e circolazione difettosa nella parte bassa dell'Hara (utero, ovaie, vescica, intestini, regione inferiore della schiena) e nelle gambe.
- Ristagno (incapacità a lasciar andare).
- Perenne insoddisfazione, depressione, chiusura emotiva.
- Senso di gonfiore addominale.
- Mal di testa.

CALORE
stipsi, feci secche, urine scarse e scure, dolore e bruciore all'ano, bruciore in bocca, etc.

Cause:
eccessivo consumo di cibi caldi e secchi.

UMIDITA'-CALORE
dolore addominale, dolore e bruciore all'ano, diarrea, feci con presenza di sangue e muco, urine scarse e scure, febbre, sudorazione, sete, bocca secca, senso di oppressione al petto, pesantezza, etc.

Cause:
emozionali (preoccupazione, ansia, etc.).

SECCHEZZA
risalita del Qi impuro, stipsi ostinata con feci secche difficili da evacuare, bocca e gola secche, vertigini, etc.

Cause:
disidratazione generale del corpo; eccesso di Calore esterno; Vuoto di Sangue o dello Yin; mancata discesa dei liquidi dallo Stomaco.

FREDDO
dolore addominale, sensazione di freddo, diarrea, borborigmi, urine pallide, etc.

Cause:
invasione di Freddo esterno; consumo eccessivo di cibi freddi.

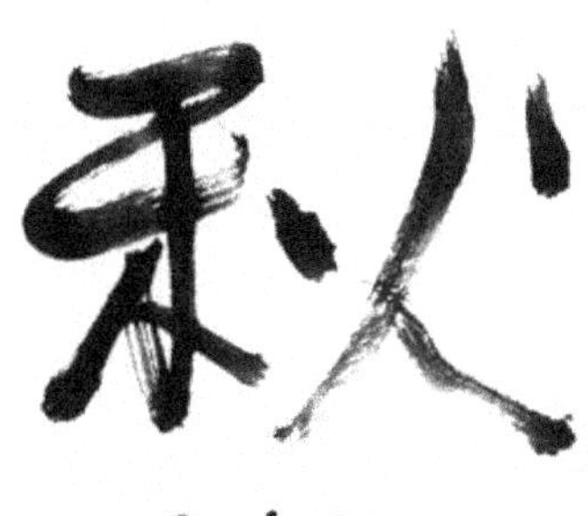

PUNTI DEL MERIDIANO DI INTESTINO CRASSO

IC 1 SHANG YANG - YANG METALLO

Punto Pozzo (Jing)
Punto Metallo

- Rimuove velocemente le ostruzioni nelle sindromi da Pieno.
- Elimina il Calore (interno ed esterno).
- Azione sugli occhi per condizioni di Vento-Calore esterno (congiuntivite acuta).
- Espelle il Vento e Freddo dal meridiano (sindrome Ostruttiva Dolorosa della spalla).
- Calma lo Shen.

IC 2 ER JIAN - SECONDO INTERVALLO

Punto Fonte (Ying)
Punto Acqua
Punto di Dispersione

- Elimina il Calore dall'IC (stitichezza, feci secche, febbre e dolore all'addome).

IC 3 SAN JIAN - TERZO INTERVALLO

Punto Ruscello (Shu)
Punto Legno

- Disperde il Vento esterno nella Sindrome Ostruttiva Dolorosa della mano (i punti Ruscello sono indicati per i dolori alle articolazioni).
- Espelle il Vento-Calore (illumina gli occhi e giova alla gola).

IC 4 HE GU - FONDO DELLA VALLE / GRANDE ELIMINATORE

Punto Sorgente (Yuan)

- Disperde il Vento-Calore e libera l'Esterno (congestione nasale, starnuti, tosse, collo rigido, rinite allergica, bruciore agli occhi, etc.).
- Rimuove le ostruzioni dal meridiano (sindrome Ostruttiva Dolorosa del braccio o della spalla).
- Stimola la funzione di diffusione dei Polmoni.
- Per problemi al viso, bocca, naso, occhi (rinite allergica, congiuntivite, ulcerazioni della bocca, orzaiolo, sinusite, epistassi, mal di denti, nevralgia al trigemino, paralisi facciale, cefalea sulla fronte, etc.).
- Con F3 ('I Quattro Cancelli') per espellere il Vento interno o esterno dalla testa, fermare il dolore e calmare lo Shen.
- Con R7 per agire sulla sudorazione (ridurla o stimolarla).
- Con ST36 e VC6 per rinite allergica cronica (trattamento fra un attacco e l'altro).
- Armonizza la salita dello Yang e la discesa dello Yin (nei casi di Qi ribelle di ST, P e F che sale e Qi di M che affonda).
- Favorisce il parto (controindicato in gravidanza, soprattutto i primi tre mesi).

IC 5 YANG XI - RUSCELLO YANG

Punto Fiume (Jing)
Punto Fuoco

- Espelle il Vento-Calore e libera l'Esterno negli stadi iniziali di invasione da fattori patogeni esterni.
- Per Sindrome Ostruttiva Dolorosa della mano e del polso.

IC 6 PIAN LI - PASSAGGIO INCLINATO

Punto Luo

- Apre i passaggi dell'Acqua del Polmone (edema del viso e delle mani, condizioni croniche di Vuoto di Qi del Polmone).
- Grande effetto a livello mentale (depressione maniacale).

IC 7 WEN LIU - FLUSSO CALDO

Punto Xi

- Blocca il dolore.
- Rimuove le ostruzioni dal meridiano (condizioni acute).
- Espelle il Vento-Calore esterno (mal di gola o tonsille gonfie).

IC 8 XIA LIAN - REGIONE INFERIORE (DEL BRACCIO)

- Blocca il dolore.
- Espelle il Vento, il Flegma e l'Umidità.

IC 9 SHANG LIAN - REGIONE SUPERIORE (DEL BRACCIO)

- Espelle il Vento, il Calore e l'Umidità.

IC 10 SHOU SAN LI - TRE MIGLIA DEL BRACCIO

- Potente tonico del Qi e del Sangue.
- Rimuove le ostruzioni dal meridiano (per tutti i problemi del meridiano di IC).
- Per qualsiasi problema muscolare dell'avambraccio e delle mani.

IC 11 QU CHI - STAGNO CURVATO

Punto Mare (He)
Punto Terra
Punto di Tonificazione

- Espelle il Vento-Calore esterno (invasioni con febbre, freddo, collo rigido,

sudorazione, rinorrea e dolori diffusi in tutto il corpo). Non specifico per il viso come IC4.
- Elimina il Calore in generale e interno di qualsiasi organo (molto usato nelle sindromi di Fuoco del Fegato associate a ipertensione).
- Raffredda il Sangue (malattie della pelle da Calore nel Sangue: orticaria, psoriasi, eczema, etc.).
- Dissolve l'Umidità, soprattutto l'Umidità-Calore (eruzioni cutanee, acne, sindromi sistema digerente, cistite, uretrite, febbre, sensazione pesantezza, feci non formate, gonfiore addominale, etc.).
- Gonfiore della tiroide (accumulo di Flegma).
- Giova ai tendini e alle articolazioni (soprattutto braccia e spalle).

IC 12 ZHOU LIAO - OSSO DEL GOMITO

- Molto efficace per 'gomito del tennista'.

IC 13 SHOU WU LI - CINQUE DISTANZE (DELLA MANO)

- Sottomette lo Yang del Fegato.
- Espelle l'Umidità.

IC 14 BI NAO - BRACCIO E SCAPOLA

- Rimuove le ostruzioni dal meridiano causate da Vento, Freddo e Umidità (Sindrome Ostruttiva Dolorosa del braccio e della spalla).
- Ha un'azione sugli occhi (visione migliore e più chiara).
- Dissolve il Flegma e le masse (gonfiore della tiroide).

IC 15 JIAN YU - ANGOLO DELLA SPALLA

Punto di Yang Qiao Mai

- Ha un'azione benefica sui tendini.
- Stimola la circolazione del Qi nei meridiani.
- Calma il dolore.
- Espelle il Vento.
- Punto principale per sindrome Ostruttiva Dolorosa della spalla, per Sindrome Atrofica e paralisi del braccio.

IC 16 JU GU - GRANDE OSSO

Punto di Yang Qiao Mai

- Muove il Sangue a livello locale.
- Rimuove le ostruzioni dal meridiano.
- Sottomette il Qi ribelle che sale.
- Stimola la discesa del Qi del Polmone.
- Giova alle articolazioni.
- Apre il torace.

IC 17 TIAN DING - VASO CELESTE

- Efficace per disturbi a laringe e faringe.

IC 18 FU LU - SOSTEGNO DELLA PROMINENZA

- Giova alla gola (molto usato per tonsillite, laringite, polipi alle corde vocali, afasia, parotite, voce roca, gonfiore della tiroide, etc.).
- Attenua la tosse.
- Dissolve il Flegma e le masse.

IC 19 HE JIAO - OSSO DEL RISO (CEREALI)

- Rimuove le ostruzioni dal meridiano.
- Espelle il Vento.

IC 20 YING XIANG - BENVENUTO PROFUMO

Punto di riunione con meridiano di Stomaco

- Punto locale per tutti i problemi al naso (starnuti, perdita dell'olfatto, epistassi, sinusite, rinorrea, naso chiuso, rinite allergica, polipi nasali, etc.).
- Espelle il Vento esterno Freddo e Calore (usato nella paralisi facciale, nella nevralgia al trigemino e nei tic).

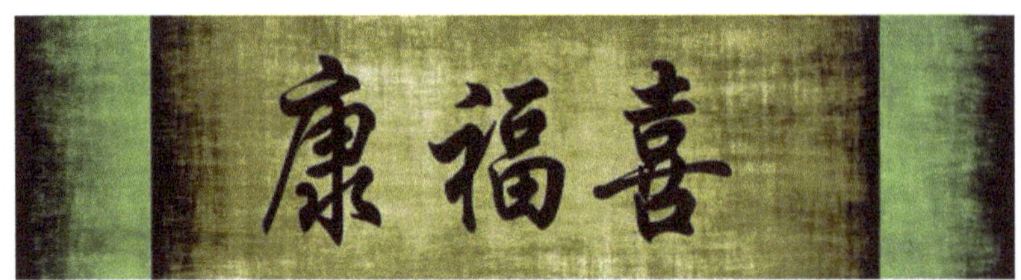

STOMACO

DIGESTIONE – NUTRIMENTO **YU = V21** **BO = VC12**

07.00 - 09.00

TUBI DIGERENTI
TUBI SISTEMA RIPRODUTTIVO
BOCCA
MASTICARE
APPETITO, FAME, VOGLIA
AVIDITA'
NUTRIMENTO
SODDISFAZIONE
ALLATTAMENTO
ALLEVARE
ASSUEFAZIONE
DIPENDENZA
ATTACCAMENTO
OSSESSIONE, COSTRIZIONE
TESTARDAGGINE
PREOCCUPAZIONE
SIMPATIA
COMPASSIONE
ACCOGLIERE
ACCETTAZIONE
CAPACITA' DI RICEVERE E DARE AMORE, SOSTEGNO E APPREZZAMENTO
INIZIATIVA

Il Ministro del tesoro: L'ufficiale del granaio pubblico.

FUNZIONI

- Trasforma cibo e bevande, tramite un processo di fermentazione ed invia la parte pura alla Milza e la parte torbida all'Intestino Tenue.
- Controlla assieme alla Milza il trasporto e la diffusione del Qi del cibo (Yang di ST).
- E' l'origine dei fluidi (funzione legata ai Reni).
- Ama l'umidità e teme la secchezza.
- Controlla la discesa del Qi.
- Governa l'appetito, la lattazione e per alcuni aspetti il funzionamento delle ovaie.
- Legame con gli ormoni femminili (alimentazione, esercizio e ciclo mestruale).
- Stretta connessione con Milza.

Se lo Stomaco è debole, lo sono anche gli altri organi.
La tonificazione di M e ST è fondamentale in tutte le convalescenze e malattie croniche.

TURBE / DISFUNZIONI

- Rallentamento della digestione con stagnazione del cibo, senso di pienezza all'epigastrio, gonfiore al basso addome, singhiozzo, nausea e vomito (Qi di Stomaco controcorrente).
- Fuoco nello Stomaco (alito cattivo, gengive sanguinanti o doloranti, sete, irritabilità, iperattività fisica e mentale, stipsi, appetito eccessivo, insonnia, etc.).
- Sete, lingua secca con fessurazioni, cattiva digestione (mancanza di liquidi).
- Dolori gastrici, iperacidità, stipsi e secchezza delle feci (Calore Vuoto = Yin di Stomaco debole).
- Problemi alla bocca: herpes labiale e ulcere (Calore nello Stomaco).

- Mangiare in quantità eccessiva o troppo velocemente.
- Raffreddori prolungati, riniti e tosse.
- Congestioni nasali e starnuti.
- Affaticamento degli occhi da troppo leggere.
- Tensioni delle mascelle, del collo e zona spalle.
- Problemi al seno.
- Irregolarità del ciclo e improprio funzionamento degli organi femminili.
- Dolori regione plesso solare e addome.
- Tensione e dolore parte medio-bassa della schiena e debolezza muscoli addominali.
- Gambe pesanti e fredde dalle ginocchia in giù.
- Stancarsi facilmente, stanchezza soprattutto al mattino.
- Sbadigliare spesso.
- Insoddisfazione latente.
- Preoccuparsi nei minimi dettagli.
- Squilibrio mentale, delirio, confusione o allucinazioni (Flegma-Fuoco nello Stomaco, in cui il Fuoco disturba lo Shen).
- Difficoltà nell'allattamento.
- Appetito scarso o eccessivo.
- Attaccamento emotivo, dipendenze, assuefazioni.

VUOTO DI QI
inappetenza, senso di disagio all'epigastrio, astenia, debolezza degli arti, feci non formate, etc.

Cause:
alimentazione priva di nutrimento o insufficiente; malattia cronica; Vuoto del Qi di Milza.

VUOTO DI YIN
mancanza di appetito, nausea, eruttazione, singhiozzo, bocca e gola secche, sensazione di pienezza dopo i pasti, vampate di calore, stipsi, ansia, difficoltà a riposare, etc.

Cause:
alimentazione irregolare; fase terminale malattie febbrili.

FUOCO
bruciore e dolore all'epigastrio, sete di bevande fredde, fame costante, attacchi bulimici, dimagrimento nonostante assunzione regolare di cibo, digestione accelerata, gengive infiammate, afte, rigurgiti, alitosi, nausea, carie, stomatite, stipsi, etc.

Cause:
eccessivo consumo di cibi caldi e grassi; problemi emozionali.

FREDDO
dolore e freddo all'epigastrio, vomito di liquidi chiari, assenza di sete, borborigmi addominali, etc..

Cause:
esposizione al Freddo; costituzionale Vuoto di Yang; eccessivo consumo di alimenti freddi.

QI RIBELLE
nausea, vomito, singhiozzo, eruttazioni, etc.

Cause:
problemi emozionali (ansia, preoccupazione, rimuginare, etc.)

RITENZIONE DI CIBO
dolore e gonfiore all'epigastrio, mancanza di appetito, nausea, vomito, rigurgiti acidi, eruttazione, alitosi, stipsi o diarrea con cibo non digerito, insonnia, etc.

Cause:
eccessiva e frettolosa assunzione di cibo; preoccupazione.

RISTAGNO DI SANGUE
dolore trafittivo all'epigastrio dopo l'assunzione di cibo, vomito con sangue, sangue nelle feci, inappetenza, etc.

__Cause:__
problemi emozionali protratti a lungo (collera, frustrazione, risentimento, preoccupazione, depressione, etc.); Fuoco dello Stomaco; ritenzione di cibo nello Stomaco, ristagno del Qi di Fegato; altre sindromi dello Stomaco.

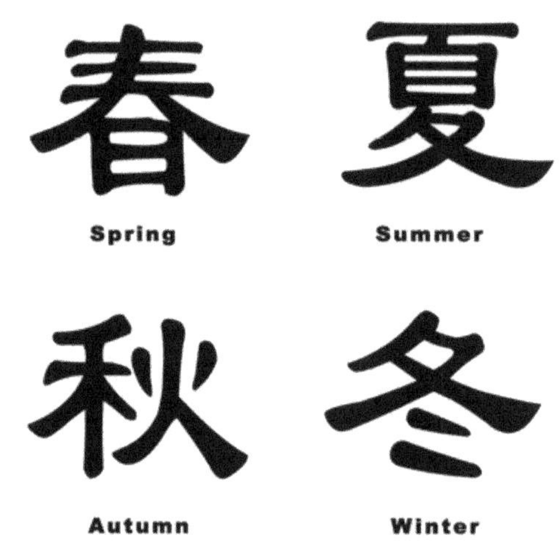

PUNTI DEL MERIDIANO DI STOMACO

ST 1 CHENG QI - VASO DELLE LACRIME

Punto di Yang Qiao Mai

Per problemi agli occhi:

- Congiuntivite acuta e cronica, miopia, astigmatismo, strabismo, cecità notturna e per i colori, glaucoma, atrofia nervo ottico, cataratta, cheratite e retinite, etc..
- Ferma la lacrimazione.
- Espelle il Vento esterno (gonfiore, dolore, lacrimazione e paralisi della palpebra) e interno (tic della palpebra).

ST 2 SI BAI - QUATTRO BIANCHI

Punto di Yang Qiao Mai

- Per problemi agli occhi (come ST1).
- Nevralgia al trigemino.

ST 3 JIU LIAO - GRANDE OSSO

Punto di Yang Qiao Mai

- Espelle il Vento esterno e interno (come ST1 e ST2) .
- Nevralgia al trigemino e paralisi facciale.
- Azione che si estende anche al naso (epistassi e ostruzione nasale).
- Rimuove le ostruzioni dal meridiano.

ST 4 DI CANG - GRANAIO DELLA TERRA

Punto di Yang Qiao Mai
Punto di incrocio con IC

- Espelle il Vento esterno (ottimo per paralisi facciale con deviazione della bocca).
- Rimuove le ostruzioni dal meridiano.
- Azione sui tendini e i muscoli del viso (ottimo per afasia).

ST 5 DA YING - GRANDE ACCOGLIENZA

- Rimuove le ostruzioni dal meridiano.
- Tonifica la Wei Qi.
- Espelle il Vento.

ST 6 JI ACHE - CARRO DELLA MASCELLA

- Elimina il Vento esterno.
- Rimuove le ostruzioni dal meridiano.
- Con IT4 efficace per paralisi facciale, parotite, problemi mandibola e massetere, mal di denti.

ST 7 XIA GUAN - CANCELLO INFERIORE

Punto riunione con VB

- Rimuove le ostruzioni dal meridiano.
- Ottima azione sull'orecchio (otiti, sordità, otalgie).
- Con ST44 per problemi mascella e mal di denti.

ST 8 TOU WEI - SOSTEGNO DELLA TESTA

Punto Yang Wei Mai
Punto riunione con VB

- Elimina il Vento.
- Elimina l'Umidità dalla testa attenuando il dolore (cefalee frontali, pesantezza alla testa da Umidità o Flegma).
- Giova agli occhi.
- Espelle il Calore.
- Arresta la lacrimazione.
- Attenua le vertigini (da ristagno di Umidità o Flegma).

ST 9 REN YING - ACCOGLIENZA UMANA

Punto Mare del Qi

- Regola il Qi ribelle dello Stomaco (nausea, singhiozzo, eruttazione, asma, etc.).
- Rimuove le ostruzioni dalla testa e fa scendere il Qi verso il basso (sindrome da Pieno nella parte superiore del corpo).
- Agisce sulla gola, rimuovendo masse, gonfiori e Calore (gola gonfia, arrossata o dolorante, tonsillite, faringite, ingrossamento della tiroide, etc.).

ST 10 SHUI TU - PASSAGGIO DELL'ACQUA

- Elimina il Flegma e l'Umidità-Calore.

ST 11 QI SHE - ALLOGGIO DEL QI

- Stimola il libero fluire del Qi.
- Elimina il Vento e il Freddo.

ST 12 QUE PEN - BACINO VUOTO

- Sottomette il Qi ribelle dello Stomaco.
- Calma lo Shen (nervosismo, ansia, insonnia a causa di disarmonie dello Stomaco).

ST 13 QI HU - ENTRATA DELL'ENERGIA

- Elimina il Vento .
- Sottomette il Qi ribelle (tosse secca, singhiozzo, dispnea, etc.).

ST 14 KU FANG - STANZA DEL TESORO

- Espelle l'Umidità-Calore dal RM (tosse con espettorato giallo, oppressione al petto).

ST 15 WU YI - STANZA NASCOSTA

- Espelle l'Umidità-Calore e le sindromi da Pieno della Milza.

ST 16 YING CHUANG - FINESTRA DEL PETTO

- Espelle l'Umidità e il Calore dall'addome.

ST 17 RU ZHONG - CENTRO DEL CAPEZZOLO

- Espelle il Vento, l'Umidità e il Calore
  A causa della sua posizione, non viene mai trattato.

ST 18 RU GEN - RADICE DEL PETTO

- Regola il Qi dello Stomaco in particolar modo relativo al seno (mastite, gonfiore premestruale, noduli, allattamento, etc.).
- Elimina i ristagni.

ST 19 BU RONG - INCAPACITA' DI CONTENIMENTO

- Espelle il ristagno di Umidità nella Milza.
- Purifica il Calore nello strato della Ying Qi (Energia Nutritiva).
- Raffredda il Sangue.

ST 20 CHENG MAN - CONTENERE IL PIENO

- Azione tonificante su Fegato e Milza.
- Espelle l'Umidità-Calore nel RM.

ST 21 LIANG MEN - PORTA DEL GRANO

- Sottomette il Qi ribelle (sindromi da Pieno dello Stomaco).
- Arresta il vomito.
- Attenua dolore e bruciore all'epigastrio (con ST44 e ST34).

ST 22 GUAN MEN - PORTA DEL PASSAGGIO

- Favorisce la circolazione del Qi della Milza (masse nell'addome, dolori o coliche, gonfiore, flatulenza, diarrea, etc).
- Espelle l'Umidità.

ST 23 TAI YI - ESTREMA UNITA'

- Favorisce la discesa dello Yang.
- Calma lo Shen (irrequietezza, follia, agitazione, nevrosi, etc.).

ST 24 HUAROU MEN - PORTA DEL CIBO TRASFORMATO

- Favorisce la discesa dello Yang.
- Calma lo Shen.

ST 25 TIAN SHU - COLONNA CELESTE

Punto Bo di IC

- Stimola la funzione degli intestini (per arrestare diarrea e dolore, per stipsi e bruciori).
- Punto Bo per sindromi acute dello Stomaco.
- Elimina il Calore.
- Regola il Qi.
- Efficace per ansia, schizofrenia, eccitazione mentale, follia, etc..

ST 26 WAI LING - COLLINA ESTERNA

- Arresta il dolore ed elimina le sindromi da Freddo nel RI (forti dolori all'addome, nausea, mestruazione dolorosa, etc.).

ST 27 DA JU - GRANDE COLOSSO

- Muove il Qi dello Stomaco (nei casi di Pieno dello Stomaco, Stasi di Qi nel RI).
- Per l'ernia e problemi genitali nell'uomo.

ST 28 SHUI DAO - PASSAGGIO DELL'ACQUA

- Regola il Qi nel RI (turbe del ciclo mestruale da stasi di Qi e di Sangue).
- Apre i passaggi dell'Acqua del RI, stimolando l'espulsione dei liquidi (difficoltà di minzione, ritenzione di urina, edema, etc.).

ST 29 GUI LAI - RITORNO

- Elimina la stasi di Sangue (soprattutto nell'utero, regola il mestruo, lo fa tornare - per dismenorrea con coaguli di sangue, etc.).

ST 30 QI CHONG - QI PENETRANTE / ASSALTO DEL QI

Punto di Chong Mai
Punto del Mare degli Alimenti

- Regola il Qi e il Sangue nel RM, RI e nei genitali (dolori, masse addominali,

ernie, gonfiore, impotenza, retrazione testicolo e tutti i problemi legati all'utero e ai genitali).
- Riequilibrio Yin-Yang dei metabolismi (assieme a R11).
- Stimola il Jing (poiché legato al Cielo Anteriore attraverso Chong Mai ed al Cielo Posteriore).
- Favorisce le funzioni di digestione e trasformazione del cibo legate a Stomaco e Milza.

ST 31 BI GUAN - CANCELLO DELLA COSCIA

- Rimuove le ostruzioni dal meridiano.
- Per problemi delle gambe (debolezza, sensazione di freddo, formicolio, tensione, difficoltà ad alzare o piegare la gamba).
- Elimina il Vuoto e il Freddo del Rene.

ST 32 FU TU - CONIGLIO NASCOSTO

- Rimuove le ostruzioni dal meridiano.
- Espelle il Vento-Calore nel Sangue (malattie della pelle come orticaria acuta).
- Stimola e tonifica il Qi del Fegato.

ST 33 YIN SHI - MERCATO DELLO YIN

- Elimina il Freddo nel RI.

ST 34 LIANG QIU - FORTIFICAZIONE DI TRAVE

Punto Xi

- Sottomette il Qi ribelle dello Stomaco (singhiozzo, nausea, vomito, eruttazione, etc.).
- Essendo un punto Xi, è indicato per sindromi dolorose, acute e da Pieno.
- Rimuove le ostruzioni dal meridiano.
- Espelle l'Umidità e il Vento dall'articolazione del ginocchio.

ST 35 DU BI - NASO DEL VITELLO

- Rafforza il meridiano.
- Arresta il dolore.

- Attenua il gonfiore.
- Espelle l'Umidità e il Freddo.

Ottimo per Sindrome Ostruttiva Dolorosa del ginocchio.

ST 36 ZU SAN LI - TRE DISTANZE (DEL PIEDE)

Punto Mare (He)
Punto Terra
Punto del Mare degli Alimenti

- Giova a Stomaco e Milza (per tonificare il Qi del Cielo Posteriore).
- Tonifica il Qi e il Sangue nelle sindromi da Vuoto.
- Fortifica il corpo (persone molto debilitate, dopo malattie croniche o lunga convalescenza), aumentando la sua resistenza ai fattori patogeni esterni. A scopo preventivo: moxa ogni 5-7 gg per 10 min. (rafforza la capacità di resistenza alle malattie – ma sconsigliato sotto i 30 anni).
- Giova agli occhi (vista offuscata o calo della vista, soprattutto negli anziani).
- Elimina l'edema.
- Regola gli intestini (soprattutto per la stipsi).
- Espelle il Freddo, il Vento e l'Umidità.
- Sostiene lo Yang.
- Per Sindrome Ostruttiva Dolorosa del ginocchio e del polso.

ST 37 SHANG JU XU - GRANDE VUOTO SUPERIORE

Punto del Mare del Sangue
Punto Mare Inferiore di IC

- Agisce direttamente su IC (diarrea cronica, sindromi da Umidità-Calore dell'IC con feci maleodoranti e non formate, con muco e sangue).
- Calma l'asma e la dispnea (apre il torace).

ST 38 TIAO KOU - STRETTA APERTURA

- Rimuove le ostruzioni dal meridiano.
- Espelle il Vento e l'Umidità (dolore e rigidità articolazioni della spalla, ginocchio e anca).

ST 39 XIA JU XU - GRANDE VUOTO INFERIORE

Punto del Mare del Sangue
Punto Mare Inferiore di IT

- Regola la funzione dello Stomaco e IT (dolore all'addome inferiore, borborigmi, flatulenza, urine torbide e scure, diarrea, etc.).
- Elimina l'Umidità-Calore e il Vento-Umidità.
- Arresta il dolore.
- Tonifica il Sangue (assieme a ST37 e V11), la Wei Qi e il Qi del Rene.

ST 40 FENG LONG - GRANDE PROTUBERANZA

Punto Luo

- Dissolve il Flegma materiale (espettorato dei Polmoni, piccole masse sottocutanee, masse alla tiroide e all'utero, etc.) e immateriale (quello che annebbia lo Shen causando disturbi mentali, vertigini, intontimento, irrequietezza, etc.).
- Calma l'asma, poiché apre il torace e regola la respirazione.
- Calma e purifica lo Shen (ansia, paura e fobia).
- Elimina il Calore dallo Stomaco (sensazione di costrizione, bruciore o nodo allo stomaco).

ST 41 JIE XI - RUSCELLO CHE DISPERDE

Punto Fiume (Jing)
Punto Fuoco
Punto di Tonificazione

- Rimuove le ostruzioni dal meridiano come Freddo e Umidità (per sindrome ostruttiva dolorosa del piede).
- Essendo un punto Fiume, agisce sulle articolazioni (per problemi alle caviglie).
- Elimina il Calore dallo Stomaco.
- Purifica lo Shen (indirizzando il Calore verso il basso, lontano dalla testa).

ST 42 CHONG YANG - ASSALTO DELLO YANG

Punto Sorgente (Yuan)

- Tonifica lo Stomaco e la Milza.
- Assieme a TR4 tonifica fortemente il RM ed elimina il Freddo dalle articolazioni.
- Calma lo Shen (nevrosi, malattie mentali, etc.).

ST 43 XIAN GU - VALLE PROFONDA

Punto Ruscello (Shu)
Punto Legno

- Elimina il Vento e il Calore dalle articolazioni.
- Rimuove le ostruzioni dal meridiano.

ST 44 NEI TING - CORTILE INTERNO

Punto Fonte (Ying)
Punto Acqua

- Elimina il Calore dal meridiano di Stomaco (gengive sanguinanti e qualsiasi problema da Calore).
- Elimina la sensazione di pienezza.
- Regola il Qi.
- Blocca il dolore lungo il meridiano (in particolare alla mandibola).
- Aiuta la digestione.
- Elimina il Vento dalla faccia (paralisi facciale, nevralgia del trigemino), assieme a IT4.

ST 45 LI DUI - SCAMBIO RIGOROSO

Punto Pozzo (Jing)
Punto Metallo
Punto di Dispersione

- Calma lo Shen e lo Stomaco (molto efficace per l'insonnia)
- Giova agli occhi
- Purifica il Cuore
- Elimina la ritenzione di cibo

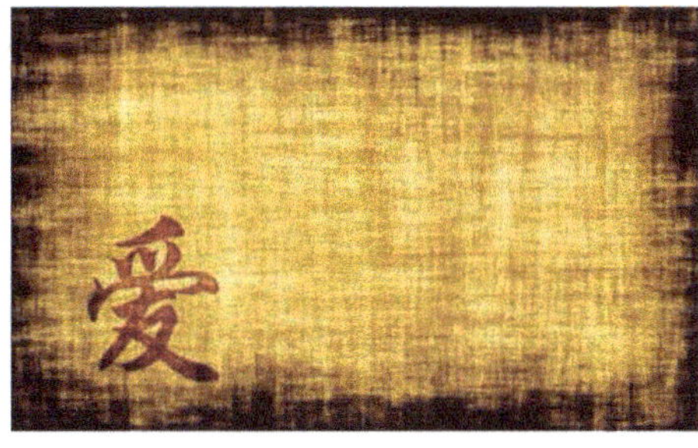

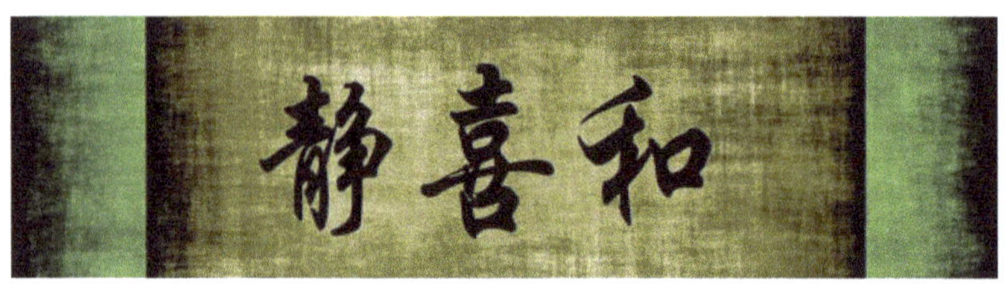

MILZA

TRASFORMAZIONE **YU = V20** **BO = F13**

09.00 – 11.00

FORMA
STRUTTURA
SOLIDITA'
SOSTEGNO
CENTRALITA'
NUTRIMENTO
ASSIMILAZIONE
PASSAGGI
CICLI
INCONTRO FRA ALTO E BASSO (ACQUA-FUOCO)
CAPACITA' DI RICEVERE E DARE AMORE E SOSTEGNO
PREOCCUPAZIONE
RIMUGINARE
ANALIZZARE
INQUADRARE
GIUDICARE
DIGERIRE
IMPAZZIRE PER I DOLCI

Il Ministro delle finanze. L'ufficiale incaricato della distribuzione, il trasportatore di energia.

FUNZIONI

- Trasformazione del cibo in Qi (Gu Qi) e Sangue (nel Cuore).
- Trasformazione, separazione e diffusione dei liquidi.
- Distribuzione ai vari organi e visceri.
- Controlla il Sangue.
- Controlla la forma dei vasi sanguigni (il Qi di Milza controlla che il sangue resti nei vasi) e della carne, la forma fisica (massa e tono muscolare).
- Provvede alla termoregolazione del corpo, attraverso la diffusione del Sangue.
- Controlla la salita del Qi.
- Governa il centro, i cicli, i passaggi, i cambiamenti.
- Sede dello Yi (intelletto, proposito o pensiero): capacità di organizzare e strutturare il pensiero, dare forma, concretezza, struttura; materializzare idee; capacità di concentrazione.
- Si apre alla bocca e si manifesta nelle labbra: umide, rosee, carnose (deficit: sottili e secche; deficit di Sangue: molto pallide; stasi di Sangue: violacee).
- Legata al sistema riproduttivo (ormoni, ghiandole mammarie e ovariche).
- Presiede la capacità di ragionare, pensare, concentrarsi, nutrire la conoscenza.
- Legata alla capacità di ricevere e dare amore e sostegno.

TURBE / DISFUNZIONI

- Turbe digestive, ruttare.
- Scarso appetito (carenza di Qi, insufficiente a trasformare il cibo).
- Stanchezza dopo i pasti.
- Irregolarità intestinale (diarrea: carenza di Qi, insufficiente a terminare la digestione; stipsi: mancanza di liquidi).

- Meteorismo, colite, colon irritabile.
- Gonfiori e dolori addominali (carenza di Qi, insufficiente a muovere il cibo).
- Edemi (nella parte bassa del corpo – carenza di Yang).
- Ulcere gastriche o duodenali, gastrite, enterite, epatite, dissenteria o nefrite.
- Sovrappeso o eccessiva magrezza.
- Debolezza generale, astenia, letargia.
- Atrofia muscolare.
- Disturbi legati al sangue: anemia, emorragie (nasali, uterine, sangue nelle feci, etc.), mestruo, etc..
- Vene varicose.
- Emorroidi.
- Prolassi di tutti gli organi.
- Difficoltà di minzione (carenza di Yang).
- Leucorrea (carenza di Yang).
- Freddo agli arti, mani e piedi in particolare (carenza di Yang).
- Dolori alla schiena e ginocchia (difficoltà a stare in piedi o seduti).
- Disturbi articolazione spalle ('spalle congelate').
- Lingua gonfia, umida e pallida (carenza di Yang).
- Bocca secca e impastata, lingua pallida con patina bianca sottile (carenza di Yang).
- Pensiero circolare, rimuginare.
- Incapacità di nutrire affetto, prendersi cura dell'altro.

La Milza deve essere sempre trattata in ogni tipo di malattie o turbe che riguardano i Liquidi Corporei.

In caso di splenectomia il meridiano di Milza tenderà a lavorare troppo per riequilibrare la mancanza dell'organo.

Milza e Stomaco sono strettamente legati. Spesso si usano dei punti di Stomaco per tonificare la Milza.

VUOTO DI QI
nausea, mancanza di appetito, gonfiore addominale dopo i pasti, sensazione di pesantezza, feci non formate, diarrea, astenia, debolezza degli arti, gonfiori ed edemi, apatia, carnagione pallida e giallastra, etc.

Cause:
predisposizione costituzionale; alimentazione squilibrata (consumo eccessivo di cibi freddi, pasti irregolari, quantità e qualità del cibo, etc.); clima eccessivamente umido; eccessiva attività fisica; eccessiva attività mentale (rimuginare, pensiero circolare, preoccupazioni, etc.); malattie croniche, che indeboliscono la Milza e di conseguenza creano formazione di Flegma.

VUOTO DI YANG
stessi sintomi di Vuoto di Qi, ma più aggravati e con sintomi di freddo.

Cause: Vuoto di Qi di Milza cronicizzato; esposizione prolungata a Freddo-Umidità.

CROLLO DEL QI
tutti i sintomi del Vuoto di Qi, inoltre, vertigini, respiro corto, asma, voce debole, alterazione del battito cardiaco, sudorazione spontanea, offuscamenti visivi, prolassi degli organi addominali (somaco, utero, ano, vagina), ernie, incontinenza, etc.

Cause:
stesse del Vuoto di Qi; diarrea cronica, stress prolungato; stare molte ore in piedi.

MILZA NON TRATTIENE IL SANGUE
stessi sintomi di Vuoto di Qi, inoltre, emorragie sottocutanee, sangue nelle urine e/o nelle feci, menorragia o metrorragia, emorroidi sanguinanti, etc.

Cause: stesse del Vuoto di Qi o di Yang.

UMIDITA'-FREDDO
inappetenza, gonfiore e dolore addominale, nausea e vomito, diarrea, assenza di sete, ritenzione urinaria, perdite vaginali bianche, stanchezza, pesantezza alla testa, sensazione di freddo all'epigastrio, etc.

Cause:
esposizione prolungata a Freddo e Umidità; alimentazione errata (eccessivo consumo di cibi freddi e crudi).

UMIDITA'-CALORE
inappetenza, sensazione di pesantezza, nausea e vomito, sete senza desiderio di bere, dolore addominale, flatulenza, feci non formate e/o con presenza di sangue, urine scarse e scure, febbre leggera costante, dolore e/o bruciore anale, cefalea, etc.

Cause:
esposizione prolungata a Umidità e Calore; alimentazione errata (eccessivo consumo di alcolici, zuccheri e grassi).

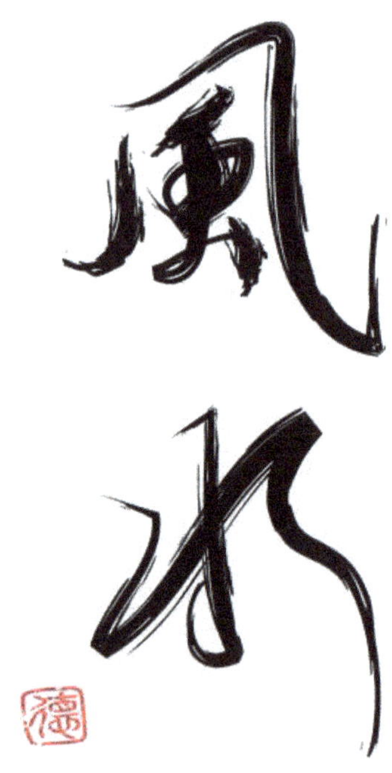

PUNTI DEL MERIDIANO DI MILZA

M 1 YIN BAI - BIANCO NASCOSTO

Punto Pozzo (Jing)
Punto Legno

- Fortifica Milza e Stomaco.
- Regola il Sangue (in particolar modo nei casi di stasi di Sangue nell'utero).
- Calma lo Shen e l'eccessiva attività onirica.
- Per perdite di sangue in qualsiasi parte del corpo, soprattutto nell'utero (usare la Moxa).
- Depressione e irrequietezza mentale.

M 2 DA DU - GRANDE CITTA'

Punto Fonte (Ying)
Punto Fuoco
Punto di Tonificazione

- Fortifica la Milza.
- Agevola la digestione.
- Elimina il Calore (per favorire la sudorazione in caso di febbre).

M 3 TAI BAI - GRANDE BIANCO

Punto Terra
Punto Ruscello e Sorgente (Shu-Yuan)

- Ottimo per tonificare la Milza (sindromi da Vuoto) poiché è il punto Sorgente del meridiano e il punto Terra di un meridiano Terra.
- Stimola le capacità intellettive legate alla Milza ed è molto indicato in caso di eccessiva attività mentale, che ha indebolito il Qi della Milza.
- Dissolve l'Umidità nel RS (mente confusa, sensazione di soffocamento al petto), nel RM (sensazione di pienezza all'epigastrio, mancanza di appetito) e nel RI (difficoltà di minzione con urine torbide e perdite vaginali).
- Ritenzione cronica di Flegma nei Polmoni (rafforzare la Terra per nutrire il Metallo).
- Dolori cronici della colonna vertebrale.

M 4 GONG SUN - NONNO NIPOTE

Punto Luo
Punto apertura Chong Mai

- Tonifica lo Stomaco e la Milza.
- Regola ed attiva il Chong Mai (Mare del Sangue).
- Arresta il sanguinamento (poiché rafforza la funzione della Milza di trattenere il Sangue).
- Elimina la sensazione di pienezza all'addome (e per sindromi da Pieno).
- Rimuove le ostruzioni.
- Regola il ciclo mestruale.
- Per problemi uro-genitali.

M 5 SHANG QIU - COLLINA D'ORO (DI METALLO)

Punto Fiume (Jing)
Punto Metallo
Punto di Dispersione

- Rafforza lo Stomaco e la Milza.
- Dissolve l'Umidità.
- Molto efficace per la Sindrome Ostruttiva Dolorosa causata dall'Umidità in qualsiasi meridiano, in particolare del ginocchio e della caviglia.

M 6 SAN YIN JIAO - INCONTRO DEI TRE YIN

Punto d'incontro dei tre meridiani Yin della gamba

No in gravidanza (almeno i primi tre mesi)

- Rafforza la Milza (nelle sindromi da Vuoto: mancanza d' appetito, astenia, feci non formate, etc.).
- Dissolve l'Umidità (sia da Freddo che da Calore), soprattutto nel RI (perdite vaginali, prurito, muco nelle feci, difficoltà di minzione, urine torbide, etc.).
- Stimola le funzioni del Fegato e il libero fluire del Qi del Fegato, soprattutto in caso di stasi.
- Tonifica i Reni, soprattutto lo Yin del Rene (vertigini, acufeni, sudorazione notturna, sensazione di calore, bocca secca, etc.).
- Nutre il Sangue e lo Yin.
- Dissolve il Flegma.
- Giova alla minzione (dolore, difficoltà, ritenzione).
- Regola l'utero e il ciclo mestruale.

- Muove il Sangue ed elimina la stasi, in particolare nel RI (coaguli di sangue mestruale, sangue nelle feci, etc.).
- Raffredda il Sangue, nei casi di Calore esterno e interno (alcune patologie della pelle).
- Blocca il dolore e rimuove le ostruzioni, soprattutto nell'addome inferiore (punto molto efficace).
- Calma lo Shen, placa l'irritabilità (pensiero circolare, insonnia).
- Per qualsiasi problema ginecologico (regola l'utero e il ciclo mestruale), arresta il dolore ed espelle l'Umidità (per leucorrea, menorragia e dismenorrea).
- Abbinato a ST36 rafforza vigorosamente il Qi del RM e particolarmente il Qi e Sangue, diminuendo la stanchezza cronica.
- Rilassa il perineo e il pavimento pelvico (aiuta in fase di travaglio).
- Aiuta a portare energia verso il basso.

M 7 LOU GU - FUGA DALLA VALLE

- Rimuove il Flegma dai Polmoni.
- Stimola la circolazione del Qi di Milza e Stomaco.

M 8 DI JI - PERNO DELLA TERRA

Punto Xi

- Rimuove le ostruzioni dal meridiano (come tutti i punti Xi).
- Regola il Qi e il Sangue.
- Regola l'utero (efficace per dismenorrea cronica).
- Allevia il dolore.

M 9 YIN LING QUAN - SORGENTE DELLA COLLINA DEGLI YIN

Punto Mare (He)
Punto Acqua

- Dissolve l'Umidità nel RI (da Freddo e da Calore).
- Giova al RI (perdite vaginali, diarrea, edema addome o gambe, difficoltà di minzione, ritenzione, dolore, urine torbide).
- Rimuove le ostruzioni dal meridiano.
- Usato nella Sindrome Ostruttiva Dolorosa del ginocchio, soprattutto se dovuta a Umidità (ginocchio gonfio).
- Legato al mestruo: flusso scarso, ne stimola l'arrivo, sindromi premestruali (cefalee, irritabilità, cattivo umore, etc.).
- Aiuta ad eliminare i calcoli renali (combinato con V28 e V23).

M 10 XUE HAI - MARE DEL SANGUE

- Raffredda il Sangue (per sindromi da Calore che causano malattie della pelle come eczema, orticaria, eruzioni etc.).
- Rimuove la stasi di Sangue, soprattutto nell'utero (dismenorrea acuta o cronica).
- Regola il ciclo mestruale.
- Tonifica il Sangue (rafforza la funzione della Milza di controllare il Sangue e trattenerlo nei vasi sanguigni).

Per problemi al ginocchio.

Circolazione difficile (Ristagno di Sangue = Ristagno di Qi).

Facilità di lividi, ematomi.

M 11 JI MEN - FORAME DEL SETACCIO

- Tonifica la Vescica (disturbi della minzione, ritenzione urinaria, enuresi, etc.).

M 12 CHONG MEN - PORTA DEL CHONG

Punto di incrocio fra meridiano di Milza e Fegato

- Rimuove le ostruzioni del meridiano.
- Nutre lo Yin.
- Utile per Sindrome Ostruttiva Dolorosa del fianco (dolore che si estende all'inguine).
- Muove il Qi nell'addome, soprattutto in caso di Freddo.
- Abbinato a ST30 armonizza il flusso arterio-venoso.
- Per intossicazioni del Sangue (avvelenamenti, etc.).
- Tonifica il Qi di Reni e Vescica.

M 13 FU SHE - RESIDENZA UFFICIALE / DEI VISCERI

Punto di riunione del meridiano del Fegato e Yin Wei Mai

- Regola i liquidi (ritenzione, masse nell'addome, edema, etc.).
- Tonifica Milza e Vescica.

M 14 FU JIE - RISTAGNO NELL'ADDOME

- Espelle l'Umidità-Freddo.

M 15 DA HENG - TRATTO ORIZZONTALE / GRANDE INCROCIO

Punto di Yin Wei Mai

- Rafforza la Milza nelle sue funzioni di trasformazione e diffusione.
- Fortifica gli arti (arti freddi e deboli).
- Dissolve l'Umidità (diarrea cronica con muco nelle feci).
- Regola il Qi nell'addome e favorisce il fluire di Qi del Fegato.
- Allevia il dolore.
- Stimola la funzione dell'IC (stitichezza cronica).

Importante per disturbi all'addome.

M 16 FU AI - LAMENTO DEL VENTRE

Punto di incrocio con Yin Wei Mai

- Rimuove il Freddo-Vuoto dalla Milza (forti dolori all'addome, stipsi, diarrea, etc.).

M 17 MING GUAN - CAVITA' DEL CIBO

- Efficace nelle sindromi gravi da Umidità.

M 18 TIAN XI - VALLE DEL CIELO

- Tonifica il Qi della Milza.

M 19 XIONG XIANG - REGIONE DEL PETTO

- Allevia il dolore e la tensione al torace.

M 20 ZHON YING - CIRCUITO DEL NUTRIMENTO

- Espelle l'Umidità-Calore dai Polmoni.

M 21 DA BAO - CONTROLLO GENERALE

Punto Grande Luo

- Mobilizza il Sangue negli Xue Luo.
- Agisce su tutti i blocchi.

Nelle stasi di Sangue nei meridiani Luo (sintomi: dolore muscolare che migra da una parte all'altra del corpo).

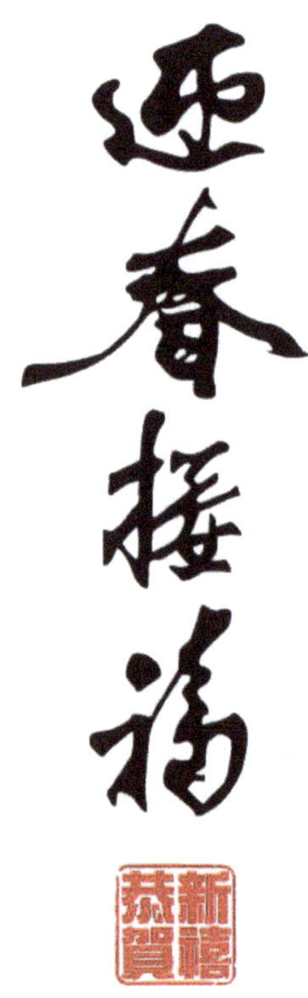

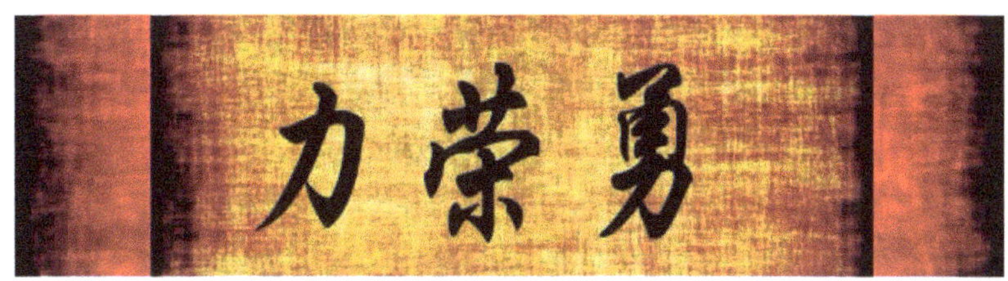

CUORE

INTERPRETAZIONE **YU = V15** **BO = VC14**

11.00 - 13.00

CONSAPEVOLEZZA
INTUITO
AUTOANALISI
RIVALUTAZIONE DEL SE'
CAMBIAMENTI INTERIORI PROFONDI
TRANSIZIONE
CAPACITA' DI DISCERNIMENTO
SAGGEZZA
EMOZIONI
COMPASSIONE
GIOIA
AMORE
PACE INTERIORE
EQUILIBRIO
ARMONIA
FORZA DI VOLONTA'
RISATA
CARNAGIONE DEL VISO

L'Imperatore, il governatore sovrano, eccellente nell'introspezione e nell'interpretazione, che emana influenze direttive.

Il controllore supremo che sorveglia le funzioni di Corpo-Mente-Spirito.

FUNZIONI

- Formazione del Sangue: riceve il Gu Qi da M e ST e lo trasforma in Sangue. Il Fuoco (Yang) genera il Sangue (Yin) che a sua volta raffredda il Cuore, evitando che il Fuoco divampi in alto.

- Diffusione del Sangue: come nutrimento materiale, energetico e spirituale. Il Qi del Cuore dà al Sangue l'impulso per circolare nei vasi sanguigni.

- Controlla la sudorazione (Sangue e Liquidi Corporei o Jin-Ye hanno un'origine comune e mutuo interscambio).

- Correlato alla lingua (colore, forma e sulla punta si legge la sua condizione).
  Deficit di Sangue: lingua pallida e sottile.
  Ristagno di Sangue: lingua color porpora.
  Calore: lingua secca, rosso scura con ulcerazioni.

- Sede dello Shen (facoltà mentali, consapevolezza, coscienza) e via di diffusione. Il Cuore è il centro dell'animazione dell'individuo e la sua guida. Il legame fra l'essere umano e il Cielo, il divino.

- Governa il Sangue, che è la radice dello Shen.

- Collegato al sonno e ai sogni (espressione profonda dello Shen).

- Si manifesta nel viso (Sangue abbondante e Cuore forte = carnagione rosea e luminosa).

- Collegato agli occhi (in essi si manifesta lo Shen).

TURBE / DISFUNZIONI

- Cattiva circolazione sanguigna (mani fredde, viso pallido).

- Fuoco in alto (agitazione, irrequietezza, insonnia, turbe mentali fino a delirio).

- Sudorazione spontanea eccessiva e profusa (deficit di Qi di Cuore) o notturna (deficit di Yin o Sangue del Cuore).

- Turbe del linguaggio (afasia, balbuzie, parlare incessante e immotivato, ridere nervoso e ripetitivo – parlare molto = Fuoco del Cuore).

- Disturbi cardiovascolari, palpitazioni, tachicardia.
- Anemia.
- Ipertensione.
- Ipertiroidismo.
- Perdita di memoria.
- Insonnia, sognare eccessivo, nevrosi, irrequietezza.
- Deficit di Sangue (lingua e viso pallidi, capogiri, letargia, difficoltà ad addormentarsi). Spesso associata a carenza di Qi di Milza (poiché produce il Sangue).
- Deficit di Yin (lingua rossastra, sudori notturni, palmi delle mani e piante dei piedi caldi, agitazione, frequenti risvegli notturni). Spesso associata a carenza di Yin dei Reni (fonte dello Yin di tutti gli organi).
- Shock, coma, amnesia, malattie mentali come schizofrenia (dispersione o scomparsa dello Shen).
- Epilessia (Flegma nel Cuore).

VUOTO DI QI
pallore, astenia, palpitazioni (durante il giorno), respirazione difficoltosa (dispnea), sudorazione, etc..

Cause:
problemi emozionali (tristezza, eccitamento eccessivo, eccesso di sentimenti, etc.); emorragia grave o prolungata; età avanzata.

VUOTO DI SANGUE
insonnia (difficoltà ad addormentarsi), vertigini, ansia, tendenza a spaventarsi, scarsa memoria, palpitazioni (più facilmente alla sera), carnagione pallida e spenta, etc..

Cause:
eccesso di ansia e preoccupazione; grave emorragia; alimentazione scarsamente nutriente (Deficit di Milza); diminuzione del Jing e Yin di Rene nell'avanzare dell'età.

RISTAGNO DI SANGUE
forte oppressione e dolore al petto che si irradia al braccio sinistro, lingua e labbra violacee, mani fredde, etc.

Cause:
emozioni represse trattenute a lungo, eccesso di un'emozione; attacco di freddo; catarri; eccessivo affaticamento.

VUOTO DI YANG
viso pallido, freddo alle estremità, palpitazioni, dispnea da sforzo, respiro corto, palpitazioni, astenia, sensazione di oppressione al petto, etc.

Cause:
stesse del Vuoto di Qi; inoltre, Vuoto cronico dello Yang del Rene.

VUOTO DI YIN
insonnia (difficoltà ad addormentarsi e sonno disturbato), irrequietezza mentale, inquietudine, irritabilità, sensazione di calore alle estremità, sudorazione notturna, scarsa memoria, palpitazioni, etc. (Att.ne! In caso di Vuoto di Yin, vi è sempre anche un Vuoto di Sangue).

Cause:
associato o secondario a Vuoto di Yin di Rene; eccessiva ansia e preoccupazione protratte a lungo, vita eccessivamente attiva; attacco di Calore esterno che consuma i Liquidi Corporei.

ECCESSO DI FUOCO
agitazione, insonnia, palpitazioni, irrequietezza mentale, delirio verbale, ulcerazioni della bocca e della lingua, viso rosso, sete, sangue nelle urine o urine scure, etc.

Cause:
eccesso di emozioni provate per molto tempo (ansia, depressione, preoccupazione, tristezza, etc.) causano un ristagno del Qi che, a lungo andare, si trasforma in Fuoco; Fuoco del Fegato (legato a collera, risentimento, frustrazione, etc.); un Vuoto grave di tutto lo Yin.

FLEGMA
turbe ed irrequietezza mentali, palpitazioni, delirio verbale, isteria, insonnia, sonno disturbato da sogni, comportamento violento e agitazione maniacale, etc.

Cause:
il ristagno di Qi a lungo tempo può trasformarsi in Fuoco, che provoca il consumo dei Liquidi Corporei e la formazione di Flegma; Calore esterno ed un'alimentazione ricca di cibi caldi, piccanti e grassi (causano Flegma-Fuoco).

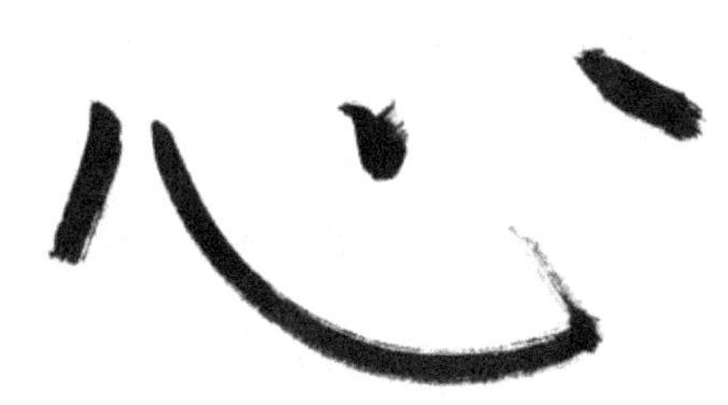

PUNTI DEL MERIDIANO DI CUORE

C 1 JI QUAN - FONTE SUPREMA

- Nutre lo Yin del Cuore ed elimina il Calore-Vuoto (sudorazione notturna, bocca secca, irrequietezza mentale, insonnia, agitazione, etc.).
- Usato nell'attacco Cerebro-Vascolare per paralisi del braccio.

C 2 QING LING QUAN - ORIGINE SPIRITUALE

- Tonifica lo Yin e facilita lo Yang del Fegato.

C 3 SHAO HAI - MARE DI SHAO YIN

Punto Mare (He)
Punto Acqua

- Elimina il Fuoco del Cuore, per cui ha un'efficace azione calmante a livello mentale (epilessia, depressione grave, ritardo mentale, disturbi dell'umore).
- Rimuove le ostruzioni dal meridiano (Sindrome Ostruttiva Dolorosa, sindrome Atrofica, Attacco Cerebro-Vascolare).

C 4 LING DAO - SENTIERO DELLA MENTE

Punto Fiume (Jing)
Punto Metallo

- Rimuove le ostruzioni dal meridiano.

Come punto Fiume ha un'azione specifica sulle articolazioni e sulle ossa (spasmi e dolore all'avambraccio e artrite gomito e polso).

C 5 TONG LI - COMUNICAZIONE INTERNA

Punto Luo

- Punto principale per tonificare il Qi del Cuore con un particolare effetto sulla lingua (afasia).
- Giova alla Vescica: essendo punto Luo si congiunge a IT che a sua volta si unisce a V nel Tae Yang (Calore della Vescica: sete, bocca amara, insonnia, ulcerazioni della lingua, bruciore alla minzione e presenza di sangue nelle urine).
- Calma lo Shen (stati depressivi lievi e tristezza).
- Correlato alla capacità di perdono.

C 6 YIN XI - XI DELLO YIN

Punto Xi

- Nutre lo Yin del Cuore (insonnia, sudorazione notturna, bocca secca, etc.).
- Blocca la sudorazione (Vuoto dello Yin del Cuore). Trattarlo assieme a R7.
- Elimina il Calore (irrequietezza mentale, agitazione, sensazione di calore al viso, etc.).
- Calma lo Shen.

C 7 SHEN MEN - PORTA DELLO SHEN

Punto Ruscello e Sorgente (Shu – Yuan)
Punto di Dispersione
Punto più importante del meridiano del Cuore

- Calma lo Shen (per qualsiasi sindrome del Cuore – più efficace negli uomini).
- Agisce anche sulla memoria e la capacità mentale (es. ritardo mentale nei bambini).
- Nutre il Sangue e lo Yin del Cuore (Vuoto di Sangue del Cuore: ansia,

preoccupazione, insonnia, scarsa memoria, palpitazioni e lingua pallida).
- Purifica il Calore.

C 7	MC 7
Entrambi nutrono il Sangue del Cuore e calmano lo Shen	
Più indicato per le sindromi da Vuoto	Più indicato per le sindromi da Pieno
Non idoneo per le malattie da Calore	Importante per le malattie da Calore
Lieve azione calmante sullo Shen	Più efficace per l'ansia grave e la mania
Non apre gli orifizi del Cuore	Apre gli orifizi del Cuore
Più efficace negli uomini	Più efficace nelle donne, in particolare per problemi emozionali causati dalla rottura di un legame

---

C 8 SHAO FU - PALAZZO DELLO SHAO YIN

Punto Fonte (Ying)
Punto Fuoco

- Elimina il Fuoco, il Calore-Vuoto e il Flegma-Fuoco del Cuore (molto efficace per sindromi da Pieno del Cuore: insonnia, eccessiva attività onirica, sete, bocca amara, irrequietezza mentale, disturbi dell'umore, urine scure, ulcerazioni della lingua, lingua rossa con punta più rossa e induito giallo).
- Calma lo Shen, ma solo nelle sindromi da Pieno con Calore nel Cuore (anche per problemi mentali più gravi come schizofrenia e psicosi).
- Ripristina lo stato di coscienza.

C 9 SHAO CHONG - ASSALTO DI SHAO YIN

Punto Pozzo (Jing)
Punto Legno
Punto di tonificazione

- Elimina il Calore (sindromi da Pieno con Calore nel Cuore).
- Sottomette il Vento interno (attacco Cerebro-Vascolare).
- Apre gli orifizi del Cuore quando ostruiti da Vento interno.
- Allevia sensazione di pienezza nella regione del cuore.
- Ripristina lo stato di coscienza.
- Purifica il Cuore.
- Calma lo Shen (forte ansia, isteria).

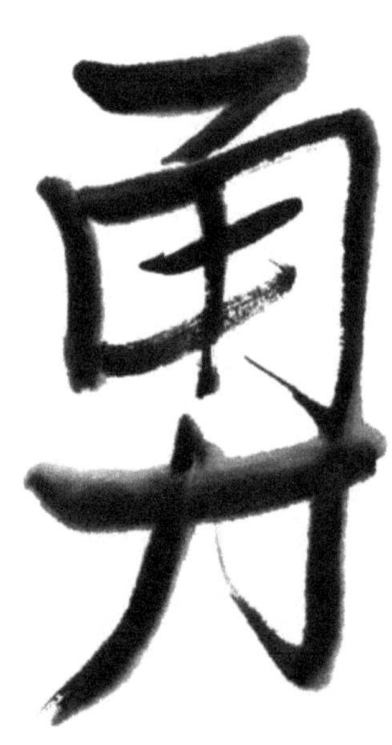

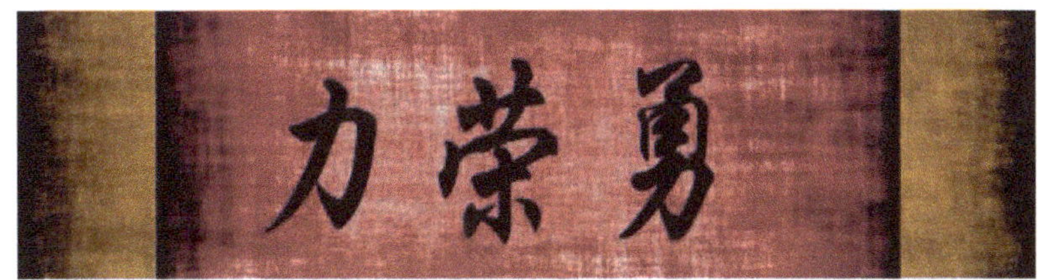

INTESTINO TENUE

ASSIMILAZIONE **YU = V27** **BO = VC4**

13.00 - 15.00

ASSORBIMENTO
INTERPRETAZIONE
CAPACITA' DI DISCERNIMENTO
SHOCK
EMOZIONI
COMPASSIONE
AMORE
GIOIA
RISATA
AUTOANALISI
RIVALUTAZIONE DEL SE'
GRANDI CAMBIAMENTI INTERIORI
TRANSIZIONI
FORTE DETERMINAZIONE
COLPO DI FRUSTA
PAZIENZA

La radice del Cuore (un ramo del Cuore passa nell'IT e un ramo di IT passa all'interno del Cuore).

Il Separatore del Puro dall'Impuro (ad ogni livello di esperienza).

L'Alchimista.

FUNZIONI

- Riceve cibo e liquidi dopo la digestione da Stomaco e Milza, li trasforma di nuovo, separando la parte pura e impura. Invia poi i liquidi alla Vescica e i solidi all'Intestino Crasso.

- Influenza la funzione urinaria per la sua relazione funzionale diretta con la Vescica.

- I fluidi puri dell'IT nutrono il Cuore e i vasi sanguigni.

- Aiuta il Cuore a custodire il Qi in Hara al fine di mantenere la calma e la tranquillità.

- Correlato con la funzione delle ovaie e con il mantenere la regolarità del ciclo mestruale.

- Influenza la chiarezza mentale, la capacità di giudizio e discernimento allo scopo di prendere decisioni giuste.

- Lavora in coppia con il Cuore nell'integrazione degli stimoli emotivi e sensoriali provenienti dall'ambiente esterno nel corpo-mente affinché vengano integrati nel Sangue, nella carne e nelle risposte interne dell'individuo.

TURBE / DISFUNZIONI

- Anemia.

- Trattenere cose dentro di sé, come nascondere la rabbia o negare uno stato di shock. Questo provoca un ristagno di energia nel collo e zona spalle, la persona si stanca presto, dolore bassa schiena e crampi alle gambe.

- Disordini mestruali, emicranie e sintomi nevrotici associati alla maternità o dopo un parto difficile.

- Sete, bocca amara, ulcerazioni della lingua e sangue nelle urine (Fuoco del Cuore che si trasmette all'IT).

- Problemi urinari (Fuoco del Cuore trasmesso alla Vescica tramite IT).

- Dolori alle spalle, tensioni al collo e torcicollo.

- Periartrite scapolare.
- Colpo di frusta.
- Problemi uditivi (ronzio, sordità o infezioni auricolari).
- Shock (il sangue affluisce agli organi vitali in caso di ferite agli arti e causa ristagno di Sangue nell'addome).
- Dissociazione o disarmonia fra la parte superiore e inferiore del corpo (freddo al bacino e gambe e viso caldo oppure debolezza metà inferiore del corpo e gambe pesanti).
- Appendicite.
- Dolori parte bassa della schiena.
- Dismenorrea e affezioni ginecologiche.

CALORE
problemi della minzione (difficoltà, dolore, presenza di sangue, etc.), urine scarse e scure, dolore all'addome, disagio e calore al torace, mal di gola, ulcerazioni della lingua, sordità, irrequietezza mentale, etc.

Cause:
problemi emozionali protratti a lungo (ansia, stress, eccessivi impegni, etc.); alimentazione errata.

FREDDO
dolori addominali, borborigmi, diarrea, minzione frequente, urine chiare e abbondanti, desiderio di bevande calde, etc.

Cause:
eccessivo consumo di cibi freddi e crudi; aggressione di Freddo esterno.

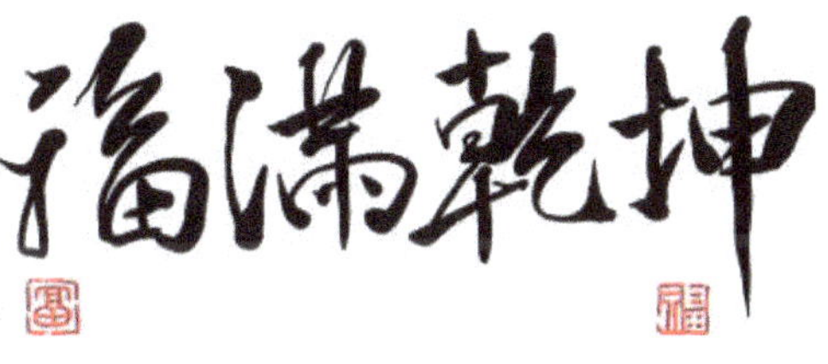

PUNTI DEL MERIDIANO DI INTESTINO TENUE

IT 1 SHAO ZE - PICCOLA PALUDE

Punto Pozzo
Punto Metallo

- Elimina il Vento-Calore negli attacchi esterni, soprattutto con sintomi nella testa e collo (collo rigido cronico, torcicollo e cefalea).
- Efficace nella tonsillite acuta da Vento-Calore esterno.
- Favorisce la ripresa dei sensi nei casi di Vento interno o Flegma che bloccano gli orifizi, come nell'Attacco Cerebro-Vascolare (con perdita di conoscenza).
- Stimola la lattazione dopo il parto, soprattutto nelle sindromi da Pieno (presenza di fattori patogeni o stasi del Qi di Fegato, che inibiscono la produzione di latte).

IT 2 QIAN GU - VALLE ANTERIORE

Punto Fonte (Ying)
Punto Acqua

- Elimina il Calore interno e esterno (essendo punto Fonte).

IT 3 HOU XI - TORRENTE POSTERIORE

Punto Ruscello (Shu)
Punto Legno
Punto apertura Du Mai
Punto di Tonificazione

- Per trattare tutti i sintomi legati a Du Mai, in particolare elimina il Vento interno da Du Mai (tremori, convulsioni, epilessia, vertigini, cefalea, collo rigido, etc.).
- Elimina il Vento esterno Freddo o Calore, rilassando muscoli e tendini (rigidità cervicale, cefalea occipitale, dolori alla schiena, febbre, brividi di freddo, etc.).
- Ha un effetto importante sui muscoli e tendini che si trovano lungo il percorso dei meridiani di Du Mai, IT e V.
- Con V62 agisce su tutta la colonna vertebrale nei casi acuti, cronici, se il dolore è sulla colonna o da entrambi i lati.
- Attiva il Du Mai e tonifica i Reni (più appropriato per gli uomini che per le donne).
- Disperde l'Umidità nel torace e nella VB che può provocare l'ittero e sensazione di soffocamento e tensione al petto.

- Purifica lo Shen, poiché, tramite il Du Mai ha un'azione sul cervello (aiuta ad acquisire forza decisionale ed avere chiarezza mentale e capacità di giudizio).

IT 4 WAN GU - OSSO DEL POLSO

Punto Sorgente (Yuan)

- Rimuove le ostruzioni dal meridiano (per sindrome Ostruttiva Dolorosa del polso e del gomito).
- Per trattare l'ittero dovuto a Umidità-Calore che ostruisce la VB, il dolore all'ipocondrio e infiammazione della cistifellea .
- Elimina il Flegma.

IT 5 YANG GU - VALLE DELLO YANG

Punto Fiume (Jing)
Punto Fuoco

- Purifica lo Shen, ovvero aiuta ad avere chiarezza mentale e a fare delle scelte in un momento specifico della vita.
- Elimina il Vento-Calore.
- Rimuove le ostruzioni dal meridiano (come IT4).
- Disperde l'Umidità dalle ginocchia quando sono gonfie e calde.

IT 6 YANG LAO - NUTRIMENTO DELL'ANZIANO

Punto Xi

- Rimuove le ostruzioni dal meridiano, rilassando tendini e legamenti che causano rigidità nel collo o nelle spalle.
- Aiuta la vista, ma solo se sindromi legate a Cuore o IT (diminuzione della vista, disturbi visivi, visione offuscata).

IT 7 ZHI ZHENG - RAMO CHE PORTA AL MERIDIANO DI CUORE

Punto Luo

- Per qualsiasi problema del meridiano (soprattutto per forti dolori al gomito).
- Calma lo Shen nei casi di nevrosi, paura, grave ansia (essendo punto Luo, attraverso una diramazione si collega al meridiano del Cuore).

IT 8 XIAO HAI - MARE DELL'INTESTINO TENUE

Punto Mare (He)
Punto Terra
Punto di Dispersione

- Rimuove le ostruzioni dal meridiano (Sindrome Ostruttiva Dolorosa del gomito e del collo).
- Elimina l'Umidità-Calore. Efficace per gonfiori acuti delle ghiandole del collo e per parotite.
- Calma lo Shen.

IT 9 JIAN ZHEN - SPALLA DRITTA

- Punto locale per patologie della spalla (Sindrome Ostruttiva Dolorosa).

IT 10 NAO SHU - PUNTO SHU DELL'OMERO

Punto di Yang Qiao Mai
Punto di Yang Wei Mai

- Per Sindrome Ostruttiva Dolorosa della spalla (aiuta la mobilità dell'articolazione, quando è bloccata).
- Elimina il Vento e l'Umidità.

IT 11 TIAN ZONG - ANTENATI CELESTI

- Per Sindrome Ostruttiva Dolorosa della spalla.
- Disperde il Vento e l'Umidità.

IT 12 BING FENG - GUARDIANO DEL VENTO

Punto di riunione con i meridiani di IT, VB, TR e IC

- Elimina il Vento (rigidità e dolore alla spalla).

IT 13 QU YUAN - MURO CURVO

- Per Sindrome Ostruttiva Dolorosa della spalla e del collo.
- Disperde il Vento e il Calore (rigidità, dolore e calore alla spalla, dolori che si irradiano alla scapola e/o al braccio).

IT 14 JIAN WAI SHU - PUNTO SHU LATO ESTERNO SPALLA

- Per Sindrome Ostruttiva Dolorosa della spalla e del collo.

IT 15 JIAN ZHONG SHU - PUNTO SHU PARTE CENTRALE SPALLA

Come punti precedenti, anche se meno usato.

IT 16 TIAN CHUANG - FINESTRA DEL CIELO

Punto Finestra del Cielo

- Elimina il Vento.
- Regola il Qi del Fegato.

IT 17 TIAN RONG - APERTURA DEL CIELO

Punto Finestra del Cielo

- Dissolve l'Umidità-Calore esterna o interna (indicato per gonfiore delle ghiandole cervicali, della parotite e delle tonsille).

IT 18 QUAN LIAO - FORAME DELLO ZIGOMO

Punto di riunione dei meridiani di IT e TR

- Espelle il Vento, soprattutto quando colpisce il viso (paralisi facciale, tic, nevralgia del trigemino, etc.).

IT 19 TING GONG - PALAZZO DELL'UDITO

Punto di riunione dei meridiani di IT, VB e TR

- Punto locale importante per acufeni e sordità (soprattutto se da Vuoto di Qi del Cuore e del Polmone).

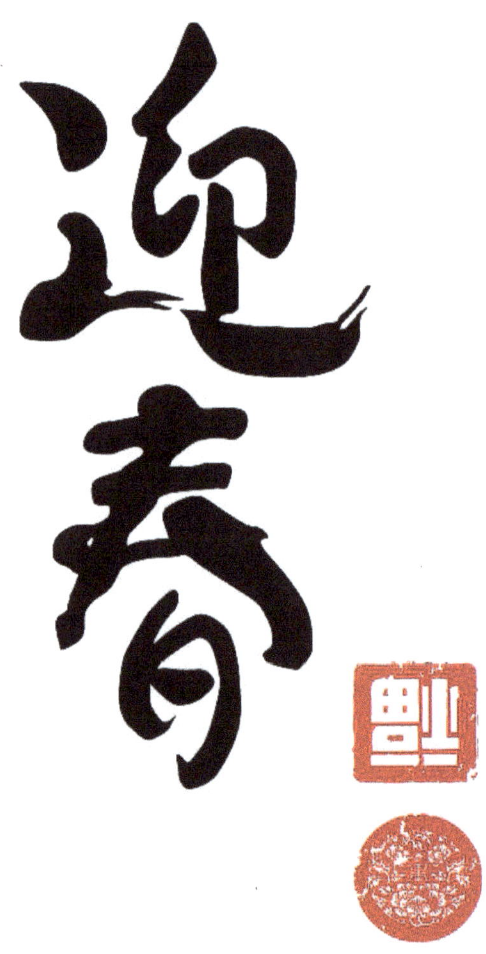

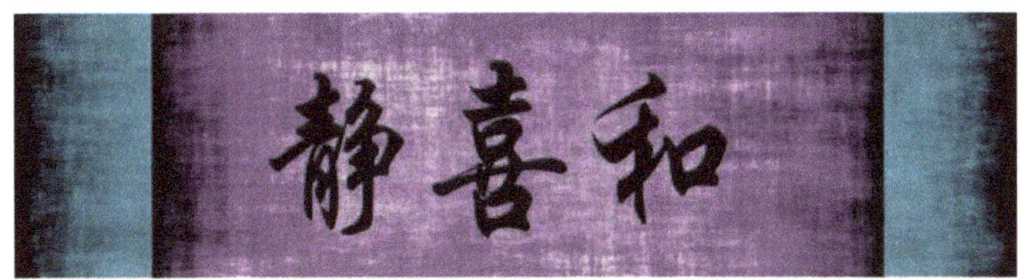

VESCICA

PURIFICAZIONE **YU = V28*** **BO = VC3**

15.00 - 17.00

SISTEMA NERVOSO AUTONOMO
GHIANDOLA PITUITARIA, IPOFISI
CRESCITA
SPINTA, IMPETO
PAURA
ANSIA, TENSIONE
STRESS
IPERATTIVITA'
NERVOSO
ESAURIMENTO
NEVROSI
PARANOIA
INSICUREZZA
OSSA, ARTICOLAZIONI
STANCHEZZA, FATICA
PURIFICAZIONE DEI FLUIDI
GELOSIA, SOSPETTO
RANCORE
DESIDERI SESSUALI REPRESSI

* Sul secondo forame del sacro (da non trattare in gravidanza).

Ufficiale di Distretto incaricato di raccogliere ed eliminare i rifiuti liquidi e le impurità energetiche (paura, emozioni, pensieri negativi, etc.).

FUNZIONI

- Trasforma i liquidi impuri che riceve da M e IT, grazie al Qi e Calore forniti dallo Yang del Rene ed elimina le urine, trattenendo i liquidi puri.

- Lavora insieme a IT per muovere i liquidi nel RI.

- Provvede ad irrorare tutto l'organismo dei liquidi puri estratti, in particolare tutta la superficie del corpo.

- Agisce come veicolo per le funzioni Yang dei Reni, che forniscono energia a tutte le funzioni organiche, mentre il meridiano di Vescica le tonifica.

- Diffonde lo Yang in tutto il corpo (essendo Tae Yang). Correlata al Fuoco del Ming Men, da cui deriva la sua energia.

- Protegge il corpo dall'invasione di energie patologiche esterne.

- Associata al funzionamento del sistema nervoso autonomo attraverso la ghiandola pituitaria, in connessione con l'intero sistema endocrino.

- Il Qi di Vescica influisce sulla funzione riproduttiva e l'utero.

- I punti Yu sul suo percorso (interno e esterno) influiscono direttamente sull'attività di tutti gli organi e tutte le funzioni del corpo. Il ramo interno regola le funzioni fisiche degli organi e quello esterno gli aspetti mentali ed emozionali.

- Assieme ai Reni è sede dell'impeto, dell'istinto di sopravvivenza e della risposta agli stimoli.

- Legata al Sistema Nervoso (trattando il suo meridiano si crea rilassamento).

- Governa la spina dorsale e la struttura fisica della schiena (V, ST e VB sostengono il corpo in posizione eretta.

TURBE / DISFUNZIONI

- Eccessiva tensione nervosa, iperattività e reazioni esagerate.

- Rigidità muscoli della schiena, forti dolori bassa schiena, sciatica, brividi lungo la schiena, freddo e indolenza nelle varie parti e funzioni del corpo.

- Dolore angolo interno degli occhi, mal di testa o pulsazioni dalla parte posteriore della testa all'arco del naso.
- Cistite, problemi urinari, minzione eccessivamente frequente o difficoltosa o dolorosa.
- Umidità nella Vescica con urina scarsa e torbida e difficoltà di minzione (a causa di carenza di Milza che non processa bene i fluidi e li passa alla Vescica in quantità maggiore).
- Calore nella Vescica con urina scarsa e scura e minzione dolorosa (in quanto associata a IT, questo può ricevere Calore dal Cuore per cause emotive e trasmetterlo a Vescica).
- Sterilità.
- Mestruazioni dolorose.
- Nevrosi e paranoia (grave squilibrio).
- Gelosia, sospetto, rancore serbato che si protrae nel tempo.
- Problemi agli occhi.
- Sinusite, raffreddore da fieno.
- Mal di testa frontale, occipitale e tensione al collo.
- Enuresi notturna nei bambini (causata da paura, ansia o insicurezza).
- Teme il Freddo e l'Umidità (anche Umidità-Calore).
- Paura, ansia.
- Insonnia.
- Stanchezza.

Relazione con i Reni

- La Vescica riceve il Qi necessario alla trasformazione dei liquidi dal Rene e dal Ming Men.
- Il Rene confida nella Vescica per muovere ed espellere una parte dei suoi liquidi impuri.

UMIDITA'-CALORE
problemi della minzione (difficoltà, bruciore, dolore, presenza di sangue, renella, etc.), urine scure, febbre, sete, etc.

Cause:
esposizione prolungata a Umidità e Calore esterni; eccessi alimentari; problemi emozionali.

UMIDITA'-FREDDO
problemi della minzione (frequente, urgente, difficoltosa), pesantezza e dolori all'ipogastrio, urine pallide e torbide, etc.

Cause:
invasione di Umidità e Freddo esterni.

VUOTO E FREDDO
urine frequenti, abbondanti e chiare, enuresi, incontinenza, dolori lombari, etc.

Cause:
esposizione prolungata al Freddo (soprattutto durante il ciclo mestruale); eccessiva attività sessuale.

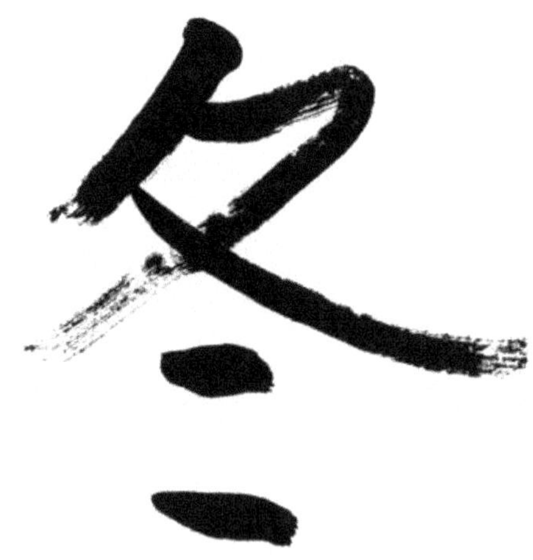

PUNTI DEL MERIDIANO DI VESCICA

V 1 JING MING - LUCE SPLENDENTE

Punto di Yin e Yang Qiao Mai
Punto di riunione dei meridiani di V, IT e ST

- Malattie degli occhi, sia da fattori interni che esterni.
- Espelle il Vento-Calore (congiuntivite, lacrimazione eccessiva, orzaioli, etc.).
- Purifica il Calore interno (problemi oculari da Fuoco del Fegato: rossore, gonfiore e dolore).
- Assieme ai punti di apertura di Yin e Yang Qiao (R6 e V62) per trattare l'insonnia o la sonnolenza cronica.

V 2 CUAN ZHU - BAMBU' RIUNITO

- Espelle il Vento esterno dal viso e rimuove le ostruzioni dal meridiano (paralisi facciale, tic, nevralgia del trigemino, etc.).
- Giova agli occhi e calma il Fegato (che li nutre). Per qualsiasi sindrome del Fegato che colpisce gli occhi (rossore, visione offuscata, disturbi della vista, cefalee persistenti attorno o dietro gli occhi, etc.).

V 3 MEI CHONG - MEZZO DEL SOPRACCIGLIO

- Espelle il Vento (Vertigini, epilessia, cefalee, etc.).

V 4 QU CHA - CURVA DIVERSA

- Espelle il Vento ed il Calore.

V 5 WU CHU - CINQUE POSTI

- Sottomette il Vento interno che danneggia il Du Mai (calma gli spasmi).
- Usato negli attacchi acuti di Vento Interno (Attacco Cerebro-Vascolare) per ripristinare lo stato di coscienza.

V 6 CHENG GUAN - EREDITA' LUMINOSA

- Espelle il Vento (vertigini, cefalea, paresi facciale, etc.).
- Giova agli occhi.
- Elimina l'Umidità (rinorrea acquosa, ostruzione nasale, etc.).

V 7 TONG TIAN - RAGGIUNGERE IL CIELO

- Importante punto locale per disperdere il Vento esterno e interno dalla testa (forti cefalee o paralisi facciale, vertigini, spasmi, etc.).
- Agisce sul naso e sugli occhi (riniti, malattie oculari, etc.).
- Blocca le convulsioni.
- Apre gli orifizi.

V 8 LUO QUE - ARRETRAMENTO DEI LUO

- Espelle il Vento e l'Umidità (vertigini, nevrosi, acufeni, etc.).
- Rimuove le ostruzioni dal meridiano.
- Tonifica ed agevola la salita del Qi del Fegato (cecità improvvisa).

V 9 YU ZHEN - CUSCINO DI GIADA

- Espelle il Vento.
- Rimuove le ostruzioni dal meridiano.

V 10 TIAN ZHU - COLONNA CELESTE

Punto Mare del Qi

- Espelle il Vento interno e esterno.
- Collo rigido e cefalee da invasione di Vento-Freddo.
- Cefalee occipitali.
- Purifica il cervello, stimola la memoria e la concentrazione.
- Effetto particolare sugli occhi, per aumentare la capacità visiva (soprattutto se dovuta a Vuoto di Rene).
- Apre gli orifizi.
- Giova ai tendini.
- Rimuove le ostruzioni dal meridiano.
- Fortifica la parte inferiore della schiena.

V 11 DA ZHU - GRANDE SPOLA

Punto del Mare del Sangue
Punto Hui delle ossa
Punto riunione dei meridiani di V e IT

- Nutre il Sangue, quindi rafforza la Ying Qi, che elimina il fattore patogeno.
- Espelle il Vento.
- Rafforza le ossa (usato nei bambini per favorire lo sviluppo scheletrico e negli anziani per prevenire la degenerazione ossea – osteoporosi, artrosi, etc.).
- Fortifica i tendini (usato in caso di contratture e dolori muscolari).

V 12 FENG MEN - PORTA DEL VENTO

- Espelle il Vento esterno e ne ostacola la penetrazione nello stadio iniziale (raffreddore, starnuti, freddolosità, etc.).
- Stimola la funzione di diffusione del Qi dei Polmoni (Wei Qi, Energia Difensiva).
- Regola la Ying Qi e la Wei Qi.

V 13 FEI SHU - SHU DEL POLMONE

Punto Shu del dorso dei Polmoni

- Regola e tonifica il Qi dei Polmoni.
- Stimola la diffusione e la discesa del Qi dei Polmoni, che aiuta ad espellere il Vento-Freddo o il Vento-Calore (tosse, asma, dispnea, etc.).
- Espelle il Calore interno dai Polmoni (bronchite acuta, polmonite, febbre alta, sete, bocca secca, tosse con espettorato viscoso e giallo, dispnea, irrequietezza, etc.).
- Abbinato a V43: per tonificare lo Yin del Polmone.

V 14 JUE YIN SHU - SHU DI MASTRO DEL CUORE

Punto Shu del dorso di MC

- Nutre il Cuore (usato spesso per aritmia, tachicardia oppressione toracica e angina pectoris).
- Regola il Sangue del Cuore.

V 15 XIN SHU - SHU DI CUORE

Punto Shu del dorso del Cuore

Punto molto importante per molte sindromi del Cuore.

- Calma lo Shen (ansia, irrequietezza, insonnia di origine nervosa, da Pieno del Cuore e non da Vuoto).
- Purifica il Calore.
- Stimola il cervello (ritardo mentale nei bambini, depressione negli adulti, scarsa memoria, etc.).
- Mobilizza il Sangue (dolore al torace da stasi di Sangue del Cuore).
- Nutre il Cuore.
- Elimina il Fuoco ed il Flegma dal Cuore.

V 16 DU SHU - SHU DEL DU MAI

Punto Shu del dorso del Du Mai

- Favorisce la circolazione del Sangue (per dolore al cuore e al torace causati da stasi di Sangue del Cuore).

V 17 GE SHU - SHU DEL DIAFRAMMA

Punto Shu del dorso del Diaframma
Punto Hui del Sangue

- Nutre il Sangue. Usato in caso di Vuoto di Sangue di qualsiasi organo (combinato con punto Shu del relativo organo).
- Favorisce la circolazione del Sangue, rimuovendone la stasi da qualsiasi organo (non con moxa), sempre combinato con punto Shu del relativo organo.
- Agevola la circolazione del Qi nel diaframma e nel torace (sensazione di soffocamento e dolore al petto, senso di oppressione all'addome, eruttazione, singhiozzo, spasmi esofagei, etc.).
- Calma il Qi ribelle dello Stomaco (singhiozzo, eruttazione, nausea, vomito, etc.).
- Tonifica il Qi e il Sangue di tutto il corpo (con moxa diretta e di solito combinato con V19 oppure con V18 e V20).

V 18 GAN SHU - SHU DEL FEGATO

Punto Shu del dorso del Fegato

- Giova al F e alla VB. Usato soprattutto per la stasi di Qi del Fegato (gonfiore all'epigastrio e all'ipocondrio, rigurgiti acidi, nausea, etc.), per l'Umidità-Calore nel F e nella VB (ittero e colecistite) e per sindromi da Vuoto del Fegato (come Vuoto di Sangue).

- Tonifica lo Yin e il Sangue del Fegato.
- Sottomette lo Yang e il Vento del Fegato.
- Combinato con V17 per nutrire il Sangue del Fegato.
- Giova agli occhi, nei disturbi oculari da disarmonia del Fegato (scarsa visione notturna, visione offuscata, occhi rossi, gonfi e doloranti).

V 19 DAN SHU - SHU DI VB

Punto Shu del dorso di VB

- Dissolve l'Umidità-Calore nel Fegato e nella VB (ittero, epatite, colecistite, etc.).
- Stimola la discesa del Qi ribelle dello Stomaco (eruttazione, nausea, vomito, etc.).
- Rilassa il diaframma (singhiozzo e sensazione di pienezza sotto il diaframma da stasi del Qi del Fegato).

V 20 PI SHU - SHU DI MILZA

Punto Shu del dorso di Milza

- Tonifica la Milza e lo Stomaco e favorisce le funzioni della Milza di trasformazione e diffusione.
- Per qualsiasi sindrome da Vuoto di Qi della Milza (astenia, feci non formate, inappetenza, edemi, gonfiore addominale, prolasso dello stomaco o dell'utero, etc.).
- Con V21 per nutrire la Radice del Qi del Cielo Posteriore (cioè Stomaco e Milza).
- Tonifica il Qi e il Sangue in caso di esaurimento fisico e mentale prolungati. Da trattare nelle malattie croniche, quando il paziente ha esaurito le sue energie.
- Dissolve l'Umidità e il Flegma (dovuti a disfunzione della Milza).
- Nutre il Sangue (spesso in combinazione con V23 – con moxa).
- Agevola la salita del Qi della Milza.

V 21 WEI SHU - SHU DI STOMACO

Punto Shu del dorso dello Stomaco

- Come V20 è uno dei punti fondamentali per tonificare il Qi di Stomaco e Milza.
- Tonifica il Qi e il Sangue in generale (spesso combinato con V20).
- Favorisce la discesa del Qi di Stomaco (in caso di Qi ribelle - eruttazione, singhiozzo, nausea, vomito, etc.).

- Dissolve l'Umidità, tonificando il Qi della Milza e stimolando la sue funzioni di trasformazione e trasporto.
- Elimina le stasi.

V 22 SAN JIAO SHU - SHU DEL TRIPLICE RISCALDATORE

Punto Shu del dorso del TR

- Stimola notevolmente la trasformazione, il trasporto e l'espulsione dei liquidi nel Riscaldatore Inferiore.
- Dissolve l'Umidità, poiché favorisce la trasformazione e l''espulsione dei liquidi impuri (ritenzione urinaria, minzione dolorosa, edema degli arti inferiori, masse addominali, etc.).

V 23 SHEN SHU - SHU DI RENE

Punto Shu del dorso dei Reni

- Uno dei punti più importanti per tonificare i Reni in qualsiasi caso di Vuoto cronico. Indicato maggiormente per nutrire lo Yang dei Reni (con moxa), ma anche lo Yin (no moxa!).
- Importante per nutrire il Jing del Rene (anche VG4). Efficace per impotenza, sterilità, spermatorrea, enuresi notturna, disturbi della minzione, mancanza di desiderio sessuale, etc..
- Regola e tonifica notevolmente i Reni.
- Asma cronica da Vuoto di Rene.
- Attraverso il nutrimento del Jing, stimola lo Shen, lo spirito di iniziativa, la forza di volontà e attenua la depressione e la paura (particolarmente efficace se combinato con V52 (Casa della Volontà – stessa altezza, ma sul secondo ramo di Vescica).
- Dissolve l'Umidità nel RI (calcoli, cisti, masse nell'addome).
- Rafforza tutta la zona lombare.
- Favorisce la formazione di Sangue, nelle condizioni di Vuoto di Sangue (combinato con V20).
- Per qualsiasi malattia delle ossa (artrite deformante, osteoporosi, rachitismo, etc.).
- Nutre il midollo; per sintomi di Vuoto del Mare del Midollo (vertigini, scarsa memoria, acufeni, debolezza degli arti inferiori, disturbi visivi, astenia, stanchezza cronica, etc.).
- Per tutti i disturbi cronici delle orecchie da Vuoto di Rene (soprattutto acufeni e sordità e non per patologie acute delle orecchie).
- Efficace per disturbi cronici degli occhi legati a Vuoto di Yin del Rene (diminuzione della vista e occhi secchi negli anziani).

V 24 QI HAI SHU - SHU DEL MARE DEL QI

- Rafforza la parte inferiore della schiena (lombalgia acuta o cronica) e le ginocchia.
- Favorisce la discesa del Qi nel RI.
- Regola il Qi e il Sangue e rimuove la stasi di Sangue nel RI (sanguinamenti dell'utero, emorroidi, mestruo irregolare, dismenorrea, etc.).

V 25 DA CHANG SHU - SHU DI INTESTINO CRASSO

Punto Shu del dorso di IC

- Favorisce la funzione di espulsione dell'IC (stipsi e/o diarrea).
- Attenua le sindromi da Pieno dell'IC (senso di pienezza, gonfiore e dolori addominali).
- Fortifica la parte inferiore della schiena (lombalgia cronica o acuta) e le ginocchia.

V 26 GUAN YUAN SHU - SHU DEL CANCELLO DELLA VITALITA'

- Fortifica la parte inferiore della schiena (lombalgia cronica) e le ginocchia.
- Rimuove le ostruzioni dal meridiano.
- Favorisce la discesa del Qi nel RI.

V 27 XIAO CHANG SHU - SHU DI IT

Punto Shu del dorso di IT

- Favorisce la funzione di IT di ricevere e separare (coliche addominali, borborigmi, dolore all'addome, stipsi, diarrea, muco nelle feci, etc.).
- Elimina l'Umidità-Calore nel RI (urine scarse e torbide, difficoltà e bruciore alla minzione, etc.).

V 28 PANG GUAN SHU - SHU DELLA VESCICA

Punto Shu del dorso di Vescica

Molto efficace per disturbi urinari.

- Tonifica il Qi della Vescica.

- Elimina l'Umidità dalla Vescica e dal RI (urine scarse e scure, disturbi della minzione, enuresi, etc.).
- Disperde il Calore della Vescica (dolore e bruciore alla minzione).
- Aiuta ad eliminare i calcoli renali (combinato con V23 e M9).
- Favorisce la trasformazione e l'espulsione dei liquidi nel RI (combinato con V20 aiuta la diuresi).
- Fortifica la parte inferiore della schiena (combinato con V23).

V 29 ZHONG LU SHU - SHU DELLA REGIONE SACRALE

- Elimina il Calore della Vescica.
- Tonifica il Qi e lo Yin del Rene.

V 30 BAI HUAN SHU - SHU DELL'ANELLO BIANCO

- Favorisce la discesa del Qi e disperde il Calore nel RI.
- Efficace principalmente per problemi dell'ano (emorroidi, prolasso, spasmi, incontinenza fecale, etc.).

- -

L'azione principale dei punti **V31-V32-V33-V34** (che si trovano sui forami del sacro), è di tonificare il Jing ed i Reni. Per questo sono molto efficaci:

- per trattare tutti i disturbi genitali (prolasso uterino, sterilità, leucorrea, impotenza, prostatite, etc.);
- per tonificare in generale tutto l'organismo;
- per tonificare zona lombare e ginocchia.

V 31 SHANG LIAO - FORAME SUPERIORE

Vedi sopra

V 32 CI LIAO - SECONDO FORAME

Il più importante di questi 4 punti.

- Tonifica maggiormente i Reni e il Jing.

- Molto indicato nel prolasso uterino e dell'ano.
- Efficace per sterilità nella donna.

V 33 ZHONG LIAO - FORAME CENTRALE

- Importante azione sulla Vescica.

V 34 XIA LIAO - FORAME INFERIORE

Punto riunione dei meridiani di V e VB.

V 35 HUI YANG - RIUNIONE DELLO YANG

- Tonifica il Vuoto.
- Purifica il Calore.
- Espelle l'Umidità-Calore.

Usato per contattare VG1 e trattare sintomi relativi.

V 36 CHENG FU - RICEVERE E SOSTENERE

- Molto indicato per lombalgia che coinvolge il nervo sciatico (dolore lungo la parte posteriore della gamba), ischialgia, dolori nella regione anale, dolori agli organi genitali, etc..

V 37 YIN MEN - PORTA DELLA PROSPERITA' / GRANDE CANCELLO

Stessa azione di V36.

Efficace anche moxa leggera.

V 38 FU XI - PUNTO FLUTTUANTE

- Espelle la stasi e l'Umidità-Calore nel RI.
- Efficace per paralisi degli arti inferiori.

V 39 WEI YANG - SOSTEGNO DELLO YANG

Punto Mare inferiore del RI

- Punto importante per stimolare la trasformazione e l'espulsione dei liquidi nel RI (rafforza il Qi nel RI).
- Tonifica la Vescica.
- Per tutte le sindromi da Pieno del RI legate all'accumulo di Umidità (ritenzione urinaria, urine torbide, bruciore alla minzione, difficoltà di minzione, edema alle caviglie, incontinenza urinaria, cistite, etc.).

V 40 WEI ZHONG - SOSTEGNO DEL CENTRO

Punto Mare (He)
Punto Terra

- Rimuove le ostruzioni dal meridiano (utilizzato molto per dolori lombari cronici o acuti con dolore bilaterale o unilaterale, ma non lungo la linea mediana del rachide).
- Purifica il Calore e disperde l'Umidità dalla Vescica (bruciore alla minzione, cistite, etc.).
- Rilassa i tendini.
- Calma il Calore estivo negli attacchi acuti con febbre, sudorazione, manifestazioni cutanee, etc..
- Purifica il Calore nel Sangue (malattie della pelle, eruzioni cutanee, etc.).
- Elimina la stasi di Sangue (dolori nella parte inferiore delle gambe, infiammazioni al ginocchio, etc.).

V 41 FU FEN - RAMO AGGIUNTO

Punto riunione dei meridiani di V e IT

- Espelle il Vento (dolori e tensione a spalle e dorso, collo rigido, etc.).

V 42 PO HU - PORTA DEL PO / RIFUGIO DELL'ANIMA

Punto 'Shu del dorso' esterno del Polmone

- Stimola la discesa del Qi del Polmone (asma, difficoltà di respirazione, tosse, enfisema polmonare, etc.).
- Calma il dolore nella Sindrome Ostruttiva Dolorosa del dorso e delle spalle.
- Per problemi emozionali protratti per lungo tempo e connessi ai Polmoni (tristezza, afflizione, sconforto, preoccupazione, etc.).

V 43 GAO HUANG SHU - SHU DEI CENTRI VITALI

Punto 'Shu del dorso' esterno di MC

- Nutre il Qi di tutto il corpo (efficace nei casi di gravi malattie croniche, con forte debilitazione).
- Tonifica il Jing (per Vuoto di Rene: spermatorrea notturna, scarsa energia sessuale, scarsa memoria, etc.).
- Tonifica lo Yin del Polmone (per riacquistare energie dopo grave malattia polmonare che ha colpito lo Yin e lasciato il paziente debilitato e con tosse secca cronica).
- Rafforza lo Shen, poiché tonifica il Jing, che nutre il cervello (in particolare nella riabilitazione dopo una lunga malattia).

V 44 SHEN TANG - SALA DELLO SHEN

Punto 'Shu del dorso' esterno del Cuore

- Calma lo Shen (per tutti quei problemi psicologici ed emotivi legati al Cuore).
- Con V15 per ansia, irrequietezza, insonnia e depressione.

V 45 YI XI - SUONO SOSPIRANTE

- Espelle Vento, Umidità e Calore.

V 46 GE GUAN - BARRIERA DEL DIAFRAMMA

- Espelle Vento e Umidità.
- Tonifica il Qi del Polmone e della Milza (sensazione di oppressione al petto, stipsi, diarrea, vomito, etc.).

V 47 HUN MEN - PORTA DELLO HUN

Punto 'Shu del dorso' esterno di Fegato

- Tonifica il Qi di Fegato (indicato per tutti i problemi emozionali legati al Fegato, come depressione, rabbia, frustrazione, risentimento, etc.).
- Aiuta a radicare lo Hun (con V18 agisce profondamente sulla capacità di trovare la propria strada, uno scopo, una direzione; a dissipare il senso di frustrazione legata a questa difficoltà).

V 48 YANG GANG - CONVOGLIO DELLO YANG

Punto 'Shu del dorso' esterno di VB

- Tonifica lo Yang di Stomaco e VB.
- Agisce su tutti gli aspetti psicologici ed emozionali legati a VB (capacità di discernimento, scelta, decisione, valutazione, etc.).

V 49 YI SHE - RIPARO DELLO YI

Punto 'Shu del dorso' esterno di Milza

- Tonifica la Milza nel suo aspetto mentale, lo Yi (memoria, concentrazione, apprendimento attraverso lo studio, capacità di concretizzare, etc.).
- Aiuta a calmare i pensieri ossessivi, il rimuginare.

V 50 WEI CANG - GRANAIO DELLO STOMACO

Punto 'Shu del dorso' esterno di Stomaco

- Tonifica lo Stomaco ed aiuta la digestione.

V 51 HUANG MEN - PORTA DEI CENTRI VITALI

Punto 'Shu del dorso' esterno di TR

- Favorisce la funzione del TR di diffusione del Qi nella zona del Cuore e del diaframma.

V 52 ZHI SHI - STANZA DELLO ZHI / CASA DELLA VOLONTA'

Punto 'Shu del dorso' esterno dei Reni

- Tonifica il Qi dei Reni (maggiore effetto se combinato con V23).
- Fortifica la schiena (lombalgia cronica, mal di schiena, contratture, etc.).
- Rafforza la volontà (Zhi) e la determinazione (depressione con senso di disorientamento e incapacità a prendere iniziative per cambiare la situazione).

V 53 BAO HUANG - CENTRI VITALI DELLA VESCICA

- Dissolve l'Umidità e l'Umidità-Calore nel RI.
- Favorisce la trasformazione e l'espulsione dei liquidi impuri nel RI (difficoltà o bruciore alla minzione, ritenzione urinaria, stipsi, diarrea, etc.).
- Regola la diffusione del Qi nel RI (nell'utero, nei genitali e nell'apparato urinario).

V 54 ZHI BIAN - MARGINE INFERIORE

- Punto locale per lombalgia e sciatalgia con dolori che si estendono alle gambe.

V 55 HE YANG - UNIONE DEGLI YANG

- Elimina il Vento.
- Regola il Fegato.

V 56 CHENG JIN - SOSTEGNO MUSCOLARE

- Espelle il Vento e l'Umidità-Calore.
- Tonifica il Fegato.

V 57 CHENG SHAN - SOSTEGNO DELLA MONTAGNA

- Regola e tonifica il Qi di Fegato e Milza.
- Punto distale efficace per trattare le emorroidi.
- Punto distale per lombalgia e sciatalgia e dolori agli arti inferiori.
- Rimuove la stasi di Sangue (dolori mestruali, sangue nelle feci, ragadi, emorroidi, etc.).

- Rilassa muscoli e tendini della parte inferiore della gamba (crampi al polpaccio, contratture, etc.).

V 58 FEI YANG - VOLARE IN ALTO

Punto Luo

- Punto distale per contratture lombari, lombalgia e sciatalgia (soprattutto se il dolore si manifesta nella gamba fra meridiano di V e VB).
- Punto distale per trattare le emorroidi.
- Tonifica i Reni.
- Rimuove le ostruzioni dal meridiano.

V 59 FU YANG - YANG DEL TARSO

Punto di Yang Qiao Mai
Punto Xi di Yang Qiao Mai

- Rimuove le ostruzioni dal meridiano.
- Favorisce la diffusione del Qi verso il basso.
- Punto distale per dolori lombari, lombalgia cronica, con debolezza delle gambe.
- Tonifica i muscoli e facilita i movimenti degli arti inferiori.
- Fortifica la schiena.

V 60 KUNLUN - MONTE KUNLUN

Punto Fiume (Jing)
Punto Fuoco

- Espelle il Vento.
- Punto distale per dolori lombari e lombalgia cronica.
- Ha un'azione sulle spalle, sul collo e l'occipite, eliminando il Vento esterno e interno (rigidità, crampi, spasmi, dolori, etc.).
- Punto distale per trattamento di cefalee da Vuoto di Yang del Rene.
- Elimina il Calore interno della Vescica (bruciore alla minzione, etc.).
- Rimuove la stasi di Sangue (disturbi mestruali, dismenorrea con sangue scuro e coaguli, etc.).
- Fortifica la schiena, i muscoli ed i tendini.

V 61 PU SHEN - TRE DOMESTICI

Punto di riunione tra il meridiano di Vescica e Yang Qiao Mai

- Espelle il Vento.
- Tonifica il Fegato.
- Tonifica tendini e muscoli.

V 62 SHEN MAI - NONO MERIDIANO

Punto apertura e inizio Yang Qiao Mai

- Rimuove le ostruzioni da Yang Qiao Mai.
- Lombalgia cronica.
- Regola e tonifica il Qi del Fegato.
- Rilassa muscoli e tendini della parte esterna della gamba.
- Con R6 per trattare l'insonnia.
- Giova agli occhi.
- Elimina il Vento interno (epilessia) – se gli attacchi sono di giorno = V62, se di notte = R6.
- Ha un'azione sul rachide e sul cervello.

V 63 JIN MEN - PORTA DORATA

Punto Xi
Punto inizio Yang Wei Mai

- Elimina il Calore della Vescica e calma il dolore nelle sindromi acute (bruciore alla minzione).

V 64 JING GU - OSSO PRINCIPALE

Punto Sorgente (Yuan)

- Elimina il Calore della Vescica (bruciore alla minzione).
- Espelle il Vento interno (attacchi epilettici).
- Fortifica la schiena (dolori cronici).

V 65 SHU GU - OSSO CHE LEGA

Punto Ruscello (Shu)
Punto Legno
Punto di Dispersione

- Rimuove le ostruzioni dal meridiano.
- Purifica il Calore della Vescica (cistiti acute).
- Elimina il Vento interno (epilessia) ed esterno (attacco di Vento-Freddo con forte cefalea e rigidità del collo).

V 66 TONG GU - VALLE DI PASSAGGIO

Punto Fonte (Ying)
Punto Acqua

- Efficace per purificare il Calore della Vescica (dolore e bruciore alla minzione).
- Elimina il Vento-Calore (febbre, cefalea, dolore e rigidità al collo, etc.).

V 67 ZHI YIN - RAGGIUNGIMENTO DELLO YIN

Punto Pozzo (Jing)
Punto Metallo
Punto di Tonificazione

- Elimina il Vento esterno e interno.
- Purifica gli occhi (visione offuscata, dolore oculare, etc.).
- Disturbi nel corso della gravidanza (travaglio prematuro, difficoltà nel parto, etc.).

Per aiutare il feto a posizionarsi correttamente all'ottavo mese di gravidanza (5 coni di moxa su ogni lato, una volta al giorno per 10 giorni).

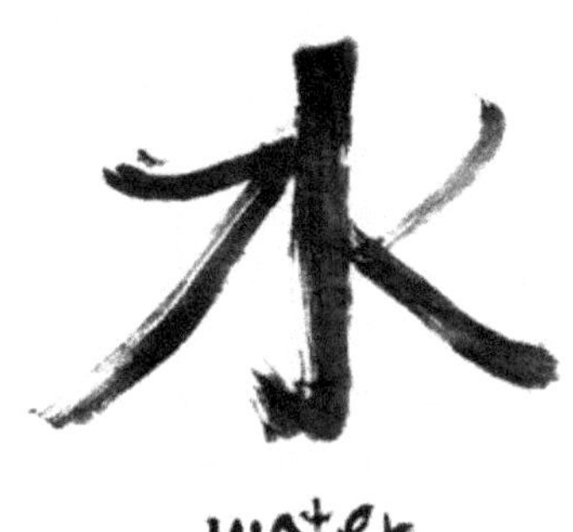

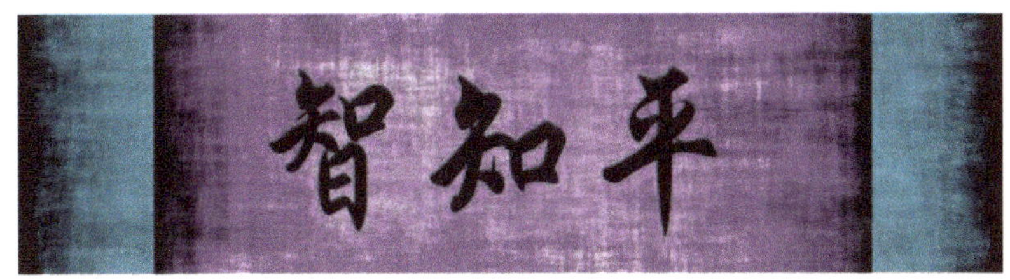

RENE

IMPETO – SPINTA **YU = V23** **BO = VB25**

17.00 - 19.00

PURIFICAZIONE DEL SANGUE E DEI FLUIDI
STRESS
ANSIA
GHIANDOLE SURRENALI
ORMONI
SISTEMA IMMUNITARIO
ENERGIA ANCESTRALE
ENERGIA E DESIDERIO SESSUALE
ORGANI RIPRODUTTIVI
VITALITA' FISICA
FORZA DI VOLONTA'
SENSO DI DIREZIONE
DETERMINAZIONE
CORAGGIO
MOTIVAZIONE
INGEGNOSITA'
CAPACITA' DI CONCENTRAZIONE
DARSI DELLE REGOLE
CHIAREZZA MENTALE
MEMORIA
PAURA
INSICUREZZA
FOBIE
OSSA E MIDOLLO
DENTI
ORECCHIE
CAPELLI

Gli Ufficiali che si occupano dell'energia, eccellenti per abilità e intelligenza.

FUNZIONI

- Aiutano il buon funzionamento di tutti gli altri Organi, fornendo il Jing che custodiscono:

    - forniscono alla Milza il calore necessario per trasformare i liquidi corporei;
    - assistono l'IT nella sua funzione di separazione dei liquidi corporei;
    - forniscono il Qi alla Vescica per le sue funzioni di trasformazione;
    - assistono il TR nella sua funzione di trasformazione ed espulsione dei liquidi;
    - consentono allo Stomaco di svolgere i suoi compiti fornendogli la fluidità e il passaggio del Jing.

- Filtrano ed eliminano la maggior parte di sostanze residue dannose provenienti dal metabolismo dei tessuti (circa 80 litri di sangue l'ora scorrono attraverso i Reni per essere purificati e trasformati in sostanze nutritive).

- Sono la base della vitalità fisica (mentre il Cuore di quella spirituale e psichica).

- Dimora dello Yin e Yang di tutto l'organismo, il germe da cui si formano tutti gli altri Organi e Visceri. Anche se abbinati al movimento Acqua, sono sede e origine di Acqua e Fuoco (Rene Yin e Rene Yang o Ming Men).

- Producono il midollo, riempiono il cervello e controllano le ossa (tre dei sei visceri straordinari).

- Forte relazione con il cervello (capacità di concentrazione, chiarezza mentale, memoria e vista). "I Reni sono l'origine dell'abilità, dell'intelligenza e dell'ingegnosità".

- I Reni hanno a che fare con tutti gli aspetti costituzionali e strutturali.

- Temono il Freddo e detestano il secco.

- Strettamente legati agli otto canali straordinari (impalcatura energetica già operante al momento del concepimento).

- Ricevono il Qi dai Polmoni, che accolgono e trattengono per il nutrimento di tutto il corpo.

- Sono sede dello Zhi (potenza che si esprime, 'volere'): capacità di tradurre in azione le spinte vitali espresse dallo Shen del Cuore. Inconscio e profondo desiderio di vivere.

- Si aprono nelle orecchie (ampie e rosse = buona vitalità dei Reni).

- Governano gli orifizi del basso (apertura e chiusura – bilanciamento Yin-Yang). Controllano il flusso dei liquidi corporei nel RI e cioè che sia espulsa la giusta quantità di acqua.
- Forniscono il Qi alla Vescica per immagazzinare e trasformare l'urina.
- Ricevono i liquidi dai Polmoni; una parte viene espulsa e l'altra vaporizzata viene rinviata ai Polmoni per mantenerli umidificati.
- Si manifestano nei capelli.

Struttura portante dell'organismo:

- origine di tutti gli Zang-Fu (struttura interna);
- origine dei Canali Straordinari (struttura energetica);
- origine delle ossa (struttura fisica).

DIMORA DEL JING

Jing del Cielo Anteriore - (aspetto Yin del Rene)

- Fornisce nutrimento al feto.
- Dopo la nascita, controlla la crescita, lo sviluppo e la maturità sessuale.
- Governa la riproduzione (sessualità, fertilità e potenza sessuale).
- Fondamento materiale per la produzione di sperma e ovuli.

Jing del Cielo Posteriore – (aspetto Yang del Rene) – Essenza raffinata estratta dal cibo.

- I Reni immagazzinano tutto il Qi prodotto e non richiesto in quel momento dall'organismo come riserva alla quale attingere in caso di bisogno.
- Fornisce il Calore essenziale a tutte le trasformazioni organiche.

- Il Calore dei Reni invia energia necessaria per l'ultima fase di formazione di Sangue e Qi organici.
- Fornisce Calore alla Milza per avviare il processo digestivo e la sua funzione di trasformazione e trasporto dei liquidi.
- Fornisce Calore per la metabolizzazione dei liquidi e la termoregolazione del corpo.

RENE YIN

E' la base per nascita, crescita, sviluppo e riproduzione.

Nutre gli Zang-Fu, tutte le strutture energetiche e fisiche del corpo e provvede al loro giusto grado di umidificazione.

Fornisce la base materiale per le attività del Rene Yang.

RENE YANG

Fornisce il Calore, la forza di attivazione della materia Yin.

RENE ACQUA

Specifico aspetto dello Yin di governare i liquidi organici, di raffreddare e umidificare il corpo.

RENE FUOCO

L'aspetto Yang di vaporizzare i liquidi e di regolarne la quantità presente nell'organismo.

- Fornisce Calore ed energia all'IT per avviare le trasformazioni e separazioni di puro e torbido.
- Fornisce la base di attività alla Vescica affinché compia le sue trasformazioni ed eliminazioni.
- Fornisce il Calore alla Milza per la digestione dei cibi e l'assorbimento dei liquidi.

MING MEN

Un incontro fertile di Acqua e Fuoco.

Le energie cosmiche ancestrali che presiedono alla vita.

La scintilla che accende la vita, le cui manifestazioni sono espresse dal Rene Yang.

E' un fuoco che va custodito preziosamente e mai spento.

E' la radice della Yuan Qi (energia costituzionale, sorgente profonda, il Jing in movimento) veicolata dai Canali Straordinari con l'aiuto del Calore fornito dal Ming Men.

E' la sorgente del Fuoco per tutti gli organi interni.

Scalda il RI e la Vescica.

Scalda la Milza e lo Stomaco per aiutare la digestione.

Armonizza la funzione sessuale e riscalda il Jing e l'utero.

Assiste la funzione di raccolta del Qi del Rene.

Assiste la funzione del Cuore di alloggiare lo Shen.

TURBE / DISFUNZIONI

- Rachitismo, sviluppo difficoltoso, fragilità ossea, debolezza ai denti.
- Paura, depressione, apatia, fobia.
- Insonnia.
- Acufeni e sordità.
- Perdita di sangue dal naso.
- Enuresi infantile. Se protratta oltre i tre anni, può dipendere da grandi paure, traumi o incapacità del Jing dei Reni di stabilizzarsi.

- Prolasso utero, retto e ano (anche collegati a Milza).
- Senilità precoce.
- Sterilità, impotenza.
- Fatica e calore in testa (disfunzione Rene Yang).
- Edema ed estremità fredde (Rene Yin).
- Parte inferiore dell'addome e schiena freddi.
- Crampi alle gambe.
- Urine pallide e abbondanti (Vuoto Yang del Rene).
- Urine scarse e scure (Vuoto Yin del Rene).
- Asma cronica (i Reni non riescono a trattenere in basso il Qi ricevuto dai Polmoni).
- Incontinenza ed enuresi.
- Spermatorrea e polluzioni notturne.
- Diarrea.
- Dolori al basso ventre.
- Squilibri ormonali.

VUOTO DI QI
debolezza degli arti, lombalgia, debolezza alle ginocchia, urine eccessive e frequenti, enuresi, perdita di gocce di urina dopo la minzione, eiaculazione precoce, spermatorrea, perdite vaginali croniche, minacce di aborto, prolasso dell'utero, edemi, calo dell'udito, capelli deboli, asma, palpitazioni, etc.

Cause:
età avanzata; costituzione; malattie croniche; eccessi in generale (attività fisica e sessuale, etc.); gravidanze ravvicinate; stress; insufficiente riposo.

VUOTO DI YIN
calore ai cinque centri (palmo delle mani, piante dei piedi, regione cardiaca), vertigini, astenia, febbre serale, bocca secca, dolori alle ossa, sudorazione notturna, lombalgia, acufeni, sordità, scarsa memoria, irritabilità, stipsi, urine scarse e scure, eiaculazioni precoci, emissioni notturne, etc.

Il Vuoto di Yin di Rene è spesso la radice del Vuoto di Yin degli altri organi.

Cause:
stress e superlavoro protratto a lungo; eccessiva attività sessuale; lunga malattia cronica; emorragie croniche; sovrastimolazione dello Yang del Rene (uso eccessivo di integratori e/o medicinali).

VUOTO DI YANG
astenia, apatia, sensazione di freddo alla schiena e alle ginocchia, debolezza nelle gambe, edemi, urine scarse o abbondanti e chiare, enuresi notturna, incontinenza, diarrea cronica, mancanza di desiderio sessuale, sterilità, impotenza, eiaculazione precoce, scarso appetito, acufeni, disturbi respiratori, etc.

Il Vuoto di Yang di Rene è spesso la radice del Vuoto di Yang degli altri organi.

Cause:
età avanzata; malattia cronica; eccessiva attività sessuale; ritenzione di Umidità protratta nel tempo.

VUOTO DI JING
scarso sviluppo osseo, disturbi dell'accrescimento, chiusura ritardata della fontanella nel bambino, ritardi mentali, difficoltà di apprendimento, amnesie, scarsa memoria, stordimento, ottusità mentale, sterilità, assenza di ovulazione, azoospermia, polluzioni notturne, scarso o assente desiderio sessuale, fragilità ossea, osteoporosi, debolezza di gambe e ginocchia, lombalgia, invecchiamento precoce, sordità, acufeni, denti deboli, caduta dei capelli, anemia, insonnia, etc.

Cause:
cattiva costituzione; età avanzata; eccessiva attività sessuale.

PUNTI DEL MERIDIANO DI RENE

R 1 YONG QUAN - FONTE ZAMPILLANTE

Punto Pozzo (Jing)
Punto Legno
Punto di Dispersione

- Regola, tonifica e disperde il Qi (sindromi da Pieno).
- Espelle il Calore.
- Tonifica notevolmente lo Yin.
- Favorisce la ripresa dei sensi in caso di perdita di coscienza.
- Sottomette il Vento (epilessia, vertigini, etc.).
- Purifica il cervello e calma lo Shen.
- Dirige verso il basso il Qi ribelle (in particolare lo Yang o il Vento del Fegato), il Vento e il Calore-Vuoto.
- Armonizza Cuore-Rene.

R 2 RAN GU - VALLE CHE ARDE

Punto Fonte (Ying)
Punto Fuoco
Punto inizio Yin Qiao Mai

- Purifica il Calore-Vuoto dei Reni (calore alla testa, sudorazione notturna, irrequietezza mentale, sete con gola e bocca secche di notte, etc.).
- Espelle il Calore-Vuoto dei Polmoni (con P10).
- Elimina il Calore-Vuoto del Cuore (con C6).
- Rafforza lo Yin Qiao Mai.
- Tonifica ed armonizza Fegato e Reni.
- Attiva lo Yang (Fuoco) dei Reni per favorire la digestione del cibo e delle esperienze della vita.

R 3 TAI XI - RUSCELLO MAGGIORE

Punto Ruscello e Sorgente (Shu-Yuan)
Punto Terra

- Tonifica notevolmente i Reni, il Jing, le ossa ed il Midollo, lo Yin e lo Yang di tutto il corpo.

- Agisce sulla Yuan Qi.
- Regola le funzioni dell'utero, poiché nutrito dal Jing (disturbi mestruali, mestruo irregolare, amenorrea, sanguinamento eccessivo, etc.).
- Fortifica la parte inferiore della schiena e le ginocchia (dolori lombari cronici).

R 4 DAZ HONG - GRANDE CAMPANA

Punto Luo

- Fortifica la schiena (molto efficace per lombalgia cronica da Vuoto del Rene).
- Tonifica Reni e Milza.
- Solleva lo Shen (esaurimento, paura, eccessiva timidezza, depressione da Vuoto cronico del Rene).

R 5 SHUI QUAN - FONTE D'ACQUA

Punto Xi

- Regola il Qi.
- Calma il dolore acuto (disturbi della minzione: cistite o uretrite acute).
- Regola il Sangue nell'utero (disturbi mestruali, amenorrea, etc. da Vuoto del Rene).
- Blocca il dolore addominale.

R 6 ZHAO HAI - MARE LUMINOSO

Punto apertura Yin Qiao Mai

- Punto importante per nutrire lo Yin del Rene.
- Nutre lo Yin ed i liquidi (secchezza della gola e degli occhi).
- Nutre lo Yin Qiao Mai.
- Dirige l'energia verso gli occhi (malattie croniche degli occhi, in particolare negli anziani affetti da Vuoto di Yin).
- Calma lo Shen (ansia, irrequietezza, etc.) e favorisce il sonno (efficace per l'insonnia).
- Rinfresca il Sangue (malattie della pelle da presenza di Calore nel Sangue).
- Stimola le funzioni dell'utero (amenorrea, prolasso, disturbi mestruali, leucorrea, etc.).
- Combinato con MC6 aiuta ad aprire il torace ed a far circolare il Qi nel petto (per dolori e senso di oppressione al petto).
- Favorisce il sonno.

R 7 FU LIU - CORRENTE CHE RITORNA

Punto Fiume (Jing)
Punto Metallo
Punto di Tonificazione

- Tonifica i Reni (soprattutto lo Yang).
- Dissolve l'Umidità nel RI (edema nelle gambe, gonfiore addominale, etc.).
- Regola la sudorazione (febbre, assenza di sudore o sudorazione notturna eccessiva, etc.).
- Con IT4: per favorire la sudorazione negli attacchi di Vento-Freddo esterno (disperdere).
- Con C6: per arrestare la sudorazione notturna da Vuoto dello Yin del Rene (tonificare).

R 8 JIAO XIN - INCROCIO CON MERIDIANO DI MILZA

Punto Xi di Yin Qiao Mai

- Purifica il RI.
- Rimuove le ostruzioni dal meridiano.
- Dissolve le masse addominali da stasi di Qi o stasi di Sangue.
- Regola il ciclo mestruale (soprattutto per disturbi da stasi di Sangue).

R 9 ZHU BIN - PALAZZO DELL'OSPITE

Punto Xi di Yin Wei Mai

- Calma lo Shen (grave ansia, paura, irrequietezza mentale, etc. da Vuoto di Yin del Rene).
- Tonifica lo Yin del Rene.
- Aprc e rilassa il torace (palpitazioni, tensione, dolore, senso di oppressione al petto, etc.).
- Armonizza Cuore e Reni.
- Tonifica il Fegato (indicato per espellere tossine).

R 10 YIN GU - VALLE DELLO YIN

Punto Mare (He)

- Dissolve l'Umidità dal RI (minzione difficile, dolorosa e frequente).
- Tonifica lo Yin del Rene.

R 11 HENG GU - OSSO TRASVERSO / ORIZZONTALE

Punto di riunione con Chong Mai

- Legato a Rene e sessualità (perdite seminali, impotenza / infertilità, prolasso di utero e retto, turbe urinarie, etc.).
- Tonifica la Milza, connessa all'assimilazione del cibo (trasforma il cibo in Qi e materia).
- Riequilibra i metabolismi (assieme a ST30).
- Purifica il Calore.
- Elimina l'Umidità.

R 12 YIN GUAN - SUPREMA AUTORITA'

Punto di riunione con Chong Mai

- Tonifica e regola Reni e Vescica.

R 13 QI XUE - FORO DEL QI

Punto di riunione con Chong Mai

- Tonifica in modo profondo i Reni e il Jing.
- Regola il ciclo mestruale.
- Rimuove masse e ostruzioni nell'addome e nel torace.

R 14 SI MAN - QUATTRO PIENEZZE

Punto di riunione con Chong Mai

- Tonifica il Qi nel RI.
- Regola la circolazione del Qi e del Sangue nell'addome.
- Rimuove masse e ostruzioni nell'addome.

R 15 ZHONG ZHU - CORRENTE CENTRALE

Punto di riunione con Chong Mai

- Disperde il Calore nel RI.

R 16 HUANG SHU - PUNTO SHU DEI CENTRI VITALI

Punto di riunione con Chong Mai

- Stimola la circolazione del Qi nel RI.
- Rimuove le ostruzioni dal meridiano.
- Tonifica i Reni, il Cuore e lo Shen.

R 17 SHANG QU - MERCANTE DISONESTO

Punto di riunione con Chong Mai

- Stimola la circolazione del Qi nel RI.

R 18 SHI GUAN - BARRIERA DI PIETRA

Punto di riunione con Chong Mai

- Tonifica il Vuoto di Milza e Reni.
- Favorisce la discesa dello Yang.

R 19 YIN DU - CAPITALE DEGLI YIN

Punto di riunione con Chong Mai

- Espelle il Calore.
- Tonifica i Reni, la Milza e i Polmoni.

R 20 TONG GU - FONDO DELLA VALLE

Punto di riunione con Chong Mai

- Stimola la circolazione del Qi nel RM, nella Milza, nello Stomaco e nel Fegato.
- Espelle il Flegma e l'Umidità.

R 21 YOU MEN - PORTA PROFONDA

Punto di riunione con Chong Mai

- Espelle il Calore e l'Umidità.
- Tonifica la Milza e il Cuore.

R 22 BU LANG - AVANZARE NEL CORRIDOIO

Punto Shu del dorso di Polmone

- Espelle l'Umidità e il Flegma.
- Tonifica il Qi dei Polmoni.

R 23 SHEN FENG - RICCHEZZA DELLO SHEN

Punto Shu del dorso di Cuore

- Espelle l'Umidità.
- Tonifica il Cuore e la Milza.
- Calma lo Shen.

R 24 LING XU - ANIMA LIBERA

Punto Shu del dorso di Fegato

- Tonifica il Qi del Fegato e della Milza.
- Calma lo Shen.

R 25 SHEN LANG - CONSERVAZIONE DELLO SHEN

Punto Shu del dorso di Milza

- Espelle l'Umidità.
- Tonifica il Qi della MIlza.
- Punto importante per l'asma.
- Calma lo Shen.
- Punto locale per muovere Qi e Sangue nel petto (Vuoto di Yang del Cuore e del Rene).

R 26 YU ZHONG - PROSPERITA' DEL CENTRO

Punto Shu del dorso di Rene

- Elimina il Flegma.
- Tonifica i Reni, la Milza e lo Stomaco.

R 27 SHU FU - MAGAZZINO DEGLI SHU

Punto Riunione degli Shu del dorso

- Stimola la funzione del Rene di ricevimento del Qi.
- Dissolve il Flegma e l'Umidità.
- E' una sintesi degli altri cinque punti precedenti.
- Grande punto di relazione fra Reni e Polmoni. Ottimo quando il Qi di Polmone non riesce a scendere per raggiungere i Reni (tosse secca o asma).
- Sottomette il Qi ribelle.

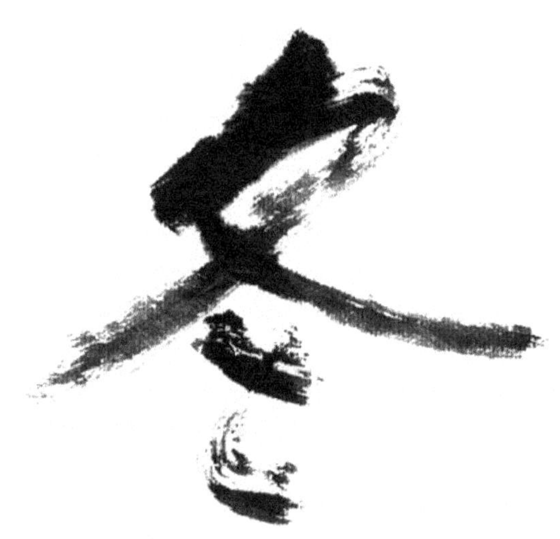

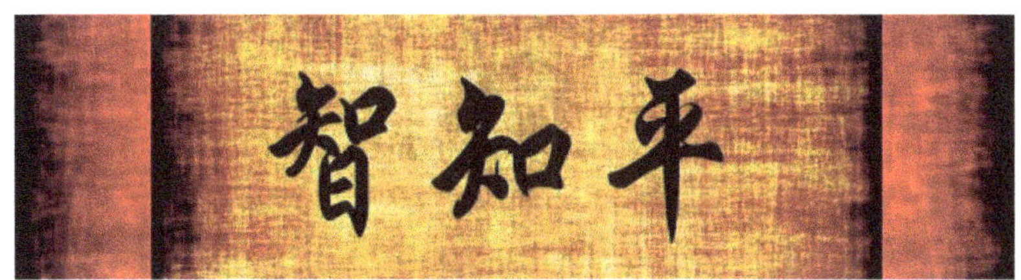

MASTRO DEL CUORE

CIRCOLAZIONE **YU = V 14 BO = VC 17**

19.00 - 21.00

PROTEZIONE
SENTIMENTI
EMOZIONI
GIOIA
RISATA
MADRE DEL SANGUE
PERICARDIO
SISTEMA CIRCOLATORIO E LINFATICO
VASI SANGUIGNI
LINGUA
SUDORE
SESSUALITA' (aspetto psichico e spirituale / energia sessuale come esperienza emotiva: innamoramento, abusi, etc.)

L'Ufficiale Ambasciatore, che guida i sudditi nelle gioie e nei piaceri.

Il Protettore del Cuore.

FUNZIONI

- Diffonde i voleri e le istanze del Cuore attraverso la circolazione del Sangue (l'influsso dello Shen: senso di appartenenza alla vita e quindi gioia e allegria).
- Filtro e protezione da influssi nocivi esterni, shock o traumi emotivi, affinché non danneggino il Cuore (anche Calore, Freddo, Umidità, etc.).
- Funzione di collegamento Cuore-Rene (Calore prodotto dal Rene e diffuso dal Cuore) e di intermediazione e armonizzazione della sessualità (Rene: aspetto fisico e Cuore: aspetto psichico, emotivo e spirituale).
- Funzione di collegamento fra Fegato e Cuore (livello Jue Yin), gli organi più correlati alle emozioni.
- Molti punti del MC hanno una forte influenza sullo stato mentale ed emozionale, spesso usati per difficoltà relazionali.
- Per trattare il Calore nel Sangue che provoca abbondanti emorragie.
- Favorisce il flusso e la regolazione del Sangue in caso di ristagno, soprattutto nel torace.
- Forte azione calmante dello Shen (insonnia, agitazione mentale, logorrea e comportamento maniacale, ansia e irritabilità, qualunque shock o trauma emotivo).
- Per trattare Calore o Flegma nel Cuore (stati di delirio, epilessia, coma, ulcere alla lingua, febbre molto alta, etc.).
- Per regolare l'azione del Cuore in generale (aritmie, palpitazioni, dolori al torace, etc.).

TURBE / DISFUNZIONI

- Problemi di circolazione sanguigna centrale e periferica (pressione non nella norma, gonfiore o senso di freddo alle estremità, difficoltà respiratorie e malessere emotivo dovuti a ristagno di Sangue del Cuore o ristagno di Qi del Fegato nel torace).
- Angina e palpitazioni.
- Dolore al torace in generale.

- Ulcere gastriche e duodenali, bruciori di stomaco (area di diagnosi di MC).
- Tendenza a sentirsi facilmente affaticati o completamente sfiniti.
- Stress o tensione che provoca inquietudine e sonni agitati (mancanza di Sangue nel Cuore).
- Grande impazienza priva della capacità di agire.
- Eccessivo concentrarsi sul lavoro (in modo che questioni personali passino in secondo piano).
- Ipersensibilità e comportamento estremamente intenso.
- Atteggiamento esigente e aggressivo.
- Apparente assenza di emozioni.
- Sbadataggine.
- Vulnerabilità.
- Paura del contatto.

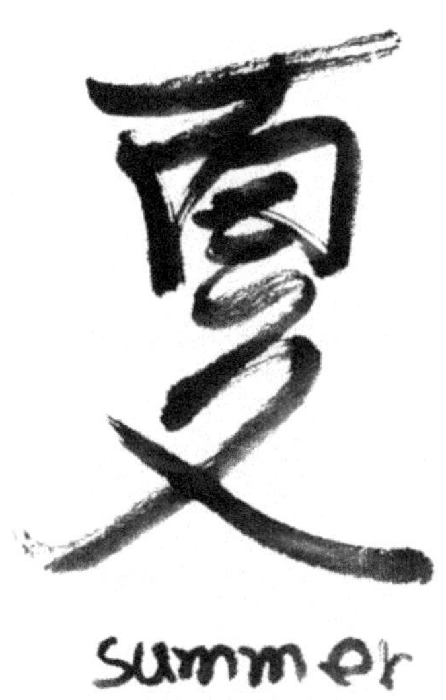

PUNTI DEL MERIDIANO DI MASTRO DEL CUORE

MC 1 TIAN CHI - STAGNO CELESTE

Punto di riunione con meridiano del Fegato

- Disperde il Vento ed elimina l'Umidità.

MC 2 TIAN QUAN - SORGENTE CELESTE

- Elimina il Vento e il Vento-Calore.

MC 3 QU ZE - CURVA DELLA PALUDE

Punto Mare (He)
Punto Acqua

- Tonifica il Cuore e i Polmoni.
- Ha due funzioni importanti: regola gli intestini e raffredda il Sangue.
- Sottomette il Qi ribelle dello Stomaco.
- Purifica il Calore (per colpi di sole acuti, Calore nell'addome, stadi finali malattie febbrili associate a eruzioni cutanee e convulsioni).
- Stimola la discesa del Qi di Stomaco (nausea, vomito).
- Punto di rianimazione (apre gli orifizi del Cuore favorendo la ripresa dei sensi).
- Rinfresca il Sangue, lo mobilizza e ne rimuove la stasi (Calore nel Sangue cronico che può causare sanguinamento mestruale eccessivo, coaguli di sangue, ristagno, fibromi uterini, etc.).
- Calma lo Shen in caso di Fuoco del Cuore (ansia eccessiva, palpitazioni, etc.).

MC 4 XI MEN - PORTA DELLA FESSURA

Punto Xi

- Regola il MC.
- Rimuove le ostruzioni dal meridiano.
- Essendo punto Xi, blocca il dolore nelle condizioni acute.
- Calma molto il Cuore e ne regola il ritmo (aritmia, palpitazioni, angina pectoris, etc.).

- Elimina la stasi di Sangue nel torace (ottimo per dolore al petto da stasi di Sangue del Cuore).
- Purifica e raffredda il Calore del Sangue (malattie della pelle, ulcere, etc.).
- Rafforza lo Shen nei casi di Vuoto del Cuore (paura, mancanza di energia mentale, timidezza eccessiva, etc.).

MC 5 JIAN SHI - INTERMEDIARIO

Punto Fiume (Jing)
Punto Metallo
Punto di incrocio dei tre meridiani Yin del braccio

- Tonifica e regola il Cuore ed il MC.
- Punto importante per dissolvere il Flegma nel Cuore (delirio, afasia, coma, etc.) che, se cronico, può portare a malattie mentali (profonda depressione maniacale, isteria, psiconevrosi, schizofrenia, irrequietezza, attacchi di epilessia, perdita di coscienza, etc.).
- Regola il Qi del Cuore e ne rimuove la stasi (sensazione di tensione e oppressione al petto).
- Sottomette il Qi ribelle dello Stomaco (nausea, vomito, etc.).
- Purifica il Fuoco del Cuore (insonnia, ulcerazioni della bocca, bocca amara e secca, irrequietezza mentale, etc.).
- Punto empirico per la malaria.
- Calma lo Shen.

MC 6 NEI GUAN - BARRIERA INTERNA

Punto Luo
Punto apertura Yin Wei Mai

- Regola il Qi e il Sangue nel torace (tensione, dolore, oppressione al petto, etc.).
- Libera il Qi del Fegato.
- Molto efficace per depressione, sindrome premestruale, ansia e irritabilità.
- Calma notevolmente lo Shen.
- Apre il torace (sensazione di oppressione, dolore al petto).
- Favorisce il sonno.
- Armonizza lo Stomaco (sottomette il Qi ribelle, dolore all'epigastrio, rigurgiti acidi, singhiozzo, eruttazione, etc.).
- Efficace per dolore cervicale/occipitale, soprattutto nelle donne che hanno subito un'isterectomia.
- Regola le mestruazioni dolorose e irregolari e la tensione emozionale che ne deriva (per la relazione con il Fegato e l'azione di mobilizzare il Sangue).
- Tonifica ed armonizza Cuore e Milza.

MC 7 DA LING - GRANDE COLLINA

Punto Ruscello e Sorgente (Shu-Yuan)
Punto Terra
Punto di Dispersione

- Calma lo Shen (più efficace nelle donne). Più idoneo per problemi emozionali dovuti alla rottura di un legame o da rapporti difficili.
- Purifica il Fuoco del Cuore (punto importante per disturbi mentali come forte ansia, irrequietezza, confusione mentale, comportamento maniacale, etc.).
- Armonizza lo Stomaco.
- Espelle il Vento ed il Calore.

C 7	MC 7
Entrambi nutrono il Sangue del Cuore e calmano lo Shen	
Più indicato per le sindromi da Vuoto	Più indicato per le sindromi da Pieno
Non idoneo per le malattie da Calore	Importante per le malattie da Calore
Lieve azione calmante sullo Shen	Più efficace per l'ansia grave e la mania
Non apre gli orifizi del Cuore	Apre gli orifizi del Cuore
Più efficace negli uomini	Più efficace nelle donne, in particolare per problemi emozionali dovuti alla rottura di un legame

MC 8 LAO GONG - PALAZZO DEL LAVORO

Punto Fonte (Ying)
Punto Fuoco

- Il punto più importante per disperdere il Fuoco del Cuore e il Calore in casi cronici o acuti (ulcerazioni della bocca, infiammazioni, malattie febbrili, delirio, etc.).
- Calma lo Shen.

MC 9 ZHONG CHONG - ASSALTO CENTRALE

Punto Pozzo (Jing)
Punto Legno
Punto di tonificazione

- Elimina il Calore (sia in caso acuto che cronico).
- Espelle il Vento interno (indicato per Attacco Cerebro-Vascolare, abbinato agli altri punti Pozzo delle mani).
- Ripristina lo stato di coscienza.
- Tonifica il Cuore e il MC.
- Particolarmente indicato per ictus e convulsioni infantili.

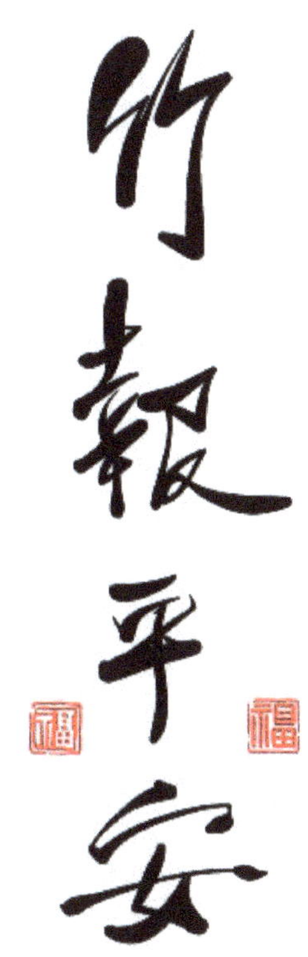

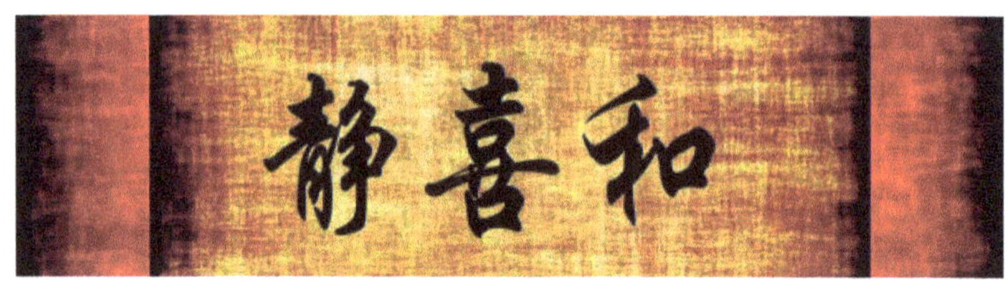

TRIPLICE RISCALDATORE

PROTEZIONE **YU = V 22** **BO = VC 5**

21.00 - 23.00

SISTEMA IMMUNITARIO
SISTEMA LINFATICO
TERMOREGOLATORE
METABOLIZZATORE
ATTIVA E DIFFONDE
ESPORSI A PERICOLI
AUTOPROTEZIONE EMOTIVA
EMOZIONI
SENTIMENTI
ENERGIA SESSUALE COME ESPERIENZA EMOTIVA (innamoramento, abusi, etc.)

Grande Maestro delle Acque (sistema linfatico, ritenzione idrica, circolazione sanguigna) e Grande Protettore (sistema immunitario).

Lavora a stretto contatto con il MC, è il suo intimo collaboratore.

FUNZIONI

- Grande metabolizzatore, distillatore, diffusore; grande motore che attiva e fa circolare (sotto la spinta del Jing dei Reni da cui origina).
- Le funzioni del TR coinvolgono tutti gli altri Zang-Fu poiché sovrintende all'attivazione delle loro energie e ne favorisce gli specifici metabolismi.
- Legato ai Reni e al processo di sviluppo del feto, del prendere forma dell'essere umano.
- Diffonde a tutto l'organismo l'energia e la vitalità del Rene (MC è il Primo Ministro del Cuore e TR è l'Ambasciatore del Rene: asse Cuore-Rene).
- Via delle acque e strada maestra della Yuan Qi (il Jing dei Reni in movimento, in forma di Qi), la forza motrice che attiva tutte le funzioni fisiologiche del corpo e fornisce il calore per la digestione.
- Attiva le trasformazioni organiche (di cibo, liquidi, etc.) e fa circolare le sostanze prodotte da tali trasformazioni (Qi, Sangue, Jin-Ye, etc.).
- Governa tutto il Qi dell'organismo, in particolare presiede alla formazione e diffusione del Wei Qi, il Qi difensivo (a livello del RS) e del Ying Qi, quello nutritivo (a livello del RM).

RISCALDATORE SUPERIORE

(sopra il diaframma) C e P: Come una nebbia.
Diffonde tutti i fluidi corporei purificati alla superficie del corpo e a tutto l'organismo sotto forma di fine vapore (aspetto della funzione di distribuzione dei Polmoni).

RISCALDATORE MEDIO

(fra il diaframma e l'ombelico) ST-M-VB: Come una camera di fermentazione.
Attiva il processo digestivo di solidi e liquidi e la produzione della Ying Qi (energia nutritiva) che il TR diffonde poi a tutti gli Organi e Visceri.

RISCALDATORE INFERIORE

(basso addome) IC-IT-V-R-F: Come un canale di drenaggio.
Provvede alla separazione del puro dal torbido ed all'eliminazione della parte impura.

TR e MC = meridiani di relazione, circolazione, sesso e protezione

TURBE / DISFUNZIONI

- Difficoltà nel campo delle relazioni con gli altri.
- Essere sempre sulla difensiva (quindi rigidità e tensione dappertutto).
- Sensibilità eccessiva ai cambiamenti ambientali, di temperatura e umidità.
- Raffreddori continui con infiammazione ai nodi linfatici.
- Oppressione al petto e alla parete addominale.
- Pelle ipersensibile (dolore, prurito, eczemi, orticaria).
- Invasione di Vento-Calore (sordità, dolore nell'angolo palpebrale esterno, otalgia, dolore dietro alle orecchie, gonfiore alle guance e mal di gola – lingua con induito giallo o bianco solo su un lato; nei bambini: punti rossi solo su un lato) – RS.
- Ritenzione di cibo nello stomaco (legata alla funzione di Stomaco) – RM.
- Disfunzioni urinarie o turbe della defecazione – RI.
- Febbre e male alle orecchie.
- Infiammazione nel corpo.
- Colpo di frusta.
- Essere distratti, anche nelle azioni e movimenti fisici.
- Mettersi in situazioni non adatte a se stessi.
- Esporsi a situazioni di pericolo sia fisiche che sentimentali.

PUNTI DEL MERIDIANO DI TRIPLICE RISCALDATORE

TR 1 GUAN CHONG - ASSALTO DELLA BARRIERA

Punto Pozzo (Jing)
Punto Metallo

- Stimola la trasformazione dei liquidi.
- Espelle il Vento-Calore (febbre, infiammazioni alla gola, dolore alle orecchie, etc.).
- Ripristina lo stato di coscienza, essendo punto Pozzo (indicato nella fase acuta dell'ictus e delle convulsioni).

TR 2 YE MEN - PORTA DEI LIQUIDI

Punto Fonte (Ying)
Punto Acqua

- Stimola la trasformazione dei liquidi.
- Elimina il Vento-Calore (infiammazioni alla gola, agli occhi, disturbi delle orecchie, infezioni, etc.).
- Giova agli organi di senso, ma in particolare all'orecchio (acufeni, sordità, etc.).
- Rimuove le ostruzioni dal meridiano.
- Sindrome Ostruttiva Dolorosa delle dita.

TR 3 ZHONG ZHU - ISOLOTTO MEDIO / CENTRALE

Punto Ruscello (Shu)
Punto Legno
Punto di Tonificazione

- Regola il Qi.
- Rimuove la stasi del Qi di Fegato (dolore all'addome, alterazioni dell'umore, depressione, etc.).
- Solleva lo Shen (indicato per depressione, abbinato a VG20).
- Espelle il Vento e il Calore.
- Giova alle orecchie (acufeni, tinnito, sordità, etc.).
- Rimuove le ostruzioni dal meridiano.

TR 4 YANG CHI - STAGNO DELLO YANG

Punto Sorgente (Yuan)

- Rimuove le ostruzioni dal meridiano (dolori e rigidità a polso, braccio e spalla).
- Rilassa muscoli e tendini.
- Espelle il Calore e l'Umidità.
- Cefalee occipitali (da invasione di Vento esterno).
- Stimola la trasformazione e l'espulsione dei liquidi, in caso di accumulo di Umidità nel RI (efficace abbinato a V64).
- Tonifica la Yuan Qi (efficace in tutte le patologie croniche, quando i Reni sono in Vuoto e il paziente è molto debilitato).
- Tonifica Chong Mai e Ren Mai (indicato per turbe legate al Sangue e al Qi, come disturbi del ciclo o della gravidanza, mestruazioni irregolari o dolorose, amenorrea, etc.).
- Abbinato a ST42: tonifica notevolmente ST e Milza (in caso di grave debolezza, debilitazione).

TR 5 WAI GUAN - BARRIERA ESTERNA

Punto Luo
Punto di apertura Yang Wei Mai

- Libera l'Esterno: espelle il Vento-Calore (febbre, mal di gola, sudorazione notturna, avversione al freddo, infezioni, etc.), il Freddo e l'Umidità.
- Rimuove le ostruzioni dal meridiano (dolori a spalla, collo e gomito, etc.).
- Giova alle orecchie (infezioni da Vento-Calore esterno o acufeni e sordità da salita del Fuoco del Fegato o fuga dello Yang del Fegato).
- Emicranie temporali dovute a fuga dello Yang del Fegato.

TR 6 ZHI GOU - DIRAMAZIONE DEL CANALE DI SCOLO

Punto Fiume (Jing)
Punto Fuoco

- Regola il Qi.
- Stimola il libero fluire dei liquidi ed elimina le stasi.
- Espelle il Calore (dolore addominale, stipsi,, etc.).
- Elimina il Vento-Calore nel Sangue (malattie cutanee con eruzioni, herpes zoster, orticaria, prurito che va e viene e cambia localizzazione – abbinarlo con VB31).
- Mobilizza il Qi del Fegato (rimuove le stasi).

TR 7 HUI ZONG - MERIDIANI CONVERGENTI

Punto Xi

- Calma il dolore nelle sindromi acute (essendo punto Xi).
- Rimuove le ostruzioni dal meridiano.
- Ha un'azione su orecchie, tempie e zona delle sopracciglia.

TR 8 SAN YANG LUO - PUNTO D'INCONTRO DEI TRE YANG

Punto d'incontro dei tre meridiani Yang del braccio

- Rimuove le ostruzioni dal meridiano (dolori a braccio, collo, spalle e occipite).
- Rilassa i tendini, calma il dolore e attenua la rigidità.
- Purifica il Calore.

TR 9 SI DU - QUATTRO FIUMI

- Regola il Qi nella parte superiore (crampi e dolori a collo e testa).

TR 10 TIAN JING - POZZO CELESTE

Punto Mare (He)
Punto Terra
Punto di Dispersione

- Regola il Qi (Ying Qi e Wei Qi) e il libero fluire dei liquidi.
- Rilassa i tendini, arresta il dolore e attenua la rigidità (soprattutto per dolore al gomito).
- Elimina l'Umidità-Calore e il Flegma (gonfiore ghiandolare della gola e delle tonsille).
- Elimina la stasi del Qi del Fegato (depressione, apatia, variazioni di umore, etc.).
- Arresta la sudorazione eccessiva.

TR 11 QING LENG QUAN - ABISSO LIMPIDO E FRESCO

- Espelle il Vento-Calore da collo e schiena (mal di denti, cefalea, dolori a spalla e braccio).

TR 12 XIAO LUO - FIUME SCOMPARSO

- Espelle il Vento e l'Umidità (dolori e rigidità ai muscoli dorsali e cervicali, mal di testa, mal di denti, etc.).

TR 13 NAO HUI - CONVERGENZA DELLA SPALLA

Punto di Yang Wei Mai

- Espelle il Vento.
- Punto locale molto sensibile in caso di dolore alla parte superiore del braccio.

TR 14 JIAN LIAO - FESSURA DELLA SPALLA

- Espelle il Vento e l'Umidità.
- Punto locale importante per dolore e artrite articolazione della spalla (fra TR14 e TR15 usare quello più doloroso alla pressione).

TR 15 TIAN LIAO - FESSURA CELESTE

Punto di Yang Wei Mai

- Espelle il Vento e l'Umidità.
- Punto locale importante per dolore alla spalla (fra TR14 e TR15 usare quello più doloroso alla pressione)

TR 16 TIAN YOU - FINESTRA DEL CIELO

- Regola il fluire del Qi dall'alto al basso e viceversa (in caso di blocco di energia nella testa o nel tronco e arti).

TR 17 YI FENG - RIPARO DAL VENTO

Punto di incrocio con meridiani di TR e VB

- Punto locale importante per disturbi delle orecchie di origine interna o esterna (infezioni, sordità, acufeni, vertigini, otite, etc.).
- Espelle il Vento, soprattutto dal viso (nevralgia del trigemino e paralisi facciale).

TR 18 QI MAI - NUTRIMENTO DEI MERIDIANI

- Espelle il Vento.
- Calma gli spasmi e la paura nei bambini (paresi infantili, tendenza a spaventarsi facilmente, incubi, etc.).

TR 19 LU XI - SOFFIO DEL CRANIO

- Espelle il Vento e l'Umidità.
- Regola il Qi.

TR 20 JIAO SUN - ANGOLO DELL'ORECCHIO

Punto di riunione dei meridiani di IC, IT e VB

- Espelle il Vento e l'Umidità.
- Calma gli spasmi.

TR 21 ER MEN - PORTA DELL'ORECCHIO

- Elimina il Calore.
- Punto locale per disturbi delle orecchie (acufeni, infiammazioni, otite, sordità, etc.).

TR 22 HE JIAO - OSSO DELL'ARMONIA

Punto di riunione dei meridiani di IT e VB

- Espelle il Vento e l'Umidità.
- Tonifica il Qi.

TR 23 SI ZHU KONG - CONCA DEL BAMBU' DI SETA

- Punto locale per disturbi oculari e cefalea con dolore attorno agli occhi.
- Punto locale per paralisi facciale.
- Giova agli occhi (infiammazioni oculari, perdita della vista, etc.).
- Calma il dolore.

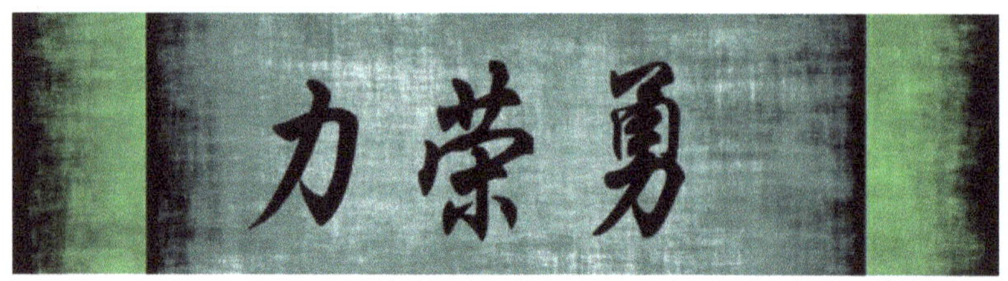

VESCICOLA BILIARE

DISTRIBUZIONE **YU = V 19** **BO = VB 24**

23.00 - 01.00

DECISIONE, PRENDERE DECISIONI
METTERE IN PRATICA LE IDEE
CAPACITA' ORGANIZZATIVA
PIANIFICAZIONE
CAPACITA' D'INIZIATIVA
CORAGGIO
DETERMINAZIONE
ASSUMERSI RESPONSABILITA'
TRATTENERSI, ESITARE, RESISTERE
PAZIENZA
DIPENDENZA
ASSUEFAZIONE
CONTROLLO
RABBIA TRATTENUTA, REPRESSA
TIMIDEZZA
FLESSIBILITA'
COORDINAZIONE
EQUILIBRIO
IMPARZIALITA'
ECCESSIVA PREOCCUPAZIONE PER I DETTAGLI
TENSIONE MUSCOLARE
MUSCOLI, TENDINI, LEGAMENTI

L'Ufficiale che esegue gli ordini, decide e distribuisce l'energia.

FUNZIONI

- Capacità di decidere e di scegliere (e vivere vuol dire scegliere!).
- Valutare ed emettere un giudizio. Il suo legame con il Cuore, a cui compete il giusto discernimento, consente di operare scelte consapevoli sul cammino della propria crescita personale.
- Immagazzina e secerne la Bile (una sostanza estremamente pura, frutto di varie distillazioni, che riceve dal Fegato) che diffonde in profondità all'organismo e che a livello più materiale favorisce la digestione e i metabolismi in genere.
- Invia il Qi a muscoli e tendini, controllandone la motilità e l'agilità (il Fegato invia il Sangue e controlla l'aspetto più Yin: tono dei muscoli e solidità dei tendini).
- Appartiene ai Visceri Straordinari e possiede molte caratteristiche degli organi: non comunica con l'esterno, immagazzina una sostanza molto pura e preziosa (la bile), svolge un ruolo di supervisione su gli altri 11 Zang-Fu.
- Influenza la qualità e la lunghezza del sonno (se in Vuoto ci si sveglia presto e si è incapaci di riaddormentarsi).
- Sostiene i lati del corpo e per questo può avere un ruolo fondamentale nei problemi posturali.

TURBE / DISFUNZIONI

- Timidezza, indecisione, esitazione, facilità a scoraggiarsi, a mollare, riluttanza ad assumere rischi.
- Ittero (quando la bile viene dispersa all'esterno per un deficit della VB).
- Svegliarsi presto al mattino, incapaci di riaddormentarsi di nuovo (Vuoto di VB).
- Irritabilità, bocca amara, sete, cefalea (Fuoco nel Fegato e nella VB causato da collera repressa per lungo tempo).
- Problemi posturali (poiché sostiene i lati del corpo).
- Tensioni al collo, spalle, rigidità muscolare, mal di testa, emicranie.
- Vista debole, disturbi agli occhi.

- Scarsa coordinazione muscolare (essere maldestri e soggetti ad incidenti).
- Artrite.
- Dolori alle anche, sciatica.

Per rilassare e rinforzare giunture e tendini si può agire sul tendine d'Achille che, pur non trovandosi sul meridiano di VB, in quanto tendine maggiore, esercita una forte influenza su tutti gli altri.

VUOTO
vertigini, visione offuscata, ipertensione arteriosa, irritabilità, agitazione, timidezza, sospiri, sussultare facilmente, mancanza di coraggio e di iniziativa, etc.

Cause:
problemi emozionali.

UMIDITA'-CALORE
dolore ai fianchi e ai lati del torace, nausea, vomito, difficoltà digestive, febbre, urine scarse e scure, bocca amara, eczemi genitali, leucorrea gialla e maleodorante, etc.

Cause:
eccessivo consumo di alcolici e cibi grassi; invasione di Calore e Umidità esterni; collera e risentimento provati a lungo tempo.

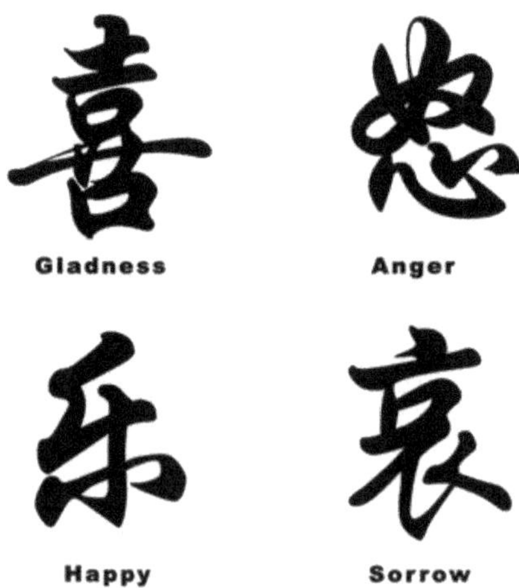

PUNTI DEL MERIDIANO DI VESCICOLA BILIARE

VB 1 TONG ZI LIAO - FORAME DELLA PUPILLA

Punto di riunione con meridiani di IT e TR

- Punto locale importante per disturbi oculari (visione offuscata, miopia, etc.) e problemi agli occhi da Fuoco del Fegato (secchezza, rossore, dolore, etc.).
- Espelle il Vento-Calore (congiuntivite).
- Emicranie e cefalee attorno alla tempia e all'angolo esterno dell'occhio (da Fuoco o Yang del Fegato).

VB 2 TING HUI - RIUNIONE DELL'UDITO

- Stimola il libero fluire del Qi.
- Punto locale importante per malattie dell'orecchio (acufeni, sordità, infiammazioni, etc. causati da Fuoco del Fegato).
- Espelle il Vento esterno (efficace per otite da Vento-Calore esterno).
- Rimuove le ostruzioni dal meridiano.

VB 3 SHANG GUAN - BARRIERA SUPERIORE

Punto di riunione con meridiani di ST e TR

- Giova alle orecchie (acufeni, tinnito, sordità, etc.).
- Espelle il Vento (paralisi facciale, emicrania, mal di denti, etc.).
- Calma gli spasmi (attacchi epilettici).

VB 4 HAN YAN - MASCELLA SAZIA

Punto di riunione con meridiani di VB, ST e TR

- Espelle il Vento.

VB 5 XUAN LU - CRANIO PENDENTE

Punto di riunione dei meridiani di ST e TR

- Espelle il Vento e il Calore.
- Regola il Qi.
- Usato per i disturbi del movimento (convulsioni e movimenti spastici) e della parola.

VB 6 XUAN LI - DEVIAZIONE DEL CRANIO PENDENTE

Punto di riunione con meridiani di TR e ST

- Espelle l'Umidità-Calore dalla Milza.
- Rimuove le ostruzioni dal meridiano.
- Punto importante per emicranie ai lati della testa.
- Per dolore che dalle orecchie si estende a un lato della testa.
- Per disturbi della parola, mancanza di motivazione e forza di volontà.

VB 7 QU BIN - CURVA DELLA TEMPIA

Punto di riunione con meridiano di Vescica

- Emicrania, rigidità cervicale, mal di denti, etc..
- Rilassa la mandibola.

VB 8 SHUAI GU - VALLE PRINCIPALE

Punto di riunione con meridiano di Vescica

- Rimuove le ostruzioni dal meridiano.
- Punto locale importante per disturbi da fuga dello Yang del Fegato (acufeni, sordità, emicranie, etc.).
- Espelle l'Umidità, il Vento e il Flegma.

VB 9 TIAN CHONG - ASSALTO DEL CIELO

Punto di riunione con meridiano di Vescica

- Punto locale importante per emicranie ai lati della testa.
- Sottomette il Qi ribelle.

- Elimina il Vento interno (spasmi, convulsioni, epilessia, contrazione dei muscoli, etc.).
- Calma lo Shen (notevole effetto a livello mentale).
- Usato per disturbi del movimento e della parola.

VB 10 FU BAI - BIANCO SUPERFICIALE

Punto di riunione con meridiano della Vescica

- Espelle il Vento, l'Umidità e il Calore.
- Regola il Qi.

VB 11 QIAO YIN - APERTURA DELLO YIN

Punto di riunione con meridiano della Vescica

- Espelle il Vento e il Calore.
- Regola il Qi del Fegato.

VB 12 WAN GU - OSSO INTERO

Punto di riunione con meridiano della Vescica

- Espelle il Vento esterno (infiammazioni all'orecchio, torcicollo, etc.) e sottomette quello interno (epilessia, convulsioni, etc.).
- Regola il Qi del Fegato.
- Punto locale per emicranie che si manifestano lungo il meridiano di VB.
- Per l'insonnia da Fuga dello Yang del Fegato o salita del Fuoco del Fegato (con V18 e V19).
- Calma lo Shen.

VB 13 BEN SHEN - RADICE DELLO SHEN

Punto di Yang Wei Mai

- Elimina il Vento interno (efficace nell'Attacco Cerebro-Vascolare e nell'epilessia).
- Molto importante per problemi mentali ed emozionali (per schizofrenia: con C5 e VB38).
- Raccoglie il Jing nella testa (per questo è profondamente efficace a livello mentale ed emozionale). Combinandolo con altri punti che nutrono il Jing (per

esempio VC4), attira il Jing verso la testa, calmando lo Shen e rafforzando la forza di volontà.
- Per gelosia persistente e irragionevole con sospetti ingiustificati.
- Calma notevolmente lo Shen e attenua l'ansia da preoccupazione costante e pensieri fissi (più efficace se combinato con VG24).
- Sottomette lo Yang del Fegato che sale.

VB 14 YANG BAI - YANG LUMINOSO

Punto di Yang Wei Mai

- Espelle il Vento esterno; punto locale per turbe che riguardano un lato della testa (paralisi facciale, dolore al bulbo oculare, cefalea frontale unilaterale, etc.).
- Sottomette il Qi ribelle (nausea, vomito, etc.).

VB 15 TOU LIN QI - LACRIME CHE SCENDONO

Punto di Yang Wei Mai
Punto di riunione con meridiano di Vescica

- Elimina il Vento.
- Per senso di pesantezza alla testa, pensiero non chiaro, confusione mentale, mente offuscata.
- Regola lo Shen (riequilibra lo stato mentale).
- Equilibra le emozioni (alternanza degli stati di umore: da depressione a euforia).
- Stimola e regola le funzioni di Fegato e VB.

VB 16 MU CHUANG - FINESTRA DEGLI OCCHI

Punto di Yang Wei Mai
Punto di riunione con meridiani di VB e Fegato

- Elimina il Vento.
- Stimola e regola le funzioni di Fegato e VB.

VB 17 ZHENG YING - GESTIRE CORRETTAMENTE

Punto di Yang Wei Mai

- Elimina il Vento.
- Calma il dolore.

VB 18 CHENG LING - SOSTENERE LO SPIRITO

Punto di Yang Wei Mai

- Calma lo Shen (efficace per disturbi mentali, come pensieri ossessivi e demenza).
- Regola il Qi del Fegato.

VB 19 NAO KONG - CERVELLO VUOTO (SPAZIOSO)

Punto di Yang Wei Mai

- Elimina il Vento.
- Sottomette lo Yang.
- Regola il Fegato e la funzione dei Reni.
- Fornisce spazio al cervello (confusione mentale, mente offuscata, etc.).

VB 20 FENG CHI - STAGNO DI VENTO

Punto di Yang Wei Mai
Punto di riunione con meridiano del TR

- Elimina il Vento interno (vertigini) ed esterno (cefalea, cervicalgia, collo rigido, etc.).
- Regola il Fuoco e lo Yang del Fegato (fra i più importanti per disturbi agli occhi,visione offuscata, miopia, cateratta, irite, atrofia del nervo ottico, cefalee da Fuoco del Fegato, etc.).
- Ha un'azione sulle orecchie (acufeni, tinnito e sordità).
- Tonifica il midollo e nutre il cervello (scarsa memoria e vertigini).
- Legato alla capacità di scegliere ed alla consapevolezza delle esperienze maturate.

VB 21 JIAN JING - POZZO DELLA SPALLA

Punto di Yang Wei Mai
Punto di riunione con i meridiani di TR e IC

- Elimina il Vento e il Calore (dolori a spalle e collo).
- Regola il Qi ed il libero fluire dei liquidi.
- Stimola la produzione del latte nella puerpera.
- Punto importante per problemi connessi alla gravidanza e al parto (minaccia di aborto, aborti associati ad emorragia uterina, ritenzione della placenta, emorragia post parto, etc.).
- Stimola le contrazioni e il parto.

VB 22 YUAN YE - ABISSO DELL'ASCELLA

- Elimina il Vento e l'Umidità.

VB 23 ZHE JIN - MUSCOLO LATERALE

Punto di riunione con il meridiano di Vescica

- Elimina il Calore e l'Umidità.
- Regola il Qi della Milza.

VB 24 RI YUE - SOLE E LUNA

Punto Bo di VB
Punto di riunione con il meridiano di Milza

- Dissolve l'Umidità-Calore che colpisce VB e F (ittero, dolore all'ipocondrio, sensazione di pesantezza, nausea, vomito, calcoli alla VB, etc.) In casi gravi combinarlo con VB34 e IC11.
- Favorisce il libero fluire del Qi del Fegato (per dolore e gonfiore all'addome).
- Stimola le funzioni della VB e del Fegato.

VB 25 JING MEN - PORTA PRINCIPALE

Punto Bo di Rene

- Tonifica i Reni (anche se usato più per la diagnosi che per il trattamento dei Reni).
- Stimola il libero fluire del Qi nel RI.

VB 26 DAI MAI

Punto Di inizio del Dai Mai

- Attraverso il Dai Mai, armonizza Fegato e VB.
- Punto molto importante per vari problemi ginecologici (mestruazioni irregolari, dismenorrea, leucorrea, amenorrea, endometriosi, etc.).
- Dissolve l'Umidità-Calore (perdite vaginali croniche, prolasso vaginale, etc.).
- Sintesi di tutto il Dai Mai, il cui malfunzionamento può compromettere la circolazione nei meridiani delle gambe e causare la formazione di Umidità-Calore.

- Grande azione di collegamento alto-basso (C – R). Alto: dolori intercostali, dilatazione ai fianchi, oppressione, etc.. Basso: dolori inguinali, ernie inguinali, prolassi, leucorrea, etc..

VB 27 WU SHU - CINQUE CARDINI

Punto di Dai Mai

- Elimina il Freddo, il Vento e l'Umidità.
- Per muovere il Qi nel RI:
  Uomo: retrazione testicolo, dolori lombari, tensioni, contrazioni, spasmi, ernie, etc..
  Donna: prolasso dell'utero, leucorrea, problemi mestruali in genere, etc..

VB 28 WEI DAO - VIA DI COLLEGAMENTO

Punto di Dai Mai

Molto simile a VB27.

VB 29 JU LIAO - FESSURA ACCOVACCIATA

Punto di Yang Qiao Mai e Yang Wei Mai

- Rimuove le ostruzioni dal meridiano (dolori dell'anca). Molto efficace con VB30.
- Sindrome di Peter Pan.

VB 30 HUAN TIAO - PERNO SALTELLANTE

Punto di riunione con meridiano di Vescica

- Rimuove le ostruzioni dal meridiano (Sindrome Ostruttiva Dolorosa dell'anca).
- Tonifica il Qi e il Sangue in tutto il corpo e soprattutto negli arti inferiori.
- Rafforza e rilassa i tendini.
- Per sciatica con dolore che si irradia lungo la parte laterale della gamba.
- Disperde l'Umidità-Calore nel RI (per problemi all'ano, ai genitali, prurito, infiammazioni, perdite vaginali, uretrite, etc.).

VB 31 FENG SHI - MERCATO DEL VENTO

- Importante per espellere il Vento-Calore nel Sangue (malattie della pelle, eruzioni rosse improvvise che si spostano, orticaria, etc.). Calma il prurito.
- Efficace nell'herpes zoster (combinato con TR6).
- Rilassa i tendini.
- Fortifica le ossa.
- Elimina paresi e paralisi (sindrome atrofica, attacco cerebrovascolare, emiplegia, parestesia, etc.).
- Rafforza la circolazione del Qi e del Sangue negli arti inferiori.

VB 32 ZHONG DU - CAPITALE CENTRALE (DELLA COSCIA)

- Rimuove le ostruzioni dal meridiano (dolori agli arti inferiori).
- Elimina il Vento e il Freddo.

VB 33 XI YANG GUAN - BARRIERA DELLO YANG DEL GINOCCHIO

- Punto locale per dolori e gonfiori al ginocchio (problemi ai legamenti e ai tendini).
- Elimina il Vento e il Freddo.

VB 34 YANG LING QUAN - SORGENTE DELLA COLLINA YANG

Punto Mare (He)
Punto Terra
Punto Hui dei tendini

- Tonifica e regola VB, Fegato, Reni e Milza.
- Punto fra i più importanti per stimolare il libero fluire del Qi e del Sangue del Fegato (per stasi del Qi del Fegato nel RM: con VC12; o nel RI: con VC6).
- Sottomette il Qi ribelle (nausea, vomito, etc.).
- Elimina l'Umidità-Calore nel Fegato e nella VB (combinato con VB24).
- Rilassa i tendini (contratture muscolari, crampi, spasmi, etc.).
- Stimola la circolazione del Qi e del Sangue negli arti inferiori.
- Rimuove le ostruzioni dal meridiano.

VB 35 YANG JIAO - INCROCIO DEGLI YANG

Punto di incrocio dei tre meridiani Yang della gamba
Punto Xi di Yang Wei Mai

- Elimina il Vento, il Freddo e l'Umidità-Calore.
- Stimola il libero fluire del Qi.
- Rilassa i tendini (per dolori lungo il meridiano di VB, con rigidità e crampi dei muscoli della gamba).
- Rimuove le ostruzioni dal meridiano.
- Arresta il dolore.

VB 36 WAI QIU - COLLINA ESTERNA

Punto Xi del meridiano di VB

- Elimina il Vento e il Calore.
- Rimuove le ostruzioni dal meridiano (per tutte le patologie dolorose del meridiano e dell'organo).
- Calma il dolore.

VB 37 GUANG MING - LUCE SPLENDENTE

Punto Luo

- Giova agli occhi (migliora la vista ed elimina i fosfeni).
- Espelle il Vento e il Calore.
- Tonifica e regola il Qi del Fegato.
- Dirige il Fuoco verso il basso.
- Rinforza tendini e muscoli.

VB 38 YANG FU - AIUTO DELLO YANG

Punto Fiume
Punto Fuoco
Punto di Dispersione

- Sottomette lo Yang e il Fuoco del Fegato (cefalee o emicranie croniche).
- Dissolve l'Umidità-Calore.
- Elimina il Vento e il Freddo.
- Stimola il libero fluire del Qi.

VB 39 XUAN ZHONG - CAMPANA PENDENTE

Punto Hui del midollo

- La funzione più importante è nutrire il Jing del Rene e il Midollo.
- Elimina il Vento interno cronico associato a Vuoto dello Yin del Rene (specialmente negli anziani).
- Stimola il libero fluire del Qi nel RM e RS.
- Elimina il Flegma e l'Umidità.
- Rimuove le ostruzioni dai meridiani TR e VB (rigidità nucale, torcicollo, etc.).

VB 40 QIU XU - PICCOLA COLLINA

Punto Sorgente (Yuan)

- Elimina la stasi del Qi del Fegato, stimolandone la circolazione.
- Rinforza l'aspetto mentale della VB (capacità di scegliere e decidere).

VB 41 ZU LIN QI - ACCUMULO DI TORBIDITA' IN BASSO

Punto Ruscello (Shu)
Punto Legno
Punto di apertura Dai Mai

- Elimina le stasi del Fegato e VB.
- Dissolve l'Umidità-Calore nella zona dei genitali (perdite vaginali croniche, cistiti, uretriti, etc.) e del seno.
- Stimola il libero fluire del Qi del Fegato (cefalee).
- Regola il Dai Mai.
- Espelle l'Umidità (in particolare per dolori al ginocchio e all'anca).

VB 42 DI WU HUI - RIUNIONE DELLE CINQUE TERRE

- Regola il libero fluire dei liquidi.
- Dissolve l'Umidità.

VB 43 XIA XI - CONFLUENZA DEL RUSCELLO

Punto Ruscello (Ying)
Punto Acqua
Punto di Tonificazione

- Sottomette lo Yang del Fegato (cefalee temporali, emicranie, mal d'orecchie, etc.).
- Giova alle orecchie (acufeni, tinnito, otite, etc.).
- Dissolve l'Umidità.

VB 44 ZU QIAO YIN - ORIFIZIO DELLO YIN (DEL PIEDE)

Punto Pozzo (Jing)
Punto Metallo

- Tonifica il Fegato e la VB.
- Sottomette lo Yang del Fegato (cefalee perioculari).
- Espelle il Vento.
- Calma lo Shen (insonnia ed agitazione da Fuoco del Fegato).
- Giova agli occhi (rossore e dolore).

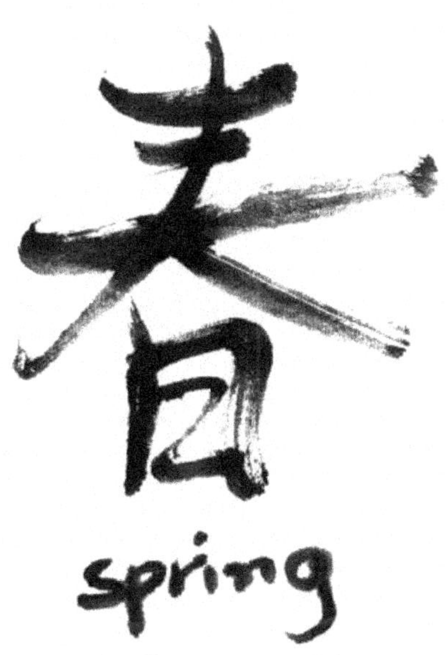

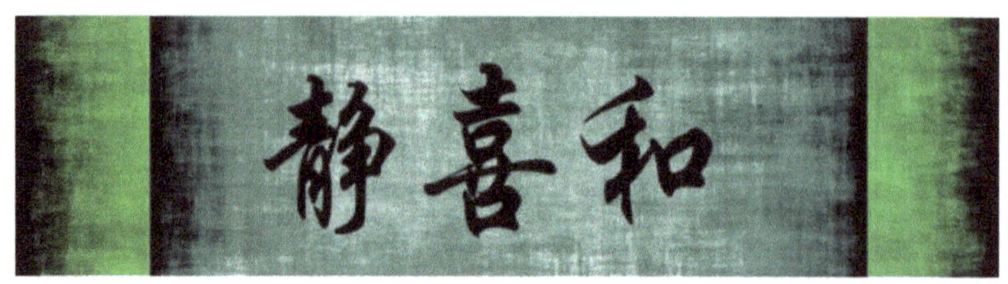

FEGATO

IMMAGAZZINAMENTO **YU = V 18** **BO = F 14**

01.00 - 03.00

PAZIENZA
CORAGGIO
CAPACITA' ORGANIZZATIVE
PIANIFICAZIONE
STRATEGIA
IDEAZIONE
CREATIVITA'
FANTASIA
RISOLUTEZZA
SPIRITO D'INIZIATIVA
CAPACITA' DI ESPANSIONE
ESTROVERSIONE
CHIAROVEGGENZA
TRATTENERSI, ESITARE, RESISTERE
ASSUEFAZIONE
DISINTOSSICAZIONE
FERTILITA'
CONTROLLO
RABBIA ESPLOSIVA, TRATTENUTA, REPRESSA
COLLERA
ASSALTO, IRRUENZA
FLESSIBILITA'
STANCHEZZA, FATICA
TENSIONE MUSCOLARE
MUSCOLI, TENDINI, LEGAMENTI
UNGHIE

Il Generale dell'Esercito, eccellente nella pianificazione strategica.

Dirige la distribuzione dell'energia.

FUNZIONI

- Il Fegato è lo slancio della vita, sostenuto dalla potenza vitale dei Reni. Il suo dinamismo e l'armoniosa diffusione del Qi in tutto il corpo, si radicano nella componente Acqua dei Reni.

- Assicura e garantisce il fluire armonioso e uniforme del Qi in tutto l'organismo e quindi influisce su tutte le funzioni degli Zang-Fu a vari livelli (stato emozionale, digestione e assimilazione, secrezione della Bile, circolazione del Sangue).

- Immagazzina il Sangue e ne regola il volume nel corpo a seconda dell'attività fisica. Quando il corpo è a riposo, il Sangue ritorna al Fegato e ripristina le energie, mentre quando è in attività, ritorna ai muscoli e li nutre e umidifica fornendogli energia. Per questo in caso di Vuoto di Sangue del Fegato è molto importante dormire in modo adeguato.

- Regola il mestruo (volume, flusso, durata e caratteristiche del ciclo) favorendo la libera e armoniosa circolazione del Sangue.

- Correlato alla funzione di difesa, sistema immunitario, protezione dai fattori patogeni esterni, poiché diffonde il Sangue in superficie per nutrire e proteggere (funzione correlata anche a Polmone e TR). E' a partire dal Fegato che si forma la Wei Qi, l'energia difensiva che provvede alla protezione.

- Sede dello Hun, l'anima eterea, strettamente correlato allo Shen (fantasia, creatività, ideazione, capacità di pianificare la vita e di darle degli obiettivi, spirito d'iniziativa, risolutezza, capacità di guida, chiaroveggenza e illuminazione). La natura Yang dello Hun tende a farlo salire in alto quindi deve essere controbilanciato da un saldo radicamento nello Yin, altrimenti potrebbe tendere a 'ricongiungersi con il Cielo' (panico, terrore, follia delirante, pazzia o anche morte). Ciò che lo radica è il Fegato, organo Yang nelle sue manifestazioni, ma profondamente Yin nella sua origine (poiché conserva il Sangue, aspetto Yin e terrestre). Quindi Cuore e Sangue danno radicamento agli Hun (come aquiloni tenuti da un filo). Un buon radicamento degli Hun, strettamente legati all'attività onirica della notte, favorirà un piacevole e rapido addormentarsi e un sonno profondo e rigeneratore.

- Controlla i tendini e le articolazioni. La loro capacità a contrarsi e rilassarsi dipende dal nutrimento e l'umidificazione svolta dal sangue sotto il controllo del Fegato.

- Correlato alla funzione visiva (l'occhio è l'organo di senso connesso al Fegato). Il Fegato, al risveglio, invia l'energia agli occhi; il Sangue del Fegato, nutrendo e umidificando gli occhi, permette di vedere.

- Si manifesta nelle unghie (considerate in MTC un 'prolungamento' dei tendini). Se il Sangue del Fegato è in Vuoto, le unghie mancano di nutrimento e diventano scure, dentellate, secche e si spezzano con facilità.

- Si manifesta sul lato sinistro (cefalee sul lato sinistro sono correlate al Fegato, mentre quelle sul lato destro alla VB; il lato sinistro della lingua riflette più lo stato del Fegato e quello destro più della VB).

- Il Fegato detesta il Vento (sia esterno che interno).

- Importante, insieme a Milza e Reni per portare avanti una buona gravidanza (il suo meridiano circonda e penetra gli organi genitali).

- Il Qi del Fegato deve fluire verso l'alto.

TURBE / DISFUNZIONI

- Collera, agitazione, insofferenza, intolleranza, frustrazione e depressione.

- 'Fuoco di Fegato che divampa in alto' (i tipici sfoghi del collerico con violenti segni di Calore in alto: viso arrossato o paonazzo seguito da scoppi di ira con urli, tremori e talvolta persino violenza fisica. Dopo la crisi, esaurimento, testa vuota, senso di disgusto, bocca amara, pianto incontenibile).

- Ristagno del Qi di Fegato, che può compromettere tutte le funzioni degli Zang-Fu.

- Stanchezza, fiacchezza, sonnolenza o apatia mentale, difficoltà a recuperare energia con il riposo (Vuoto del Sangue del Fegato).

- Turbe degli organi genitali (infiammazioni, orchite, dolori, testicoli retratti, etc.).

- Disturbi nella funzione visiva. Se il Sangue di Fegato è in Vuoto: vista offuscata, scotomi (sabbia negli occhi), incapacità a distinguere i colori e fotofobia (avversione alla luce) oppure a causa di Calore in alto: macchie di sangue, bruciore e secchezza, dolore, gonfiore.

- Difficoltà ad addormentarsi, sonno agitato e turbato da incubi e facilità a risvegli notturni (turbe legate al radicamento dello Hun).

- Crampi muscolari, tendini contratti, mancanza di forza negli arti, intorpidimento, estensione/flessione compromesse (Vuoto di sangue del Fegato che non arriva a umidificare e nutrire i tendini).

- Turbe legate al ciclo mestruale, come amenorrea (vuoto di Sangue del Fegato), menorragia, metrorragia (eccesso di Sangue del Fegato), mestruazioni dolorose con tensione premestruale e coaguli scuri (Stasi del Sangue del Fegato).

- Eczema o psoriasi (funzione del Fegato alterata che influenza la qualità del Sangue).

- Cefalee e rigidità del collo dopo esposizione al vento.

- Convulsioni (Vento interno, che è sempre correlato al Fegato).

- Tutte le turbe legate alle funzioni di tutti gli Zang-Fu (stato emozionale, digestione e assimilazione, secrezione della Bile, circolazione del Sangue), poiché il Fegato assicura il libero fluire del Qi nel corpo, in tutti gli organi e in tutte le direzioni.

- Gonfiore all'epigastrio, ipocondrio, addome o ipogastrio (sintomo più evidente e importante di Ristagno di Qi del Fegato).

- Cambiamenti rapidi come eruzioni cutanee che compaiono e scompaiono all'improvviso, acufeni, attacchi di collera o nei casi più gravi, collasso e coma improvvisi.

- Unghie crepate, dentellate, fragili, secche o che si sfaldano (Vuoto del Sangue del Fegato che non apporta nutrimento).

RISTAGNO DI QI
dolore e sensazione di gonfiore al torace e all'addome, nausea, vomito, eruttazioni, scarso appetito, digestione difficile, diarrea, nodo alla gola, difficoltà a deglutire, depressione, malumore, sbalzi dell'umore, mestruazioni irregolari, irritabilità premestruale, etc.

<u>Cause:</u>
collera, risentimento, rabbia repressa, frustrazione, etc., trattenute a lungo, impediscono la libera circolazione del Qi.

RISTAGNO DI SANGUE
mestruazioni irregolari e dolorose con coaguli di sangue scuri, unghie e carnagione violacee, pelle secca, dolore nell'addome fisso e localizzato, masse addominali, vomito di sangue, etc.

Cause:
sempre legata a problemi emozionali, è spesso una conseguenza di un ristagno del Qi protratto molto a lungo.

VUOTO DI SANGUE
viso pallido, vertigini, acufeni, intorpidimento degli arti, visione offuscata, spasmi muscolari, crampi, unghie fragili, pelle secca, insonnia, sonno disturbato da molti sogni, mestruazioni scarse o assenti, etc.

Cause:
emorragia grave; menorragia cronica; alimentazione scarsamente nutriente; vuoto del Qi o del Jing del Rene.

VUOTO DI YIN
vertigini, senso di stordimento, cefalea, visione offuscata, occhi secchi, vampate di calore, nervosismo, sudorazione notturna, etc.

Cause:
può derivare da un Vuoto di Yin di Rene; attività fisica e/o sessuale eccessiva; menorragia cronica.

VUOTO DI YANG
dolore acuto all'addome inferiore, mestruazioni dolorose, ernia inguinale, dolore allo scroto, etc.

Cause:
invasione di Freddo esterno.

FUGA DELLO YANG
cefalea con dolore che si irradia alle tempie e agli occhi, vertigini, acufeni, sordità, bocca secca, irritabilità, collera, insonnia, etc.

Cause:
collera, risentimento, frustrazione, etc. provati per lungo tempo.

SALITA DEL FUOCO
irritabilità, attacchi di collera, squilibrio mentale, cefalea violenta, vertigini, viso e occhi rossi, acufeni, insonnia con incubi, bocca amara e secca, herpes zoster, stitichezza con feci secche, emorragie nella parte alta del corpo (epistassi, emottisi, etc.), urine scure, etc.

Cause:
emozioni di collera, frustrazione, risentimento, trattenute da tempo; ristagno di Qi prolungato; consumo eccessivo di alcolici, fumo, cibi fritti o grassi.

VENTO DA CALORE ESTREMO
febbre alta con agitazione, convulsioni, sete, rigidità nucale, occhi rovesciati, opistotono, coma, etc.

Cause:
Calore esterno che penetra nel Sangue.

VENTO DA FUGA DELLO YANG
vertigini, cefalea, perdita improvvisa di coscienza, emiplegia, convulsioni, difficoltà di parola, spasmi, parestesie, deviazione della bocca e degli occhi, etc.

Cause:
Yin di Fegato e Reni esauriti; collera, frustrazione, risentimento, etc.

VENTO DA VUOTO DI SANGUE
intorpidimento degli arti, crampi a mani e piedi, tremori muscolari, vertigini, etc.

Cause:
Vuoto cronico di Sangue del Fegato.

FUGA DELLO YANG
cefalea, vertigini, acufeni, sordità, viso e occhi gonfi e rossi, ipertensione arteriosa, amnesie, irritabilità, insonnia, palpitazioni, etc.

Cause:
problemi emozionali (collera, risentimento, etc. provati a lungo); ansia o spavento.

UMIDITA'-CALORE NEL FEGATO E NELLA VESCICOLA BILIARE
febbre, dolore al torace ed ai fianchi, sensazione di pienezza, bocca amara, nausea, vomito, scarso appetito, urine scarse e scure, rossore e prurito ai genitali, leucorrea, etc.

Cause:
Vuoto di Qi di Milza (consumo eccessivo di cibi grassi, dolci, alcolici, etc.); Ristagno del Qi del Fegato; Umidità-Calore esterna.

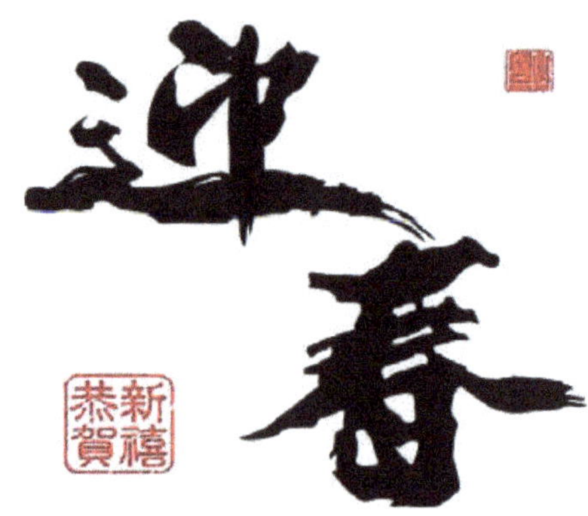

PUNTI DEL MERIDIANO DI FEGATO

F 1 DA DUN - GRANDE SPESSORE

Punto Pozzo (Jing)
Punto Legno

- Esercita un'azione determinante sul RI.
- Regola il ciclo mestruale.
- Arresta il sanguinamento uterino da presenza di Calore nel Sangue (non indicato se causato invece da un Vuoto di Qi).
- Dissolve l'Umidità-Calore nel RI (minzione difficile, ritenzione di urina, ingrossamento dello scroto, prurito allo scroto, perdite vaginali o prurito vulvare).
- Stimola il libero fluire del Qi del Fegato, specialmente nel RI.
- Ripristina lo stato di coscienza (come molti punti Pozzo). Usato nelle fasi acute dell'Attacco Cerebro-Vascolare.

F 2 XING JIAN - INTERVALLO ATTIVO

Punto Fonte (Ying)
Punto Fuoco
Punto di Dispersione

- Dissolve il Fuoco del Fegato (bocca amara, sete, viso rosso, cefalea, sonno disturbato da sogni, urine scarse e scure, stipsi, occhi rossi, lingua rossa con induito spesso e giallo).
- Sottomette lo Yang del Fegato (emicrania da fuga dello Yang del Fegato).
- Espelle il Vento interno (epilessia e convulsioni nei bambini).
- In caso di tosse causata da Fuoco del Fegato che attacca i Polmoni e ostruisce il torace (di solito accompagnata da dolore al di sotto delle costole).

F 3 TAI CHONG - GRANDE ASSALTO

Punto Ruscello e Sorgente (Shu-Yuan)
Punto Terra

- Sottomette lo Yang e il Fuoco del Fegato (emicranie da Fuga dello Yang del Fegato).
- Espelle il Vento interno e calma gli spasmi e i crampi muscolari.
- Espelle il Vento dal viso (paralisi facciale e tic). Combinato con IC4.
- Calma profondamente lo Shen (per sedare pazienti molto tesi con tendenza a scoppi d'ira o con sentimenti di grande frustrazione e collera repressa o in caso di tensione nervosa provocata da stress). Combinato con IC4 aumenta l'effetto.
- Stimola il libero fluire del Qi e del Sangue del Fegato.
- Molto indicato nelle sindromi da Pieno per calmare il Fegato.

F 4 ZHONG FENG - SIGILLO CENTRALE

Punto Fiume (Jing)
Punto Metallo

- Stimola il libero fluire del Qi del Fegato nel RI (zona genitali e apparato urinario).

F 5 LI GOU - CANALE DI SCOLO VUOTO

Punto Luo

- Agisce in particolare sull'area dei genitali e dell'apparato urinario.
- Dissolve l'Umidità-Calore nel RI (perdite vaginali o urine torbide).
- Per la Stasi di Qi del Fegato nella gola (nodo alla gola, difficoltà di deglutizione).

F 6 ZHONG DU - CAPITALE CENTRALE

Punto Xi

- Tonifica e regola il Sangue.

F 7 XI GUAN - CANCELLO DEL GINOCCHIO

- Per Sindrome Ostruttiva Dolorosa del ginocchio, in particolare se causata da Vento e con dolore parte interna.

F 8 QU QUAN - SORGENTE DELLA CURVA

Punto Mare (He)
Punto Acqua
Punto di tonificazione

- Dissolve l'Umidità-Calore e l'Umidità-Freddo nel RI (ritenzione urinaria, urine torbide, bruciore alla minzione, perdite vaginali, prurito vulvare).
- Nutre il Sangue del Fegato.
- Tonifica lo Yin del Fegato.
- Rilassa i tendini.
- Giova alla Vescica.

F 9 YIN BAO - PROTEZIONE DELLO YIN

- Stimola il libero fluire del Qi e del Sangue nel RI.

F 10 WU LI - CINQUE DISTANZE DEL PIEDE

- Dissolve l'Umidità.
- Tonifica la Milza.

F 11 YIN LIAN - IL POSTO DEGLI YIN

- Regola il Sangue.
- Utile per stimolare il parto.

F 12 JI MAI - POLSO RAPIDO

- Elimina il Vento.
- Tonifica lo Yin del Fegato e dei Reni.

F 13 ZHANG MEN - PORTA DELL'ORDINE

Punto Bo di Milza
Punto Hui dei 5 Organi

- Usato in tutti i casi di ristagno del Qi del Fegato che invade Stomaco e Milza.
- Stimola il libero fluire del Qi del Fegato ed elimina la stasi.
- Elimina la ritenzione di cibo.
- Giova allo Stomaco e soprattutto alla Milza.

F 14 QI MEN - PORTA DEL CICLO

Punto Bo di Fegato
Punto di Yin Wei Mai
Punto di riunione con meridiano del Fegato

- Stimola il libero fluire del Qi del Fegato.
- Agisce sullo Stomaco (nausea, vomito, gonfiore e dolore, eruttazione, etc.).
- Armonizza il Fegato e il Qi dello Stomaco.
- Raffredda il Sangue.

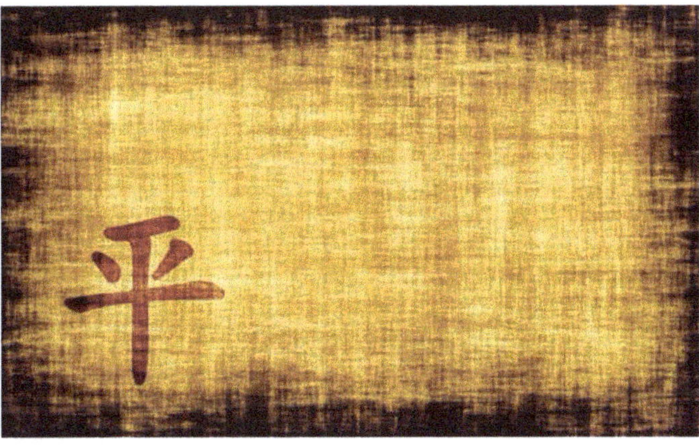

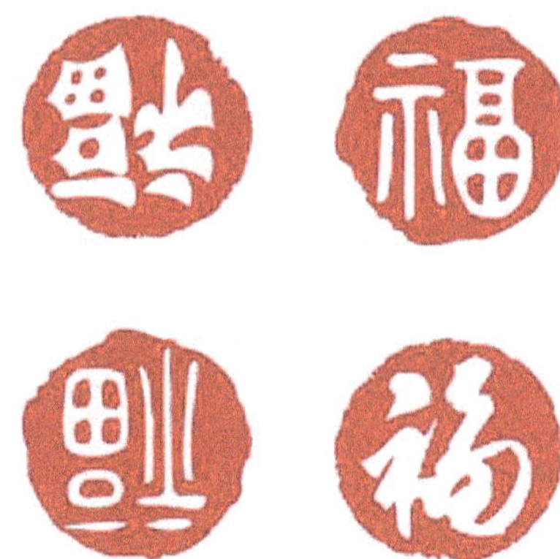

CANALI STRAORDINARI (Qi Ba Jing Mai)

Assieme ai sei Visceri Straordinari, rappresentano la struttura energetica che si sviluppa ed attiva dal momento del concepimento e che influenza le proprie esperienze e la vita di relazione.

Le prime strutture a formarsi nell'embrione sono i Visceri Straordinari (Cervello, Midollo, Ossa, Canali, Vescicola Biliare e Utero); seguono poi gli organi, i visceri (con tutte le conformazioni ad essi correlate) e parallelamente gli 8 Canali Straordinari, dai quali si formano tutti gli altri canali energetici.

I Canali Straordinari rappresentano gli aspetti costituzionali dell'individuo, la sua impalcatura energetica; per questo sono principalmente correlati alle Energie del Cielo Anteriore (Shen, Jing, Strutture Straordinarie).

Essi favoriscono soprattutto l'evoluzione spirituale individuale.

Nei testi classici vengono paragonati a laghi, serbatoi di energia in grado di assorbire energia dai Canali Principali (considerati i fiumi) o di trasferirvela in caso di bisogno.

Come tutti i canali secondari, anche loro svolgono una funzione di difesa verso i fattori esterni, ma essendo più legati alla costituzione profonda dell'individuo non ne sono particolarmente influenzati.

Veicolano la Yuan Qi (energia costituzionale), l'aspetto più profondo dell'energia (il Jing in movimento) e sono molto più legati al tronco, dove ha dimora la nostra essenza vitale (nel Ming Men). Questo mostra il loro stretto legame con i Reni.

Tranne Du Mai (Vaso Governatore) e Ren Mai (Vaso Concezione), i Canali Straordinari non hanno dei punti propri.

Operano in maniera determinante durante la gestazione. In gravidanza il trattamento dei canali straordinari serve anche per attivare gli stessi nel bambino.

Si dividono in:

I^ GENERAZIONE

CHONG MAI – REN MAI – DU MAI – DAI MAI

- Legati al Cielo Anteriore, al concepimento.
- La potenzialità della vita che prepara al passaggio dal Cielo Anteriore al Cielo Posteriore.
- I primi a formarsi nel feto (strutturazione del ‘tronco energetico’).
- Il creare le condizioni affinché la potenzialità del vivere possa realizzarsi nella vita.
- Tutti i problemi strutturali di tipo ereditario.
- Hanno dei punti propri a differenza di quelli di 2° e 3° generazione.

2^ e 3^ GENERAZIONE

YIN / YANG WEI MAI – YIN / YANG QIAO MAI

- Ingresso dell'individuo nel Cielo Posteriore.
- Attivazione nella vita di questa possibilità.
- Preparazione all’impatto con il mondo, al muoversi nel mondo.
- Collegamento fra Cielo Anteriore e Cielo Posteriore.
- La creazione delle premesse affinché le potenzialità possano realizzarsi.
  Legati a problemi costituzionali dovuti all’utilizzo del Jing e della Yuan Qi e quindi al processo di esistere, crescere, invecchiare.

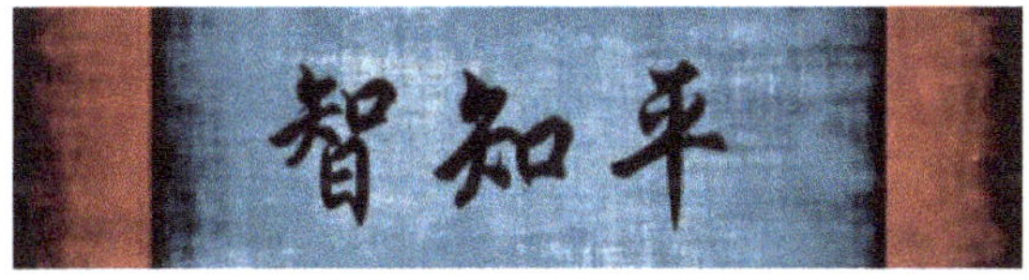

<u>CHONG MAI</u> Mare del Sangue

- Un canale al centro del tronco che inizia a svilupparsi dal punto Ming Men (VG4).
- Rappresenta proprio la potenza dell'energia della vita, l'irrompere della vita.
- Verticalizzazione, espansione.
- Attraverso questo canale si potenzia la vitalità.
- La forza vitale primordiale.
- Il Jing che comincia a muoversi.
- Aspetto molto profondo del cambiamento

CAMBIAMENTO - TRASFORMAZIONE

<u>REN MAI</u> Mare dello Yin

- Prendersi cura di sé, volersi bene.
- Assumersi la responsabilità della propria vita.
- Associato alla figura della madre che dà nutrimento, cura, attenzione.
- Riguarda tutti gli aspetti Yin e si attiva in tutte le situazioni Yin (gravidanza, mestruazioni, menopausa, depressione, ricovero da malattia, parto, allattamento, etc.).

PRENDERSI CURA DI SE'

<u>DU MAI</u> Mare dello Yang

- Capacità di erigersi sulla colonna e compiere il proprio destino. Capacità di percorrere la propria strada.
- Evoluzione, autoaffermazione, aspirare al meglio, avere determinazione, darsi una direzione.
- Il senso e l'impegno che si riesce a mettere in ciò che facciamo.
- Associato alla figura del padre che dà una direzione.
- Capacità di realizzare ciò che si vuole.
- Problemi legati alla colonna vertebrale (scoliosi).

EVOLUZIONE – AUTOAFFERMAZIONE

<u>DAI MAI</u>

- Unione, coesione, tenere insieme.
- Comunicare, far comunicare.
- Collegamento.
- Contiene, ma favorisce anche la comunicazione, lo scorrimento (per questo non deve essere troppo stretto né troppo lente).
- <u>NON</u> si tratta in gravidanza.

COESIONE – COMUNICAZIONE

<u>WEI MAI</u>

- Prima attivazione della potenza vitale verso il Cielo Posteriore.
- Collegano fra loro le varie fasi della vita, i passaggi (nascere, crescere, maturare, invecchiare, morire).
- Quando c'è resistenza nelle fasi di passaggio (adolescente con brufoli, anziano depresso, etc.)
- Aiutano molto le persone in fase terminale, come passaggio alla morte (attingono alle risorse che servono per poter morire bene, per vivere bene il passaggio).

COLLEGAMENTO

<u>YIN WEI</u>

- Invecchiamento strutturale.
- Raccoglie lo Yin dei Reni e lo distribuisce.
- Esaurimento del Jing.
- Attinge nel miglior modo alle risorse.

<u>YANG WEI</u>

- Invecchiamento legato alla capacità di agire e scegliere (VB) e quindi anche rinunciare.
- Attuazione della potenza (via via che si consumano le nostre possibilità e scelte, ce ne restano sempre meno e infatti nell'invecchiare tendiamo ad irrigidirci mentalmente).
- Consumare le proprie possibilità di scelta.

QIAO MAI

- "Sollevarsi sui talloni" per vedere lontano e muoversi nel mondo.
- Il cammino di crescita individuale (legati molto alle pratiche meditative).
- Conoscere il mondo per poter conoscere se stessi e viceversa. Fare esperienze e portarle dentro.
- Essere nel presente, guardare fuori e accettare il mondo (Yang Qiao) e se stessi (Yin Qiao).

ACCETTAZIONE - CONSAPEVOLEZZA

YIN QIAO

- Guardarsi dentro (attraverso ciò che succede fuori) e vedere come rispondiamo ai fatti del mondo esterno.
- Consapevolezza di sé.
- Essere nel mondo nel momento presente.
- Accettazione di sé e fiducia in se stessi.
- Turbe: sfiducia verso di sé, depressione.

YANG QIAO

- Capacità di guardare il mondo e accettarlo per quello che è.
- Esperienza di contatto con il mondo esterno.
- Turbe: introversione, rifiuto verso il mondo, distacco.

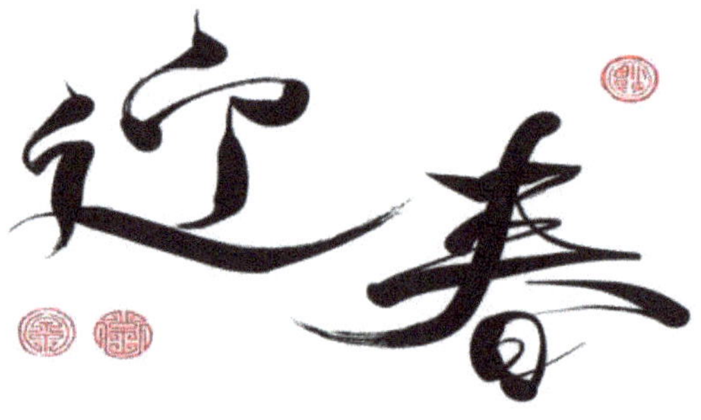

CANALE		PAROLA CHIAVE	TURBA
CHONG MAI		CAMBIAMENTO	fissità fisica e mentale
DU MAI		AFFERMAZIONE DEL SE'	debolezza dell'io, volontà dittatoriale
REN MAI		PRENDERSI CURA DI SE'	trascuratezza, non essere mai soddisfatti, eccessiva dipendenza (narcisismo)
DAI MAI		COESIONE	dispersione, blocco
WEI MAI		COLLEGAMENTO	
	Yin	Per distribuire lo Yin dei Reni	tenere dentro
	Yang	Per scegliere	irrigidimento
QIAO MAI		ACCETTAZIONE	
	Yin	Di se stessi	sfiducia in se stessi, depressione
	Yang	Del mondo	rifiuto del mondo

Sono necessari circa 8 anni alle strutture energetiche ordinarie per svilupparsi e rendersi operative. Quando queste sono completamente attive i Canali Straordinari delegano le funzioni ai Canali Principali e quindi non operano più in modo automatico, ma come sostegno e come continua ricreazione e collegamento con le energie ancestrali profonde.

L'attivazione dei Canali Straordinari (attraverso esercizi individuali quali il Qi Gong, il Tai Ji, lo Yoga, etc.) consente di ridurre il consumo del Jing.

Hanno una funzione di riserva e regolazione rispetto ai Principali (ricordo l'immagine nel Nei Jing dei Principali come fiumi e gli Straordinari come laghi).

PUNTI DI APERTURA

A differenza dei Canali Principali, l'energia veicolata dagli Straordinari (Yuan Qi) scorre lenta ed in profondità, per cui non è sempre attiva e percepibile in superficie. Per potervi accedere occorre aprire delle porte che vi danno accesso e rendono questa energia attiva, percepibile e quindi trattabile.

Dal mondo del Cielo Posteriore questi punti di apertura ci permettono di accedere alle nostre energie ancestrali, il mondo del Cielo Anteriore.

La maggior parte di questi punti di apertura sono punti Luo (grandi punti di collegamento con la profondità, poiché legati al sangue, che trasporta anche tutte le nostre memorie ed esperienze).

Punti per sondare, esplorare la persona affinché possa rivelarsi a se stessa (la aiutano a connettersi con la sua personalità più profonda).

PUNTI LUO: M4 – MC6 – TR5 – P7

Legati ad un livello profondo (sangue, interno, Ying Qi)

PUNTI SHU torrente: IT3 – VB41

Hanno la funzione di mettere in comunicazione l'interno con l'esterno

PUNTI ACQUA: R6 – V62

Area caviglie, legata all'Acqua. Collegamento con la Yuan Qi

GONG SUN M4 - Nonno Nipote

Gong: nonno materno, grado più elevato nella gerarchia familiare, potere, imparzialità, autorevolezza, fonte di saggezza.

Sun: Nipote, discendente, germoglio, collegamento.

- Tramandare e trasmettere la vita.
- Punto Luo (collegamento fra esterno ed interno, con la profondità).
- Apre Chong Mai.

ZHAO HAI R6 - Mare luminoso (dell'illuminazione)

Hai: mare, grande lago, moltitudine.

Zhao: luce del sole, illuminare, riflettere.

Punto legato alle pratiche di meditazione; ci mette in contato con il nostro profondo.

Il mondo esterno diventa specchio; guardando fuori mi guardo dentro.

- Apre Yin Qiao.

SHEN MAI V62 - Canale dell'estensione

Shen: spirito.

- Nome della nona ora del giorno (15-17 Acqua).
- Estendersi, allungarsi, sollevarsi, elevarsi (spiritualmente).
- Apre Yang Qiao.

Att.ne! L'ideogramma in questo caso è diverso dall'altro Shen.

Shen = spirito: gli influssi del cielo che scendono e

Lin = lo spirito individuale che si emana (dagli occhi).

ZU LIN QI VB41 - Accumulo di torbidità in basso

Luogo che raccoglie e governa le acque torbide in basso.

Zu: Piede (che è in basso).

Qi: Lacrime (piangere), acqua, luogo di raccolta di acque torbide.

Lin: Governare, controllare, venire a ispezionare sul posto, sovraintendere, onorare una visita.

Per eliminare tutti gli accumuli di torbidità, ristagno nel RI, quali stipsi (ma non da deficit di energia come spesso negli anziani), leucorrea, cistiti, diarrea, candida, ristagni di umidità (fibromi, cellulite, etc.).

- Apre Dai Mai.

NEI GUAN MC6 - Cancello, frontiera dell'interno

Nei: Interno, dentro.

Guan: Cancello, passo, frontiera, chiudere.

Dà accesso a qualcosa di prezioso che va custodito.

- Punto Luo.
- Apre Yin Wei.

WAI GUAN TR5 - Cancello, frontiera esterna

Protezione e comunicazione con l'esterno.

- Punto Luo.
- Apre Yang Wei.

LIE QUE P7 - Segmentare il bacino (delle acque)

Lie: Dividere, segmentare, separare.

Que: Bacino (di raccolta delle acque), luogo vuoto, cavo, incompleto, difettoso.

Bacino dove si raccoglie il Qi che dal Polmone viene suddiviso nei 12 Canali Principali.

L'energia del mattino si raccoglie nel Polmone per essere distribuita ai vari canali, P7 è il punto in cui avviene questa suddivisione e diffusione.

Punto di apertura di Ren Mai a cui compete di regolare la crescita individuale, garantendo l'aspetto materno di nutrimento, suddivisione e diffusione in base al bisogno.

- Difficoltà nell'allattamento a far uscire il latte.
- Il Polmone è legato molto alla memoria del passato (anche di vite precedenti), al perdono.
- Punto Luo.
- Apre Ren Mai.

HOU XI IT3 - Torrente posteriore

Hou: Posteriore, ulteriore, successivo.

Xi: Gola, torrente che corre fra delle gole.

Punto di apertura di Du Mai; è come un torrente profondo che porta le energie dal midollo fino al cervello ('mare del midollo') incassato fra i rami di Vescica.

- Punto Shu torrente.
- Punto di tonificazione IT (Tae Yang).
- Apre Du Mai.

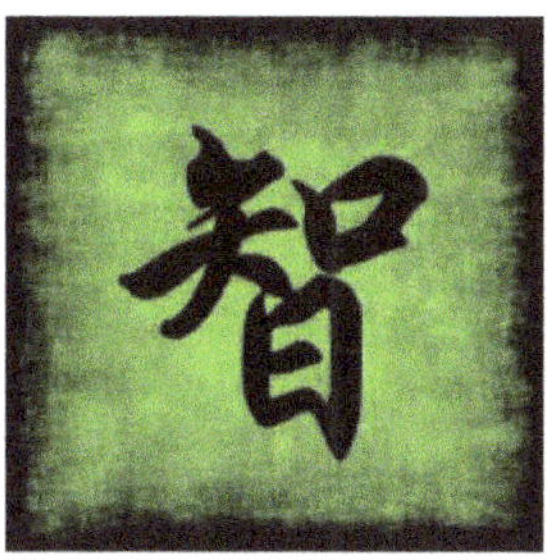

PUNTI ACCOPPIATI

Si usano per collegare le generazioni (uno della prima e l'altro della seconda o terza), lo Yin con lo Yin e lo Yang con lo Yang, o comunque per avere un effetto energetico specifico, in relazione alle caratteristiche dei canali accoppiati.

CHONG MAI	**YIN WEI**
M4	**MC6**
padre	madre

sangue

- lo produce	- lo diffonde
- la potenza	- l'attivazione materiale della potenza
- il seme	- le fasi della vita
	- la gravidanza di 9 mesi

Attiva la capacità profonda di trasformazione e di cambiamento attraverso la diffusione.

Diffusione nel Cielo Posteriore della potenza del Cielo Anteriore.

DU MAI	**YANG QIAO**
IT3	**V62**
sposo	sposa

Tae Yang

- impostare la vita	- gestire le relazioni della vita
- dare un senso, una direzione alla vita	- guardare il mondo fuori
	- gestirsi le relazioni con il mondo esterno
- puntare in alto, affermazione del sé	

Stimola l'evoluzione e la crescita spirituale attraverso l'accettazione dell'esperienza della vita. Favorisce la capacità di accogliere ciò che ci arriva dall'esterno e, attraverso questo, evolverci.

DAI MAI	**YANG WEI**
VB41	**TR5**
figlio	figlia

Shao Yang

- capacità di collegare e far comunicare	- collegamento con l'attività
	- abitare la vita, scorrerci dentro
- sbloccare fissazioni	
- unione e coesione	

Aiuta a scegliere, a lasciare andare quello che non serve.

Porta il senso di unione e coesione al muoversi e all'agire nel mondo che è scegliere e quindi vivere.

Essere nel presente ma non fissarsi su qualcosa.

REN MAI

P7

colui che ospita

- accogliere il mondo
- prendersi cura di sé

YIN QIAO

R6

l'ospitato

- accettare l'ospitalità del mondo
- auto stimarsi
- accettare se stessi

Stimola la capacità di evoluzione interiore attraverso l'assunzione di responsabilità della propria vita, accettando se stessi.

La capacità di guardarsi dentro.

ALTRI ABBINAMENTI

REN MAI

P7

mare dello Yin

DU MAI

IT3

mare dello Yang

Attivazione, comunicazione e riequilibrio globale e profondo di tutto lo Yin e lo Yang.

DAI MAI

VB41

movimento e contenimento orizzontale e circolare

CHONG MAI

M4

spinta verticale

Stimola la vitalità offrendole un contenimento o una migliore fluidità.

YIN WEI — **MC6**

YANG WEI — **TR5**

Lavoro globale sulle funzioni di collegamento fra le varie parti del corpo.

Problemi inerenti al passaggio delle varie fasi nella vita (infanzia, adolescenza, maturità, vecchiaia, morte, traslochi, cambio lavoro, relazione, etc.).

Collegamento fra mondo interiore e mondo esterno.

YIN QIAO — **R6**

YANG QIAO — **V62**

Accettazione di sé e del mondo.

Bilanciamento attività/riposo (sonno/veglia).

Traumi non assorbiti, non superati, paresi (anche Wei Mai).

Blocco in stati emotivi legati a cambiamenti difficili da attuare.

CHONG MAI — **M4**

mare del sangue

REN MAI — **P7**

mare dello Yin

Nutrimento del sangue.

Attivazione di tutto lo Yin, compreso il Sangue (Xue).

Molto potente per problemi che riguardano la femminilità.

Donne che non riescono a rimanere incinta.

Bisogno di nutrimento e accoglimento negli uomini.

YIN QIAO — **R6** — accettarsi

YIN WEI — **MC6** — fasi di passaggio

Capacità di accettarsi nelle fasi di passaggio della vita e prendere ciò che ci serve per evolverci.

YANG WEI — **TR5** — muoversi nel mondo

YANG QIAO — **V62** — accettare il mondo

Capacità di muoversi in un mondo che accettiamo.

DU MAI — **IT3** — direzione, sostegno

DAI MAI — **VB41** — coesione, contenimento, senso del limite

CHONG MAI - REN MAI - DU MAI - DAI MAI

Lavoro globale sulle energie del Cielo anteriore.

YIN e YANG WEI - YIN e YANG QIAO

Collegamento e accettazione del profondo per muoversi nel mondo.

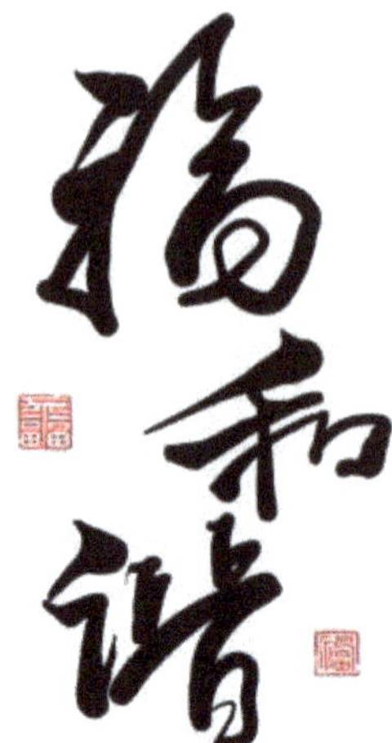

Oltre ai punti di apertura ogni Canale Straordinario ha un Punto di Origine ed un Punto di Termine; i Canali di seconda e terza generazione hanno anche un Punto di Sblocco.

PUNTO DI ORIGINE

Luogo di partenza del canale che non sempre coincide con il punto di apertura.

Ci indica a quali energie profonde si collega il Canale Straordinario.

Molto importante per attivare e potenziare l'energia specifica del canale.

PUNTO DI TERMINE

Si trovano tutti sulla testa, in particolare sul viso (zona occhi, organi di senso).

E' molto importante trattare questi punti in fase di chiusura di una sessione, in modo da far convergere le energie attivate nella zona della fronte e degli occhi, che riguarda il collegamento fra il cervello (comprendere, conoscere) e la capacità di vedere la vita, il mondo.

PUNTO DI SBLOCCO

Per smuovere l'energia del canale quando si percepisce che si è bloccata a causa di fattori traumatici, emotivi o climatici.

DIVERSE FUNZIONI

1 – CREAZIONE

- Origine della vita.
- Continua 'ricreazione'.

2 – CONTROLLO E RISERVA

- Supporto di Yuan Qi per deficit principali.
- Supporto in momenti particolari della vita.

3 – REGOLAZIONI

- Riequilibrio generale della loro energia (Yuan Qi).

ATTIVARE LE FUNZIONI

1 – CREAZIONE

Manuale: punto apertura + decorso con eventuali punti specifici.

2 - REGOLAZIONE

Manuale: punto apertura e punto accoppiato insieme + decorso dei canali e punti specifici.

3 – RISERVA (DIFESA)

Manuale: punto apertura + punto sblocco + punti specifici dei canali straordinari + decorso canale principale legato alla problematica.

<u>CHONG MAI</u> Vaso Penetrante

MARE DEL SANGUE

- Passaggio dal Cielo Anteriore al Cielo Posteriore.
- Il dispiegarsi della potente forza vitale che irrompe animando la materia fra Cielo e Terra.
- L'irrompere della vita che origina da un incrocio (unione dei Jing di madre, padre e Qi cosmico).
- Zampillo di vitalità dal basso (VC1) verso l'alto (percorso profondo al centro del corpo).
- Il primo canale a comparire (luogo di concentrazione di Yuan Qi). Da esso si sviluppa e prende forma l'individuo: Sangue, Organi, Visceri e tutti i Meridiani.
- Rappresenta il legame più profondo fra Cielo Anteriore (Reni-Yin) e Cielo Posteriore (Stomaco-Yang).
- Spinta al cambiamento (rinnovare il sangue) – difficoltà a cambiare lavoro, condizioni di vita, matrimonio, casa, città, fasi della vita, etc. e insieme a Ren Mai si usa molto per problemi di ciclo mestruale, gravidanza, menopausa, fertilità, fecondità, menorrea, pubertà, impotenza, etc..
- Regolatore del sangue e del sistema endocrino, azione sui peli (alopecie, irsutismo, etc.) e sulla pelle (cute anelastica, seborroica, acne giovanile, etc.).
- Bilanciamento Yin-Yang del cibo – decorso addominale:

  R11 – governa le trasformazioni Yin = cibo in materia (per problemi di magrezza eccessiva).

  ST30 – governa le trasformazioni Yang = cibo in energia (per problemi di sovrappeso).
- Origine di tutti gli organi e visceri.

  CHONG = albero ZANG-FU = i frutti

Chong Mai si collega a tutti e cinque gli organi (Zang) e allo Stomaco.

Non solo Mare del Sangue ma anche origine di M e ST (Qi post-natale) e anche di Jin-Ye (fluidi corporei) in particolare con gli Ye (fluidi più densi), fra i quali il liquido cefalorachidiano, il sistema ormonale e quello enzimatico.

JIN – YE (fluidi corporei)

JIN = più yang, più fluidi, più superficiali (saliva, sudore, lacrime, etc.).

YE = più yin, più densi, più profondi (sangue, fluidi ormonali, endocrini, liquido cefalo-rachidiano etc.).

STASI DEL SANGUE:

Se legata a fase di passaggio = WEI

Se legata a trauma = QIAO (V1 punto terminale Qiao, collegato al sistema ormonale-ipofisi).

M4 + MC6 : grande riequilibrio del sangue (fase passaggio)

M4 + R6 : grande riequilibrio del sangue (a seguito di un trauma)

+ ST30 – M12 – VB20

PERSONE CHE SI VOGLIONO POCO BENE:

YIN QIAO – REN MAI

Si può trattare anche Chong Mai, ma abbinando anche gli altri, altrimenti si dà una spinta che sblocca, ma che, non trovando sbocco, può portare ad una maggiore chiusura.

- CHONG MAI – STOMACO (mare dei 5 Zang)

  Lo Stomaco è molto legato al sangue che nutre i cinque Zang (organi).

- Chong Mai si riunisce a Yang Ming attraverso Zong Jing ('muscolo ancestrale'- fascia muscolare dell'addome), il quale governa tutto il sistema delle ossa e delle articolazioni.

Per aprire e sciogliere tensioni nell'addome (anche lungo il decorso Chong Mai) trattare tutta la zona del collo SCM (sterno-cleido-mastoideo) - zona molto Yang Ming – ST + IC.

1° RAMO - CHONG MAI

Parte da VC2 (osso pubico) e segue la linea orizzontale delle Porte della Terra, per poi proseguire da R11(sterno) lungo il canale di Rene fino a R22, da dove si diffonde a tutto il torace.

- Porta il sangue al Cuore.
- Rapporto pelvi-diaframma (torace).

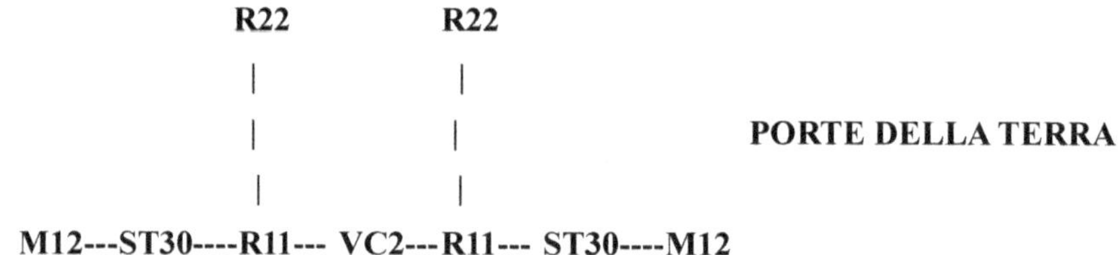

Linea che spesso nella donna si blocca e si manifesta come freddo (nei blocchi alti come caldo).

DISTURBI

- In menopausa, quando l'organismo non riesce più a portare Sangue in alto e quindi tende a portarvi solo Calore.
- Per circolazione sanguigna:

  R11 - Heng Hu osso del pube

  ST30 - Qi Chong irrompere del Qi

  M12 – Chong Men porta del Chong

Disturbi del RI e RM

- Urinari e genitali, ginecologici (RI).
- Digestivi, Qi ribelle (RM).

ELEMENTI DI DIAGNOSI

- Forte tensione dei muscoli retti addominali (tenendo conto della persona: giovane, sportiva, anziana, etc.):

  Zona bassa - RI (Reni e Yuan Qi)

  Zona centrale - RM (Milza e Sangue)

  Zona alta - RS (Ramo alto e testa)
- Condizione di M4.
- Tensione Porte della Terra.
- Raffronto ST30 – R11.

TRATTAMENTO:

M4 - VC2 - R11 - ST30 - M12 + decorso lungo i retti addominali.

Trattare la zona collo (Tae Yang: ST – IC) aiuta a sciogliere tensioni addominali.

2° RAMO - CHONG MAI

Da R22 prosegue lungo il decorso del Canale di Rene (ai lati dello sterno) per poi raggiungere VC22 e VC23 sulla linea mediana del collo e proseguire verso il viso e gli occhi (dove dà nascita a Ren Mai)

- Relazione con Cuore e Polmone (RS).
- Punti Shu del torace con sequenza inversa rispetto agli Shu del dorso.
- L'Acqua viene portata in alto a incontrarsi con il Fuoco (Cuore).

Anche i punti Shu del torace sono collegati ai vari Zang, ma con sequenza inversa rispetto ai punti Shu del dorso.

	SHU TORACE		SHU DORSO			
R 27	SHU FU	Magazzino degli Shu	Riunione degli Shu			
R 26	YU ZHONG	Prosperità del centro	Ac	-	V23	R
R 25	SHEN LANG	Conservazione dello Shen	Te	-	V20	M
R 24	LING XU	Anima libera	Le	-	V18	F
R 23	SHENG FENG	Ricchezza dello Shen	Fu	-	V15	C
R 22	BU LANG	Avanzare nel corridoio	Me	-	V13	P

R 27 Controlla gli altri 5 punti, ne è una sintesi.

Grande punto di relazione fra Reni e Polmone.

Ottimo quando il Qi di Polmone non riesce a scendere per raggiungere i Reni (tosse secca o asma).

DISTURBI

- Problemi cardiovascolari (più specifico per insufficiente o mancante ritorno venoso).
- Bambini con problemi congeniti di cuore.
- Problemi respiratori costituzionali.

Influenza soprattutto Cuore e Polmoni (RS).

ELEMENTI DI DIAGNOSI

- Tensione al torace.
- Chiusura, apertura dei singoli punti.

TRATTAMENTO

M4 + MC6 (legato al Cuore e torace) + punti Rene sul torace (trattando in specifico quelli che hanno legame con organo interessato).

Per problemi respiratori:

abbinare a M4, P7 (trattamento del Chong Tae Yin).

Per problemi cardiovascolari:

per mancato o insufficiente ritorno venoso: M4 - MC6 - P7.

Vene varicose:

Canale Milza + Chong Mai 2° ramo.

3° RAMO - CHONG MAI

Dà nascita al Du Mai. Dall'addome inferiore passa al dorso e sale lungo la colonna.

DISTURBI

Per problemi costituzionali di deficit dello Yang:

- Sindrome Down nel bambino.
- Ritardi mentali.
- Donna incinta il cui feto abbia segni di ritardi mentali.
- Problemi degenerativi della colonna, soprattutto se legati al sangue (osteoporosi, tumore al midollo, etc.).

ELEMENTI DI DIAGNOSI

Punti di Du Mai.

TRATTAMENTO

M4 + IT3 + punti di Du Mai.

Aggiungere VG4 (Ming Men) e VG14 (sotto C7) come grandi punti attivatori dello Yang.

4° RAMO - CHONG MAI

Da ST30 segue in profondità il canale di Stomaco lungo la gamba fino a ST42.

Collegato alla circolazione arteriosa - stimola lo Yang (Stomaco) a muoversi nel Mare del Sangue (Chong Mai), cioè stimola la circolazione arteriosa.

DISTURBI

- Problemi di circolazione in genere.
- Cedimento dello Yang (ipertensione, aneurismi, cedimento arterie, problemi circolazione, etc.).
- Stasi di sangue (aneurisma).
- Ipertensione (poiché porta il Qi e il Sangue in basso).

DIAGNOSI

Comparare le pulsazioni:

- ST 25 porta dell'addome (ai lati di VC8).
- M 12 vena femorale.
- ST 42 arteria pedidia (sul collo del piede).

dovrebbero avere più o meno le stesse pulsazioni.

TRATTAMENTO

M4 - ST30 - ST42 - Chong Yang 'irrompere dello Yang' (punto Yuan sorgente di Stomaco);

(anche in contemporanea con pressioni lunghe e profonde prima di trattare il resto).

Poi F3 (Tae Chong) - F1 (Tae Yang – punto Yuan) - M1 (Yin Bai 'bianco nascosto').

5° RAMO - CHONG MAI

Da R11 segue il meridiano di Rene fino a R6 e Yu Quan (sotto R1).

- Collegato alla circolazione venosa.
- Collega le energie di Rene e Chong Mai (le energie ancestrali per antonomasia).
- Dà nascita ai Qiao Mai.

DISTURBI

- Problemi costituzionali correlati ai Reni (ossei, posturali, sessuali, etc.).
- Problemi di deformazione del piede (dita a martello, alluce valgo, piedi piatti, etc.).

DIAGNOSI

- Punti R11 - YU QUAN - R1.
- Deformazioni del piede (alluce valgo, dita a martello, piedi piatti, etc.).

TRATTAMENTO

M4 - R6 - R11 (punto di partenza) lungo canale Rene fino a YU QUAN.

Yu Quan: si trova sulla pianta del piede, lungo la linea mediana, sotto R1, all'inizio del tallone.
Si tratta in particolar modo per problemi di deformazione del piede nei bambini e negli adulti (alluce valgo, piedi piatti, dita a martello, etc.).

PUNTI SHU DI CHONG MAI

Per trattare turbe del Chong Mai.

SHU SUPERIORE	V 11	- punto d'incrocio fra VG e VC - punto Hui (riunione) delle ossa
SHU INFERIORE	ST 37	- punto He inferiore di IC (che con ST costituisce Yang Ming , livello di assunzione, trasformazione ed eliminazione).

COSTITUZIONE CHONG MAI

Le alterazioni sono essenzialmente da deficit.

FISICA

- Prevalenza del bacino sul torace (soprattutto glutei e gambe). Tarchiato e amante del mangiare.
- Disturbi della pelle (cute seborroica, pelle dilatata, colorazione lucida, acne giovanili, cellulite ai fianchi, piedi freddi).
- Abbondanza di peli.
- Incline a lombalgie frequenti, come colpo della strega (rigidità verso il cambiamento).

PSICHICA

- Difficoltà a cambiare (abitudini di vita, modi, ruolo, anche in positivo, matrimonio, casa, lavoro, idee, fasi della vita, etc.).
- Rigidità mentale, fissazione.
- Sentirsi vecchi prima del tempo.

SINTESI DEI 5 RAMI CHONG MAI

1° RAMO	- Dà vita a Ren Mai, a canale di Stomaco e Rene - Legame Cielo Anteriore-Cielo Posteriore
2° RAMO	- Collega Acqua e Fuoco - Porta il Sangue al Cuore
3° RAMO	- Dà vita a Du Mai (Yang)
4° e 5° RAMO	- Legame con Stomaco e Rene

Chong Mai e l'erezione

FEGATO	Yang -	movimento - erezione
	Yin -	sangue - corpi cavernosi
CHONG MAI	Yang -	potenza che irrompe
	Yin -	Mare del Sangue che nutre il membro

Per Impotenza:

M4 - Stomaco - VC3

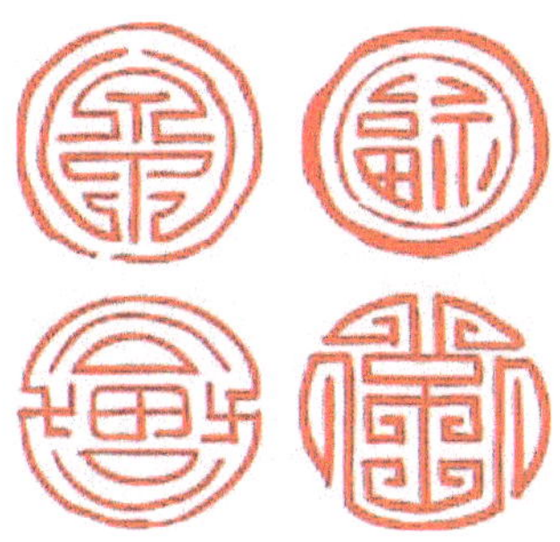

PUNTI SPECIFICI DI CHONG MAI

M 4 Gong Sun Nonno Nipote

Punto Luo

- Legato al nutrimento che deriva dagli antenati (nonno materno).
- Legato al bacino e alla riproduzione; per problemi uro-genitali.
- Digestione (ramo addominale di Milza: M12 – M13 – M15 – M16).

ST 30 Qi Chong Assalto del Qi

1 – Circolazione del Qi dell'addome:

RI
- ritenzione urine e feci
- prolasso del retto
- calore nell'IC

RM
- freddo all'addome
- dolori addominali
- scarso metabolismo

UTERO E GENITALI
- gonfiore e dolore pene e vagina
- retrazione testicolo
- impotenza / infertilità
- disturbi mestruali
- amenorrea
- difficoltà allattamento
- metrorragia (emorragia dall'utero)
flusso mestruale troppo abbondante

2 - Punto superiore "Mare degli Alimenti" di riequilibrio dei metabolismi. Equilibrio Yin-Yang con R11.

3 - Punto per "porcellino da latte che corre nel vento" (vedi Bao Mai).

R 11 Heng Gu Osso trasverso, del pube

Legato a Rene e sessualità:
- perdite seminali
- impotenza / infertilità

- prolasso di utero e retto
- turbe urinarie

Legato ad assimilazione del cibo (trasforma il cibo in materia).

M 12 Chong Men Porta del Chong

- Punto di Yin Wei (suo decorso addominale).
- Muove il Qi nell'addome, soprattutto in caso di freddo.
- Punto per armonizzare il flusso arterio-venoso (con ST30).
- Per intossicazione del sangue (avvelenamenti, etc.).

ST 42 Chong Yang Irrompere dello Yang - dello Stomaco

- Punto Yuan sorgente (va alla sorgente dell'energia dello Stomaco per potenziarla e attingervi).
- Dove il Chong Mai attinge lo Yang:

  circolazione arteriosa

  diffusione del sangue ai 4 arti (periferia)

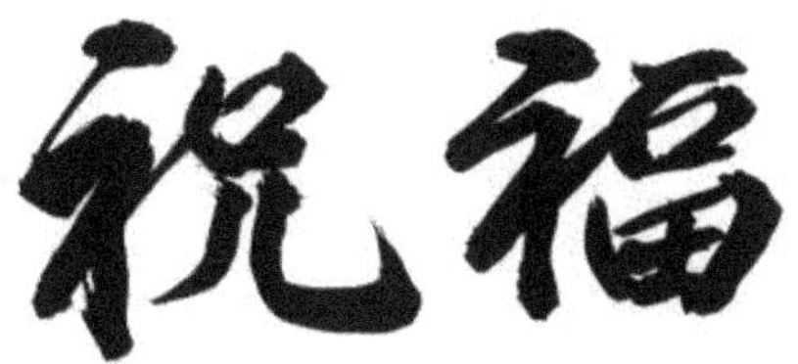

<u>REN MAI</u> Vaso Concezione

MARE DELLO YIN

- Assumersi la responsabilità della propria vita e saperla nutrire e conservare.
- Il volersi bene e avere cura di se stessi.
- Muoversi bene nelle piccole cose concrete.
- Favorire lo sviluppo del proprio sé interiore.
- Concepire, nutrire, proteggere, regolare, ordinare.
- Ricongiunzione del Cielo con la Terra (assieme a Du Mai); lungo il loro decorso si trovano i Chakra.
- Governa lo sviluppo della parte ventrale e caudale nel feto.

NUTRIMENTO (assieme a Chong Mai)

- mestruo
- gravidanza
- menopausa

RADICAMENTO

- solida base per lo sviluppo spirituale
- per calmare lo Shen (dare una base concreta di appoggio)
- far scendere lo Yang (da VG20 – Cento Riunioni) in modo da ricongiungerlo allo Yin (e spingere lo Yin verso l'alto)

<u>YANG CHE RESTA IN ALTO</u>

- Ipertensione.
- Ipertiroidismo (dimagrimento, gesti secchi e nervosi, fame nervosa, palpitazioni, sudorazione calda frequente, colorito arrossato, etc.).
- Agitazione e irrequietezza.
- Disturbi dello Shen (surrealismo, sradicamento dal mondo, perdita di percezione della realtà, alienazione, fughe misticheggianti, etc.).
- Insonnia agitata.

Decorso di Ren Mai:

Parte da VC1 (al centro del perineo) e sale lungo la linea mediana anteriore (addome, torace, collo, mento) fino a raggiungere VC24 (sotto labbro inferiore); da qui si divide in due rami che salgono lateralmente fino a sotto gli occhi.

CANALE LUO DI REN MAI

La funzione dei Canali Luo è quella di collegare la profondità, il livello del Sangue (dimora dello Shen), portando la sua energia al cervello, dove arrivano tutti i Luo Longitudinali.

Rappresentano il collegamento che favorisce il cambiamento.

Il Luo di Ren Mai collega e armonizza tutto lo Yang (Du Mai - VG1) con lo Yin (Ren Mai - VC15).

Attraverso questi Luo si stabilisce un contatto fra la costituzione (gli 8 Canali Straordinari) e l'energia post-natale (i 12 Canali Principali).

Decorso:

VG1 ---- VC15 collegamento fra dietro e davanti attraverso lo psoas

VC15 ---- VG9 collegamento fra davanti e dietro attraverso il diaframma

Il loro trattamento, a volte, può essere molto efficace per sciogliere dei blocchi profondi energetici, fisici e psichici.

VC15 Jiu Wei Coda della colomba

- Punto dove l'energia di Ren Mai si diffonde a tutto l'addome
- Punto Luo di Ren Mai.
- Punto di partenza del Distinto di Ren Mai.
- Essendo punto Luo, attiva collegamento interno-esterno, Yin-Yang, fra Du Mai e Ren Mai e anche con il Sangue (che veicola lo Shen verso il Cuore).
- Ha molto a che fare con la rigidità psichica:
    - tendenza a riproporre schemi mentali o comportamenti acquisiti (chi urla sempre perché gli è sempre stato urlato, etc.)
    - difficoltà a cambiare
    - psicosi o nevrosi

COSTITUZIONE REN MAI

FISICA

- Persone molto ben radicate.
- Leggermente piegate in avanti.
- Addome solido e vistoso.
- Mani un po' piegate.
- Sguardo intelligente, Yin, che va in profondità.

Turbe

- Tendenza a piegarsi in avanti.
- Muscolatura dorsale debole e contrazione muscoli addominali.
- Tendenza addome prominente.
- Sviluppo cifosi e ernie (come perdita di forma).
- Disturbi sessuali e ginecologici (essendo collegato al concepimento).

PSICHICA

- Capacità di gestire bene le cose materiali della vita e i piaceri quotidiani.
- Capacità introspettive e intuitive.
- Capacità di relazionarsi con il mondo.
- Capacità di organizzarsi.
- Prendersi cura di se stessi, volersi bene.

Turbe da deficit

- Non prendersi cura di sé, non volersi bene.
- Mancanza di concretezza, perdersi in un bicchier d'acqua.
- Inconcludenza, disorganizzazione.
- Non reggersi sulle proprie gambe (eccessiva dipendenza dagli altri, 'vampiri psicologici').
- Lamentarsi del proprio destino, non essere mai soddisfatti.
- Non prendersi la responsabilità della propria vita.
- Complessi di inferiorità.

Turbe da eccesso

- Ossessione sulla cura di se stessi (igienisti, narcisisti, ricerca del fin troppo raffinato, etc.).
- Necessità di apparire, quindi adulare per richiamare l'attenzione.

Poiché Ren Mai e Du Mai sono strettamente connessi, spesso un disturbo di uno si riflette sull'altro.

DISTURBI CHE RIGUARDANO I TRE RISCALDATORI:

- Strettamente collegato a tutto il **sistema riproduttivo** in particolare quello femminile:
    - problemi legati al mestruo
    - fertilità
    - menopausa
    - gravidanza e parto

- **Nutre tutto lo Yin** del corpo e lo consolida:
    - deficit dello Yin (sudorazione notturna, vampate di calore, irritazione mentale, agitazione da deficit Yin, bocca secca, insonnia)

- **Azione specifica su utero e sangue**:
    - turbe del ciclo
    - infertilità
    - menopausa
    - fibromi
    - tumori
    - ernie

- Favorisce la **discesa del Qi dei Polmoni ai Reni**:
    - asma cronica da deficit di Rene
    - diffusione del Qi al petto (oppressione toracica, tachicardia, ansia)

- **Legame con Yuan Qi e Jing** (come tutti gli Straordinari):
    - disturbi sessuali (impotenza, sterilità, etc.)

- deficit di Yin e Yang (legame con Reni, origine di Yin e Yang)
- ripresa da esaurimenti fisici e psichici (lunghe malattie, traumi e shock, eccessivo lavoro o attività fisica)

– **Problemi alimentari e digestivi**:
  - forma (obesità o eccessiva magrezza) con ST30 e M12
  - difficoltà di digestione (VC12 Riunione di tutti i Fu – Mu di ST)
  - diarrea
  - coliche
  - mancanza di latte nella puerpera (VC17 – proprio fra i due capezzoli)

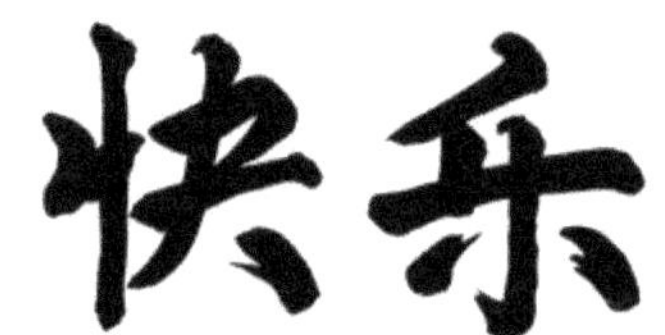

PUNTI SPECIFICI DI REN MAI

VC 1 Hui Yin Riunione dello Yin – Abisso del mare

Punto di partenza di Ren Mai, Du Mai e Chong Mai. Al centro del perineo.

Punto Luo di Ren Mai.

– Azione molto potente.
– Legato ai Reni e all'Utero.
– Grosso punto di rianimazione.
– Nutre lo Yin e il Jing dei Reni (enuresi, incontinenza, emissioni notturne, etc.).
– Ha un'azione globale. E' in genere molto potente come attivatore dell'energia dei Canali Straordinari.
– Dissolve l'Umidità-Calore nel RI (prurito ai genitali, perdite vaginali, etc.).

Si può trattare anche tramite V35 (ai lati del coccige) con pressione verso il centro (punto che raccoglie tutta l'energia di VC1 e VG1 per rinviarla verso l'alto).

VC 2 Qù Gù Osso incurvato

Grande punto di riunione delle energie del basso.

Punto di Chong Mai.

Punto di riunione Tendini Muscolari Yin del basso.

Punto di riunione canale principale di Fegato.

Punto Tendino Muscolare di Stomaco.

Punto Divergenti di Fegato e Vescicola Biliare.

Molto legato ai genitali e alla fertilità:

- turbe urinarie
- turbe ginecologiche
- perdite vaginali e seminali
- turbe andrologiche
- enuresi
- incontinenza

VC 3 Zhong Ji Polo centrale (la curva del Tai Ji)

Luogo di polarità, alternanza di Yin e Yang.

Punto Mu di Vescica.

Punto di riunione dei Tendino Muscolari Yin del basso.

Punto di riunione dei Canali Principali di Milza, Fegato e Reni.

- Problemi urinari da deficit (tonifica la Vescica e stimola la sua funzione di trasformazione del Qi) e da eccesso (Calore-Umidità).
- Problemi di deficit dello Yin profondo (astenia, sudori notturni, fatica alle gambe, scarsa vitalità, etc.).

VC 4 Guan Yuan Cancello della sorgente

Più generico dell'energia vitale dei Reni.

Punto Mu di Intestino Tenue.

Punto di riunione con i meridiani di Milza, Fegato e Reni.

- Uno dei punti più importanti per tonificare il Qi e il Sangue.
- Agisce sull'utero e regola il ciclo mestruale (amenorrea, mestruazioni scarse, etc.).
- Tonifica i Reni e attiva la Yuan Qi (malattie croniche, costituzione debole, deperimento, etc.).
- Impotenza, sterilità.
- Diarrea (da deficit Yin).
- Nutre Xue (Sangue).
- Tonifica lo Yin e il Jing.
- Stabilizza lo Shen in caso di Calore-Vuoto.
- Rafforza e radica il Qi nel RI (effetto calmante).
- Radica lo Hun (incubi notturni).

VC 5 Shi Men Porta di pietra

Punto Mu di Triplice Riscaldatore

- Diffusione della Yuan Qi verso Zang Fu e Shu del dorso (abbinato a turbe specifiche di un organo + Yuan del Canale).
- Muove i liquidi:
  - ritenzione idrica
  - edemi addominali
  - ritenzione urinaria

<u>Esempio:</u> <u>Turbe della Milza</u>
- difficoltà digestive
- feci non formate

- diarrea
- gonfiore addominale
- edema addominale

<u>Trattamento:</u>

1- VC5 (per muovere la Yuan Qi e per eliminare ristagni di fluidi)

2- Shu M (V20)
   Mu M (F13)
   Yuan M (M3)

Eventualmente si può trattare anche il canale invece dei singoli punti.

VC 6 Qi Mai Mare del Qi

- Tonifica e regola il Qi di tutto il corpo, rimuove le stasi.
- Tonifica la Yuan Qi e lo Yang del Rene (con moxa) ed attira il Qi in basso nell'addome.
- Muove il Sangue nell'addome.
- Consolida il Qi dopo esaurimenti.
- Legame con diaframma.
- Ritenzione urinaria, edemi del basso (muove il Qi).
- Punto molto efficace in caso di forte esaurimento fisico e mentale.

VC 7 Yin Jiao Incrocio dello Yin

- Nutre il Sangue e lo Yin.
- Regola l'utero (patologie mestruali: amenorrea, mestruo scarso, sterilità, menopausa, etc.).

VC 8 Shen Qué Porta, palazzo, torre, dello Shen

Altro nome: Ming Di (destino – peduncolo)

Tonifica vigorosamente lo Yang.

Generalmente non si tratta direttamente.

L'ombelico è anche la memoria dell'unità, dell'unione che c'era con la madre.

Linea perno fra Cielo e Terra:

VB26-------M15-------ST25-----R16-----**VC8**-----R16-----ST25-------M15-------VB26

L'ombelico è molto importante in quanto il feto vi prende nutrimento.

Dopo la nascita prendiamo nutrimento da bocca (M) e naso (P) che però viene di nuovo spinto verso l'addome, l'ombelico, dove si crea un vortice di energia.

E' una zona molto sensibile dove restano registrati i traumi, quindi fa molto bene trattarla (tutto intorno all'ombelico).

Si può trattare con la moxa, dopo aver riempito l'ombelico con il sale (forte diarrea), altrimenti si trattano i punti attorno (R16 – ST25 – VC7 – VC6 – VC9 – VC10).

VC 9 Shui Fen Ripartizione dell'Acqua

- Punto importante per regolare i liquidi in tutto il corpo (trasporto, trasformazione e espulsione).
- Elimina edemi, Umidità, Flegma.

VC10	**VC12**	**VC13**
Xia Wan	Zhong Wan	Shang Wan
(inferiore)	(centro)	(superiore)

Collegati con lo Stomaco (ognuno agisce sulla parte corrispondente dell'epigastrio)

VC 10 Xia Wan Addome inferiore

Punto di riunione con meridiano di Milza

- Favorisce la digestione (elimina il ristagno di cibo, stimola la circolazione del Qi di Stomaco).
- Agisce su ST e M.
- Dilatazione addominale, gonfiore, sensazione di pienezza, etc..

VC 11 Jian Li Mantenere il posto

- Stimola la discesa del Qi di Stomaco.
- Favorisce la digestione (sensazione di pienezza e gonfiore, nausea, vomito, dolore, etc.).
- Più efficace nelle sindromi da Pieno.

VC 12 Zhong Wan Addome centrale

Punto Mu di Stomaco e Riscaldatore Medio.

Punto Hui (riunione) dei Visceri.

- Tonifica il Qi di Stomaco e Milza.
- Dissolve il Flegma e l'Umidità.
- Riunione di tutte le funzioni digestive.
- Agisce globalmente su tutti i processi digestivi, ma è più efficace nelle sindromi da Vuoto.
- Quando non si riesce a digerire la vita.
- Bruciori di stomaco, ulcere.

VC 13 Shang Wan Addome superiore

- Sottomette il Qi ribelle di Stomaco (eruttazione, nausea, vomito, singhiozzo, senso di pienezza, etc.).
- Lega lo Stomaco con il Cuore.
- Più efficace nelle sindromi da Pieno.

VC 14 Ju Qué Enorme porta, torre, palazzo

Punto Mu di Cuore.

- Grosso legame con diaframma.
- "Porta verso il cuore".
- Problemi digestivi legati a turbe emozionali.
- Tonifica e regola il Qi di Cuore, Milza, Polmone e Stomaco.
- Rilassa l'addome.
- Calma lo Shen.
- Tonifica il Sangue del Cuore.

VC 15 Jiu Wei Coda della colomba

Punto Luo di Ren Mai.
Punto Yuan (Sorgente) dei 5 Organi.

- Da qui l'energia di Ren Mai si diffonde a tutto l'addome.
- Per rigidità psichica.
- Tonifica il Sangue del Cuore.
- Calma lo Shen (soprattutto in caso di irrequietezza, forte ansia, preoccupazione, paura, ossessioni, etc.).
- Nutre tutti gli Organi.

VC 17 Dan Zhong Centro del petto

Punto Mu di Mastro del Cuore.

Punto Mu del Riscaldatore Superiore.

Punto Hui (riunione) del Qi.

Punto del Mare del Qi.

- Regola il Qi e il Sangue nel torace e stimola la circolazione della Zong Qi.
- Per stimolare energia difensiva (dimora della Wei Qi).
- 'Aprirsi al mondo'.
- Anche in caso di Qi ribelle (Ni Qi).
- Per favorire l'allattamento.
- Tonifica il Qi del Riscaldatore Superiore e ne disperde la stasi (senso di costrizione al petto, dispnea, dolore al torace, etc.).
- Tonifica e regola il Qi del Polmone (tosse e bronchite croniche, asma, respiro corto, tristezza, etc.).
- Per tutto ciò che riguarda Cuore (dolori al cuore, tristezza, etc.).
- Ernia iatale.

VC 22 Tian Tu Impeto celeste

Punto di Chong Mai e di Yin Wei Mai.

Punto Finestra del Cielo.

- Favorisce la discesa del Qi del Polmone (asma, tosse acuta e cronica, gola secca, calo di voce, bolo isterico, patologie tiroidee, etc.).
- Disperde il Flegma nei polmoni e nella gola e favorisce l'espettorazione.
- Purifica il Calore del Polmone.

VC 23 Lian Quan Fonte d'angolo

Punto di Yin Wei Mai.

- Stimola la funzione della parola, soprattutto dopo un Attacco Cerebro-Vascolare.
- Disperde il Vento interno e il Flegma.
- Purifica il Fuoco.
- Sottomette il Qi ribelle.

VC 24 Cheng Jiang Ricevitore di saliva

- Disperde il Vento esterno (paralisi facciale).

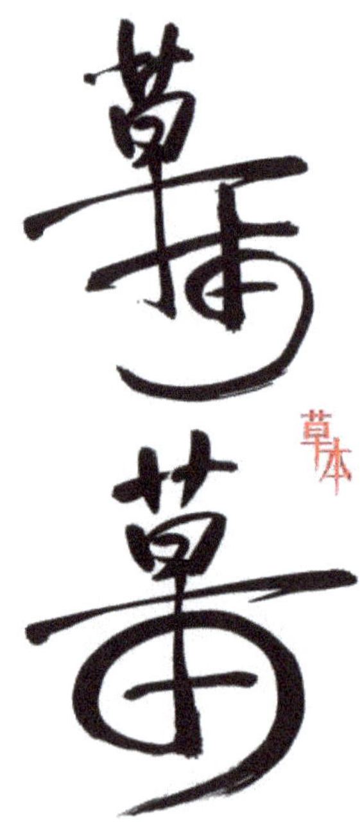

DU MAI Vaso Governatore

MARE DELLO YANG

"Una crescita controllata attraverso la mano e l'occhio".

La capacità di erigersi sulla propria colonna, attraverso una spinta vitale verso l'alto, per portare a compimento il proprio destino.

- Il padre che governa e controlla la crescita del figlio, in modo che possa essere ordinata, armoniosa e con una direzione.
- Darsi degli obiettivi e perseguirli.
- Favorire lo sviluppo delle potenzialità attraverso solido intento e chiara determinazione.
- Governa lo sviluppo della parte dorsale e craniale nel feto.
- Tonifica tutto lo Yang.
- Rinforza la colonna vertebrale.
- Nutre Midollo e Cervello, portandovi il Jing dei Reni.
- Elimina il vento esterno (mal di testa, febbre, naso colante, etc.) ed interno (vertigini, convulsioni, tremori, attacchi epilettici, etc.).

  (Il vento a livello simbolico indica cambiamento).
- Riassume le funzioni degli Zang-Fu ma a un livello più profondo. Infatti i punti Du Mai sulla colonna agiscono sull'organo del punto Shu del dorso che si trova allo stesso livello.
- Diffonde, muove, collega (funzione dello Yang).

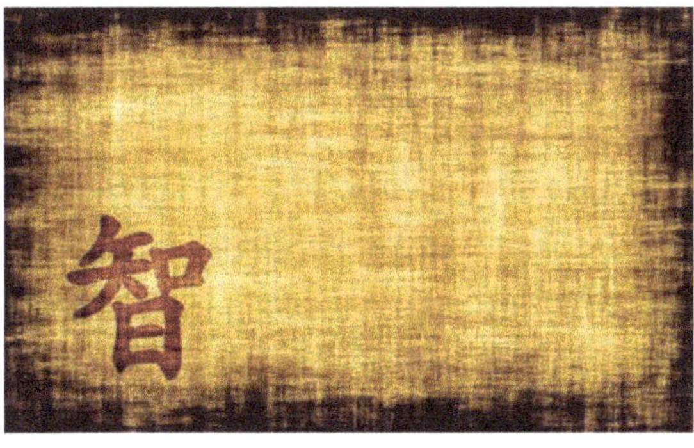

Decorso di Du Mai:

Da VG1 (fra ano e coccige) sale lungo la colonna vertebrale (al centro di essa) fino alla sommità della testa, per poi ridiscendere sulla fronte, il naso e terminare sotto il labbro superiore (sulla gengiva) al punto VG28.

PUNTI DI RIUNIONE

Punti che si collegano con diversi Canali Principali.

VG 1	-	Ren Mai / Reni / VB
VG 13	-	V
VG 14	-	tutti e 6 gli Yang
VG 15	-	Yang Wei
VG 17	-	V
VG 20	-	Tutto lo Yang
VG 24	-	Vescica / Stomaco
VG 26	-	IC / Stomaco
VG 28	-	Ren Mai / Stomaco

CANALE LUO DI DU MAI

Nasce da VG1, sale ai lati della colonna vertebrale fino all'altezza di VG12, da dove contatta V12 e poi passa a VG13 (forma una sorta di rombo detto 'Il Diamante'); da questo punto continua a salire ai lati della colonna fino a VG16 (base della nuca), per poi ridiscendere fino alla zona dei Reni.

- Rigidità della colonna (problema da pienezza di Luo di Du Mai).
- Pesantezza della testa (che tende a ciondolare) – (problema da deficit).
- Traumi midollari.

Trattare: VG1 (Luo di Du Mai) + punti Luo (lato colonna) + VG12 (accanto a V13 - Shu di Polmone) + V35

VG 14	**Yang (del Cuore)**	per disperdere lo Yang
VG 4	**Yang (del Rene)**	per tonificare lo Yang

<u>IL DIAMANTE:</u> VG 12 - V 12 - VG 13

Zona che attiva efficacemente il Luo di Du Mai.

Legata alla diffusione del Qi (V12 sopra a V13 Shu di Polmone) e al Vento (V11 – V12) quindi favorisce molto il movimento e il cambiamento.

Il Luo di Du Mai in particolare porta l'energia Du Mai al cervello (trattare nei casi di traumi midollari che hanno causato una paraplegia).

Luo di Du Mai (VG 1) + punti Yang Qiao (per traumi fisici o psichici non risolti) + VB 39 (punto Riunione dei Midolli) + V 11 (punto delle ossa).

<u>1° RAMO SECONDARIO - DU MAI</u>

Parte da VC2, attraversa profondamente l'addome, passando dall'ombelico, per poi salire al Cuore, alla gola e al viso, per terminare a V1.

- Dolori al basso ventre che si espandono verso il cuore.
- Emorroidi.
- Incontinenza urinaria.
- Sterilità.

<u>Trattamento specifico:</u> VC 2 abbinato a punti locali

2° RAMO SECONDARIO - DU MAI

Da VC2 sale lungo i lati della colonna fino a V1, dove entra nel cervello e, sempre attraverso il meridiano di Vescica, scende fino a V23, dove entra nei Reni.

- Contratture di schiena e collo.
- Sensazione di energia che sale in alto.
- Dolori ai fianchi.
- Mal di testa.
- Nevralgia sub-orbitale.

Trattamento specifico: VC 2 e punti locali

VG 4 - quando eccessi fisici causano irrigidimento zona lombare

VG 14 - quando eccessi mentali causano irrigidimento zona cervicale

DISTACCO DEL BAMBINO DALLA MADRE

Du Mai fornisce la spinta per il distacco del bambino dalla madre.

- svezzamento
- erigersi in piedi
- dentizione
- parlare

Eccessivo attaccamento: Deficit di Yang (mancanza di autonomia).

Distacco prematuro: Eccesso di Yang (sonno irrequieto, irritabilità, agitazione, tremori, etc).

COSTITUZIONE DU MAI

FISICA

- Persone alte (o percepite come alte).
- Muscolatura paravertebrale molto sviluppata.
- Postura con spalle aperte.
- Sguardo in avanti, luminoso e magnetico.

Turbe:

- Ipertrofia o forti contratture ai muscoli paravertebrali.
- Rigidità del tronco.
- Dilatazione o contrazione del torace.
- Scoliosi.
- Mal di schiena centrale o bilaterale (mai monolaterale).
- Dolori zona lombare con difficoltà a stare distesi.

PSICHICA

- Individui carismatici, con forte personalità, portati a controllare, organizzare, dirigere.
- Persone capaci di concepire e realizzare grandi progetti, di raggiungere grandi obiettivi.
- Capacità di ricrearsi e andare avanti anche di fronte alle avversità.
- Tendenza al perfezionismo e all'efficienza.
- Capacità logica e razionale.

Turbe:

- Megalomania e tendenza a sopraffare.
- Senso di onnipotenza.
- Mancanza del senso del limite.
- Eccessiva attività mentale.
- Tendenza alla perenne insoddisfazione.

SEGNI E SINTOMI

- Rigidità della colonna vertebrale.
- Vento interno: (irrequietezza, agitazione, follia, tremori, convulsioni, epilessia, etc.).
- Vento esterno: (VG14 grande vertebra / C-7) – (forte mal di testa, febbre alta, naso colante, etc.).
- Deficit di Yang: (VG4 – Ming Men) – (dolori lombari, freddo alle ginocchia, astenia, lenta digestione, etc.).
- Eccesso di Yang: (VG14 grande vertebra / C-7) – (rigidità e dolori spalle e collo – 'gobba del bisonte').
- Il Jing non arriva al cervello: (amnesia, confusione mentale, difficoltà di concentrazione, ritardi mentali, etc.).

I TRE GRANDI CENTRI DELLA COLONNA

Le curve della colonna creano tre grandi centri (pelvi, torace, cervello) che corrispondono ai tre livelli di energia (Jing, Qi, Shen):

Cervello SHEN	V1 / VG20	Adulto	EVOLUZIONE consapevolezza degli altri
Torace QI	VG9	Adolescenza	INTERRELAZIONE "Io con gli altri" il sé sociale (quindi anche i sentimenti)
Pelvi JING	VG1	Infanzia Nascita	SOPRAVVIVENZA " Io "

FUNZIONI GENERALI DI DU MAI

- Tonificare lo Yang (soprattutto Rene Yang)
- Eliminare il Vento (interno e esterno)
- Rinforzare la colonna
- Nutrire il midollo e il cervello

PUNTI SPECIFICI DI DU MAI

VG 1 Chang Qiang Lunga resistenza

Punto Luo di VG.

- Elimina le ostruzioni da VG e VC.
- Sostenere la crescita.
- Rinforzare la colonna.
- Punto locale per il prolasso dell'ano.
- Espelle Umidità-Calore nell'ano (emorroidi).
- Calma lo Shen.
- Agisce sull'estremità superiore (cervello).

SINTOMI:

1 - Riscaldatore Inferiore:
- prolasso dell'utero o dell'ano
- emorroidi
- turbe genitali
- eiaculazione precoce
- dolore al coccige
- etc.

2 – Base Yang: - rigidità della colonna
- convulsioni
- etc.

3 – Mancanza Yang in alto: - testa pesante
- mente offuscata
- etc.

VG 2 Yao Shu Shu dei lombi

- Tonifica la zona lombare.
- Tonifica i Reni.
- Tonifica le gambe.
- Elimina il Vento interno (epilessia, spasmi, convulsioni, etc.).

VG 3 Yao Yang Guan Cancello dello Yang lombare

- Molto utile per ernie lombari (fra L4 e L5).
- Tonifica i lombi e gli arti inferiori.
- Rafforza le gambe e le ginocchia (considerate un estensione dei Reni ai quali legate energeticamente - ginocchia fredde = Deficit di Rene).
- Disturbi intestinali (legame con Shu di IC – V25).

VG 4 Ming Men Porta del destino (nome usato un po' per tutta la zona)

- Grande punto di tonificazione dello Yang generale e dello Yang dei Reni.
- Rafforza il Fuoco del Ming Men (che favorisce la trasformazione dell'Acqua).
- Non si disperde mai, ma casomai si dirige l'energia altrove.
- Rafforza la Yuan Qi (debolezza cronica fisica e mentale, astenia, etc.).
- Espelle il Freddo interno.

- Rafforza la parte inferiore della schiena e le ginocchia.
- Febbre alta.
- Nutre il Jing (frigidità, impotenza, eiaculazione precoce, etc.).
- Nutre il Sangue.
- Tonifica il Fegato.
- Espelle il Vento.
- Mestruo irregolare.
- Emorroidi.
- Perdita liquidi in basso (diarrea, leucorrea, spermatorrea, enuresi, etc.).

VG 6 Zhong Ji Centro della spina dorsale

Sotto T11

Al lato di Shu di M (V20).

- Per trattare RM: M + ST (Fuoco).

VG 7 Zhong Shu Perno centrale

Sotto T10

Al lato Shu di VB (V19).

- Per trattare VB come Viscere Straordinario.

VG 8 Jin Suo Contrazione dei tendini

- Spasmi muscolari (legati al Fegato).
- Atrofia muscolare (per esempio dopo lunga degenza).
- Collera, agitazione.
- Problemi di Parkinson.

VG 9 Zhi Yang Arrivo dello Yang / Yang assoluto

E' il culmine della curvatura dorsale (T7 – T8)

- Turbe del RS (C + P).
- Mobilita il Qi nel RM.
- Problemi o blocchi al diaframma (respiro, digestione, etc.).
- Regola il F e la VB.
- Dissolve l'Umidità-Calore a livello del petto, nella VB e nel F.

Esempio: Blocchi a livello del diaframma

QI:
- agitazione
- respiro corto
- palpitazioni
- ansie
- irrequietezza, etc.

SANGUE:
- blocco mestruale
- problemi circolatori
- ipertensione

Trattamento:

VC 15	muove rigidità
VG 1	(V35) Luo di VG
M 21	grande punto M che libera il torace, per forti dolori
VG 9	per blocchi al diaframma
V 17	Shu del diaframma (a lato di VG9)
VC 17	tutto ciò che riguarda P e C, 'aprirsi al mondo'
VB 25	'Jing Men' per tensioni al petto, fa fluire il Qi nel RI
C 1	fonte suprema

VG 10 Ling Tai Torre dello spirito

Livello Du Shu (Shu del dorso) V16 (T 6)

- Azione su Du Mai.

VG 11 Shen Dao La via dello Shen

Livello di Shu del Cuore (V15) – T 5

- Calma lo Shen.
- Regola il Cuore (agitazione, tachicardia, etc.).

VG 12 Shen Zhu Pilastro del corpo

- Elimina il Vento interno (spasmi, convulsioni, tremori, epilessia, etc.).
- Tonifica i Polmoni.
- Rafforza il corpo dopo una lunga malattia.

VG 13 Tao Dao Via dei vasai – Fornace del Dao

Punto di incontro con il meridiano di Vescica

- Dare forma al nostro cammino, creare, modellare ciò che siamo.
- Purificare il Calore, soprattutto del Cuore.
- Punto delle cento fatiche.

VG 14 Da Zhui Grande vertebra

Sotto processo spinoso di C 7

Punto di incontro con i meridiani di V, VB e ST

Punto di riunione dei sei canali Yang

- Disperde l'eccesso di Calore (febbre, ipertensione, gobba del bisonte, etc.).
- Disperde Umidità.
- Purifica il Fuoco.
- Azione sullo Yang del Cuore.
- Stimola il Midollo ad arrivare al cervello.

VG 16 Feng Fu Palazzo del vento

Punto di Yang Wei Mai

Punto del Mare del Midollo

- Espelle il Vento interno ed esterno.
- Libera la testa.
- Porta l'essenza pura al cervello.

VG 17 Nao Hù Porta del cervello

Punto di incontro con il meridiano di Vescica

- Elimina il Vento interno.
- Porta chiarezza al cervello e lo radica (disorientamento).
- Nevralgia, mal di testa occipitale.

VG 19 Hou Ding Vertice posteriore

- Forte azione calmante sullo Shen (abbinato a VC15).

VG 20 Bai Hui Cento riunioni

Punto di incontro di tutti i meridiani Yang
Punto del Mare del Midollo

- Stimola fortemente la salita dello Yang alla testa e purifica la mente.
- Legato ai prolassi (utero, stomaco, vescica, ano, vagina).
- Punto di rianimazione (ripristina lo stato di coscienza).
- Sottomette il Vento Interno.
- Depressione, calo dell'umore, etc..
- Pressione alta o bassa.
- Emorroidi.
- Scarsa memoria.
- Favorisce il riempimento del cervello da parte del Midollo.

VG 23 Shang Xing Stella superiore

- Stella che dà direzione, orienta lo spirito (tempio luminoso).
- Disorientamento, confusione.
- Azione sul naso: (problemi cronici di sinusite, riniti allergiche, congestioni nasali, etc.).
- Dissolve il Flegma.

VG 24 Shen Ting Corte dello Shen

Punto di incontro con il meridiano di Stomaco

- Molto efficace per calmare lo Shen (grave ansia, paura, schizofrenia, etc.).
- Regola il Cuore (agitazione, tachicardia, etc.).

VG 26 Ren Zhong Centro dell'uomo

- Per ristabilire contatto fra Terra (bocca) e Cielo (naso).
- Punto di rianimazione.
- Per trisma (chiusura serrata della mandibola per contrazione spasmodica del massetere).
- Bruxismo.
- Colpo della strega.
- Enorme azione sulla pelvi.
- Problemi urinari da spasmi.
- Ripristina la coscienza dopo attacchi epilettici.

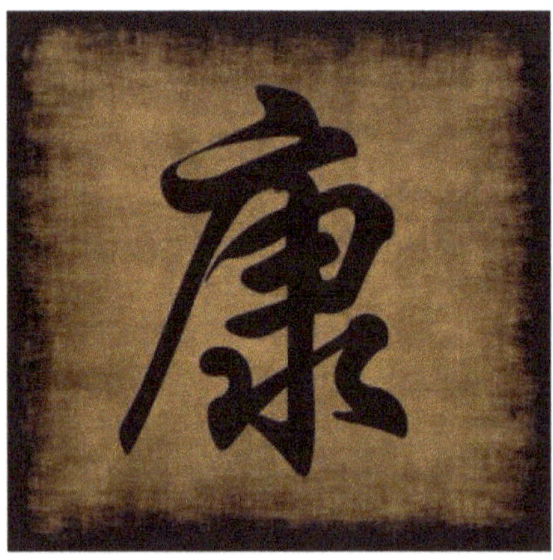

DAI MAI Vaso Cintura

Una cintura che ci circonda e avvolge per darci:

- coesione
- solidità
- stabilità
- equilibrio
- contenimento
- circolazione
- protezione
- raccoglimento
- sostegno
- unione
- ordine

- Raccoglie tutti i Canali Straordinari e Principali e si lega a tutti gli Zang-Fu (per la sua funzione di collegare e far circolare).
- Zona che custodisce il calore originario (Dan Dien e Ming Men).
- Legame con Zong Jin (muscolo ancestrale).
- Si lega molto a VB (o, meglio, viceversa) per capacità di giudizio e decisione.
- Legato molto al Cielo Posteriore e quindi all'energia che prendiamo dal mondo esterno.
- Capacità di digerire e smaltire ciò che non ci serve più, di eliminare, di liberarci degli accumuli inutili che ci creano ristagni soprattutto nel RI.

  (Nell'IC il trattenere, il non lasciar andare è legato al quotidiano, mentre nel Dai Mai è un trattenere, accumulare nel tempo cose obsolete, che non ci servono più).

Decorso di Dai Mai:

Nasce da VC1, prosegue verso VG4 e si allarga sui fianchi, passando da F13, VB26, VB27 e VB28, per arrivare a VC8.

COSTITUZIONE DAI MAI

FISICA

- Forza, vigore e coesione.
- Parte alta del corpo forte e calda e quella bassa solida e stabile.
- Zona vita elastica e tonica.

Turbe

- Forma del corpo a pera, stretto in alto e obeso in basso. Parte alta eccessivamente forte e calda (soprattutto le mani) e quella bassa fredda (con cellulite).

  Lo Yang che resta in alto porterà a eccessiva tensione e contrazione dei muscoli cervicali mentre la parte sotto la vita molle ed espansa. Sensazione di essere come divisi in due.
- Non sopportare cinture o cose che stringono vita e fianchi.
- Stipsi o diarrea con feci informi.
- Problemi digestione.
- Lombalgia.
- Leucorrea.

YANG IN ALTO	- mani molto calde
	- petto caldo
	- oppressione toracica
	- palpitazioni
	- tensione muscoli cervicali
	- agitazione, irrequietezza
YIN IN BASSO	- piedi freddi
	- cellulite
	- dilatazione addominale
	- tumori (massificazioni, fibromi, cisti, ...)
	- sensazione di essere seduti in acqua fredda

PSICHICA

- Capacità di dare coesione, unione e sostegno.
- Coerenza sia interna che esterna.
- Abilità a muoversi ed orientarsi facilmente e con decisione, sia nel mondo esterno che nell'ambiente strettamente personale.
- Capacità di giudizio e decisione (legame con VB).
- Persone rigorose, ordinate e strutturate.

Turbe

- Disordine totale o ordine maniacale.
- Senso di intima dispersione.
- Incapacità a muoversi in modo coerente e raccolto.
- Non avere chiara direzione (fare una cosa e poi un'altra).
- Ipercriticismo.
- Intolleranza.
- Disagio a stare nel mondo e quindi nascondersi in se stessi.

Facilmente Dai Mai entra in crisi nelle fasi di passaggio della vita.

BLOCCO DAI MAI

Tutte le turbe Dai Mai fanno riferimento ad accumulo che crea ristagno e può riguardare RI, RM, RS.

I problemi del Dai Mai non sono mai propri, ma collegati a qualcosa o qualche organo.

RISCALDATORE INFERIORE

FREDDO

- Masse addominali (fibromi, cisti, tumori, etc.).
- Leucorrea (legato alla funzione Reni, ma nel suo processo di eliminazione).
- Impotenza / infertilità.
- Dolori e freddo zona lombo-sacrale.

RISCALDATORE MEDIO

DIGESTIONE

- Stomaco – Milza.
- Stasi e/o deficit.

  (Il deficit vuoto può essere molto profondo e nascosto da tensione e contrazione in superficie sui retti addominali – punto specifico da trattare: ST32).

UMIDITA'

- Da ristagno (fredda o calda).

  Origina nella Milza e si riversa in F13 (Mu di M) poi VB26, VB27 e VB28, cercando di scendere in basso. Il corpo cercherà di trasformarla in Calore, che salendo verso l'alto si può liberare, se no darà segni di calore nel RS (Cuore – irritabilità, attacchi di panico, ansia, etc.). Se il calore non riesce a salire darà segni di calore nel RI (infiammazioni organi genitali). Se l'umidità resta Fredda e stagnante nel RI i segni potranno essere: leucorrea, cistiti, vaginiti, infezioni urinarie, dissenteria, feci non formate, impotenza, sterilità, fibromi, ascessi intestinali; anche pesantezza al fondo schiena e creste iliache, dolore alle lombari che si protrae in avanti (lungo il decorso Dai Mai).

RISCALDATORE SUPERIORE

CALORE

Molti segni psichici: irrequietezza, agitazione, ansia, panico, etc..

Esempio:

Leucorrea da freddo (perdite bianche) e calore (perdite gialle) con turbe da ristagno.

Ovulazione

Yin Yang

Freddo Caldo

Mestruo

Momento di vuoto:

- Yin (Xue)
- Yang

Trattamento:

- M in fase Yin
- F in fase Yang

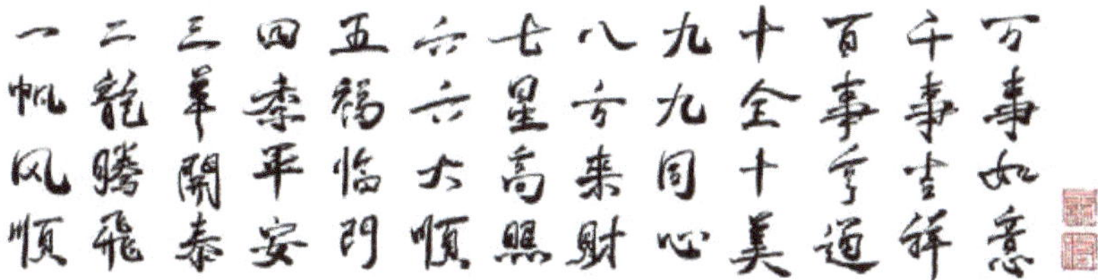

BAO MAI

" L'estensione del Dai Mai per effettuare un pellegrinaggio al Cuore".

L'Acqua, il Jing che ha sede nei Reni, deve unirsi al Fuoco del Cuore per permettere all'individuo di crescere ed evolversi, sviluppando la propria individualità, per fare esperienze nella vita e portare a compimento il proprio destino (Ming Men).

Questo può avvenire attraverso Bao Mai, in quanto la sua funzione è di diffondere il movimento di apertura e di passaggio tipico del Dai Mai.

Collega e raccorda il davanti e il dietro e i vari anelli (da VC8 a VG1 risale lungo la colonna fino a VG9 e poi si porta sul davanti a VC15).

Tipica patologia:

"MAIALINO DA LATTE CHE CORRE NEL VENTO":

- senso di movimento nell'addome che cerca di salire verso il petto per liberarsi ma senza riuscirci, causando un blocco a livello del diaframma;
- stato di ansia profonda;
- senso di costrizione, ma anche di forte movimento nell'addome;
- qualcosa di forte che gira a vuoto;
- senso di smarrimento e confusione mentale;
- attacchi di panico (RS) abbinati ad ansia viscerale (RM e RI).

TRATTAMENTO DAI E BAO MAI

In tutti i casi di ristagno, per liberare il Dai Mai si deve prima agire sul Bao Mai, trattando l'area del petto ed in particolare VG9 e V17 sulla schiena e VC17 e VC15 sul davanti.

In caso di forte costrizione all'addome anche al petto ci saranno delle tensioni; per cui, si dovrà prima rilassare il petto.

Se invece c'è un problema di Bao Mai (sindrome del porcellino da latte) si tratterà ovviamente in modo inverso (prima aprire il Dai Mai e poi trattare il Bao Mai).

F5 Luo di F

VG1 Luo di VG

VC15 Luo di VC

M21 Grande Luo

VG 1 per patologie più Yang (attacchi di panico, ansia, etc.)

VC 15 per patologie più Yin (cistiti, noduli al seno, etc.)

In alternativa a VG1 si può usare V17.

Si può iniziare premendo delicatamente a lungo F5 e VB41, per poi procedere con Bao Mai dall'ombelico lungo Ren Mai fino a VC2 e risalire posteriormente lungo Du Mai fino a VG9. Poi Dai Mai da VG, soffermandosi su M21, VB22 e VB23.

PUNTI SPECIFICI DAI MAI

F 13 Zhang Men Porta dell'ordine (completezza)

Collegamento del Dai Mai con Milza (Cielo Posteriore)

Punto Mu di Milza

Punto di riunione degli Zang

- Per digerire (lasciar andare).

F 14 Qi Men Porta del ciclo

Punto Mu di Fegato

VB 26 Dai Mai

- Sintesi di tutto il Dai Mai.
- Grande azione di collegamento alto-basso (C-R).

Alto:
- dolori intercostali
- dilatazione ai fianchi
- oppressione

Basso
- dolori inguinali
- ernie inguinali
- prolassi
- leucorrea

VB 27 Wu Shu Cinque cardini

Per muovere nel RI

Uomo:
- retrazione testicolo
- dolori lombari
- tensioni, contrazioni, spasmi, ernie, etc.

Donna:
- prolasso dell'utero
- leucorrea
- problemi mestruali in genere

VB 28 Wei Dao Via di collegamento

Come tipo di azione è molto simile a VB27

<u>DAI MAI</u>

RENI: espressione della forza dei Reni (legame con VG4 – V23 Divergente dei Reni).

F e VB: espressione di movimento e comunicazione. Potenza dei Reni che viene messa in movimento (decorso con punti di F13 e VB26, 27, 28).

MILZA: sostenere, tenere in forma (F13 = Mu di M, decorso in area RM, ombelico = centro).

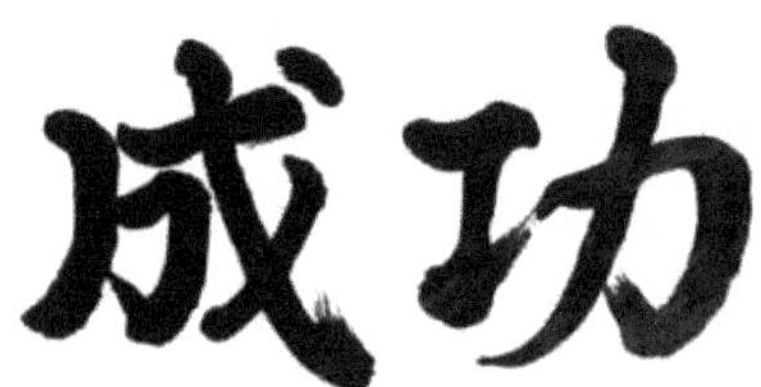

REN MAI	DU MAI	CHONG MAI	DAI MAI
CIFOSI LORDOSI	SCOLIOSI	DILATAZIONE PARTE BASSA (Fianchi e gambe)	SCHIENA PIATTA
	La spinta verso l'alto è bloccata dal peso della vita.	La spinta vitale è insufficiente.	<u>Deficit:</u> dilatazione a livello dei fianchi <u>Eccesso:</u> Costrizione ai fianchi

WEI MAI

" Un collegamento per consentire il volo, il movimento libero".

- L'iniziativa e la vitalità.
- Collegano le varie fasi della vita (nascita, infanzia, adolescenza, maturità, vecchiaia, morte), armonizzando i passaggi dall'una all'altra.

  Utili come sostegno e aiuto nelle età di passaggio.
- Consentono il movimento, l'espressione della vita dando un senso di unicità che è composto di attimi, da fasi.
- Per rallentare il procedere di fattori degenerativi.
- Problemi legati all'invecchiamento.
- Legati ai cicli dei 7-8 anni.

I CICLI:

Uomo: 8 anni, pari (yin) per un bilanciamento dello Yang maschile.

Donna: 7 anni, dispari (yang) per bilanciare lo Yin femminile.

Ogni ciclo rappresenta la disponibilità della Yuan Qi e quindi del Jing individuale.

La Yuan Qi continua a generarsi per 5 cicli (che corrispondono ai 5 elementi) secondo la sequenza temporale che inizia con l'elemento Legno (L – F – T – M – A).

Quando questo processo raggiunge il suo apice con l'elemento Acqua, inizia a tornare indietro in ordine inverso (A – M – T – F – L) diminuendo la disponibilità della Yuan Qi per altri 5 cicli fino alla morte.

La donna, che per molti aspetti è più legata al Jing che è Yin, tende a consumare maggiormente l'Essenza Vitale (per esempio, attraverso il mestruo), mentre l'uomo essendo più Yang, tende a bruciarla più velocemente.

Menopausa e invecchiamento nella donna: sintomi che riguardano maggiormente il declino dello Yin (osteoporosi, fibromi, disturbi del ciclo ormonale, etc.).

Andropausa e invecchiamento nell'uomo: sintomi legati maggiormente al declino dello Yang (problemi cardiaci, declino delle facoltà mentali, impotenza, etc.).

Se un individuo nutre e conserva bene la propria essenza, può ricominciare un altro ciclo.

Punti di saturazione

Donna 7 x 7 = 49 completamento Yin

Uomo 8 x 8 = 64 completamento Yang

Due fasi importanti di bilancio (ciò che si è fatto è fatto) da un punto di vista fisiologico, carriera, realizzazione, etc..

Due punti di compimento, da dove si può iniziare anche a dedicarsi ad altro.

FUNZIONE DEGLI WEI

Seguire e aiutare l'uomo nei vari passaggi della vita.

Punti chiave per aiutare l'individuo a crescere durante due fasi della vita:

VB 29	punto di passaggio dall'infanzia all'adolescenza
IT 10	punto di passaggio all'età adulta

Se questi punti risultano molto dolorosi anche in età avanzata, può indicare che ci sono stati traumi o difficoltà durante il passaggio relativo.

Gli Wei rappresentano il primo movimento verso la vita, il passaggio verso il vivere.

Correlati all'uso del patrimonio energetico, rappresentato da Fuoco (Cuore: sede dello Shen) e Acqua (Rene: sede del Jing).

Il Cuore rappresenta l'esperienza (sia esperire la vita che trarne apprendimento), che per essere vissuta ha bisogno dell'energia del Rene. L'azione del Cuore che brucia la vita.

Da qui il legame del Cuore con il Cervello (sede dell'esperienza-memoria) detto anche 'Mare del Midollo' (unione di Jing e Shen).

Midollo = detto anche lo Yang del Rene

Osso = detto anche lo Yin del Rene

Alla nascita avviene il collegamento fra il Qi esterno e il Qi interno: il Polmone (Metallo) si collega ai Reni (Acqua). Inspirando, il Qi esterno viene spinto in basso ai Reni.

Il Polmone abbassa il Qi e i Reni accolgono il Qi del Polmone.

Il Tae Yin (P-M – l'aspetto più superficiale dello Yin, il grande Yin che va verso lo Yang) entra in contatto con Shao Yin (Acqua – l'aspetto più profondo e giovane, in senso di inizio della vita) per portarlo in superficie.

P7 e M4 (Tae Yin – superficie) sono punti Luo e punti di apertura di Ren Mai e Chong Mai (profondità – i canali straordinari più Yin).

Prendere dall'esterno

aria		cibo e acqua
P	Tae Yin	M
P7	Punti Luo	M4

Per portare in profondità

Reni (Shao Yin)

Yin Qiao - R6

E distribuire in superficie quanto si è attinto in profondità

Cuore (Shao Yin)

Yin Wei - MC6

YANG WEI

Parte da V63, passa da VB35 e prosegue dritto fino a VB29 e ancora fino a IT10, dove si dirama verso TR13, IC14, TR15 e un ramo continua verso VB21, VG15, VG16, VB20, VB14 fino a terminare sulla fronte (VB13 - ST8).

- La libera espressione della potenzialità di vivere (man mano che si sceglie, ciò che è potenziale diventa attuale).
- Il ridursi della possibilità di scelta con il consumo della vita.

  Conflitto Acqua-Fuoco = TR (via della Yuan Qi, il Jing attivato dallo Yang originario per divenire Qi - TR5 apertura di Yang Wei).
- Collegato al corpo calloso che collega i due emisferi del cervello, consentendoci di tradurre il pensiero in azione, cioè scegliere e agire e quindi consumare la vita.
- Legato a VB (il viscere cui competono le decisioni).
- Nutrimento, scelta, cambiamento, trasformazione.
- Poiché scegliere implica il muoversi a tutti e tre i livelli dell'azione (Yang), ecco che lungo il decorso Yang Wei si trovano: Tae Yang (V63), Shao Yang (VB35), Tae Yang (IT10), Yang Ming (IC14) e di nuovo Shao Yang (TR13 e TR15).

PUNTI SPECIFICI YANG WEI

V 63 Jin Men Porta del Metallo (oro) – Porta dorata

Punto Xi di Vescica

- La porta attraverso la quale iniziamo a guardare all'esterno.
- Il Metallo (P) rappresenta l'aprirsi alla vita sul canale dell'Acqua (Tae Yin, che dall'interno si muove verso l'esterno – Yang).
- Il Tae Yang che si muove e va a respirarc la vita.
- Accanto, V61 'porta dell'infanzia'.
- Per aprire l'energia del canale, aprirsi verso la vita, quando una persona è molto indecisa e sfiduciata.

VB 35 Yang Jiao Incontro Yang

Punto Xi di Yang Wei

- Apertura, scegliere.
- Riunione dello Yang.
- Passaggio dal Tae Yang (V63) allo Shao Yang (VB35).

VB 29 Ju Liao Porta dell'adolescenza

- Yang Wei / Yang Qiao.
- Nei casi di sindrome di Peter Pan.

Tre livelli Yang:

IT10	Tae Yang "porta dell'adulto" (il saper fare, l'agire dell'adulto)
IC14	Yang Ming
TR 13-15	Shao Yang

Punti d'ingresso dell'energia al cervello (alla consapevolezza delle esperienze maturate attraverso le scelte compiute):

VB20	Feng Chi – Stagno di vento
VB13	Ben Shen – Radici dello Shen
VB14	Yang Bai – Puro
ST8	Tou Wei – Legame della testa

V 35 Hui Yang Riunione dello Yang

A lato del coccige.

- Dove si riunisce tutto lo Yang.
- Punto che consolida l'energia del RI per poi farla di nuovo circolare.
  'Consolida lo Yang nel RI'.
  'Raccoglie' lo Yang per riportarlo al centro (VG1 Lunga resistenza / durata) e alla colonna.
- Ottimo punto per agire su Yang Wei anche se non si trova sul decorso.

V 61	Porta dell'infanzia
VB 29	Porta dell'adolescenza (per sindromi Peter Pan)
IT 10	Porta della maturità

VB 20 Feng Chi Stagno ventoso

Stagno = esperienza di vita

Vento = movimento, cambiamento, scelte

Punto delle scelte (mal di testa = non riuscire a scegliere).

Il punto d'ingresso alla consapevolezza dell'esperienze maturate.

V 4 Qu Cha Iniziare alla curva

Collegare, riferito al cervello.

- Alzheimer.
- Nei casi di storia clinica famigliare, per scollegarsi dalle patologie famigliari.

YIN WEI

Parte da R9, sale lungo l'interno della gamba dritto fino a M12 e prosegue sui punti M13, M15, M16 e F14, da qui si collega a VC22 e poi VC23 per terminare al viso.

- Consuma la vita a livello concreto. Come lo Yang Wei ha a che fare con il collegamento e l'impiego del Jing, ma nell'aspetto più materiale e strutturale (provvede a distribuire il Jing dei Reni al corpo e a collegare l'interno con l'esterno – lo Yin con lo Yang).
- Collegato al consumo del Jing in tutti i passaggi della vita ed in particolare nell'invecchiamento (la potenzialità diventa realtà).
- Dal Cielo Anteriore (Reni), trasporta l'energia al Cielo Posteriore (Milza), la diffonde coinvolgendo anche il Fegato, fino ad arrivare alla testa.
- Si tratta Yin Wei per aiutare la persona ad ottimizzare il processo di diffusione e consumo dell'energia.

IL CONSUMO DEL JING DEI RENI

per fare esperienza della vita (Cuore)
(invecchiamento)
collegandosi al Cielo Posteriore (Milza)
e diffondere l'energia – Cielo Ant.e Cielo Post. (Fegato)
per portarla alla consapevolezza (testa)

PUNTI SPECIFICI YIN WEI

R 9 Zhu Bin Costruire per l'ospite

Zhu = costruire
Bin = ospite

Punto Xi e partenza di Yin Wei

- I Reni offrono all'ospite (Yin Wei).
- Dove si comincia a costruire.
- Punto per avere "un figlio che ride di giorno e dorme di notte" (da trattare in gravidanza al terzo, sesto e nono mese).
- Per non trasmettere patologia della madre al figlio (da trattare in gravidanza).
- Ottimo punto protettivo in gravidanza.

M 13 Fu She Sede del laboratorio / visceri

- Legato al completamento dei processi digestivi (forte legame con la Terra – Tae Yin).

M 15 Da Heng Grande traversa

- Punto di cerniera fra l'alto e il basso (assieme a ST25 e altri punti al lato dell'ombelico).

F 14 Qi Men Porta del ciclo

- Il completamento.
- Grande punto di approfondimento verso il Cuore.
- Ci si apre alla profondità.
- Fine ed inizio.
- Quando una persona sta completando qualcosa, poiché il finire dà anche inizio ad altro.

R 9	Reni – Jing / Cielo Anteriore
M 12 **M 13** **M 15** **M 16**	Milza – Jing / Cielo Posteriore (Sangue)
F 14	Fegato – diffusione
Cuore	converge al centro del petto
VC 22	elevare alla testa (consapevolezza)
VC 23	Finestra del Cielo
Testa / Occhi	centro della fronte

Memorizzazione nel cervello dell'esperienza del vivere.
Comprensione e superamento del conflitto (Cuore-Reni).
Parte dai Reni (R9) per usarne l'energia profonda, per fare esperienza (Cuore) tramite MC6.

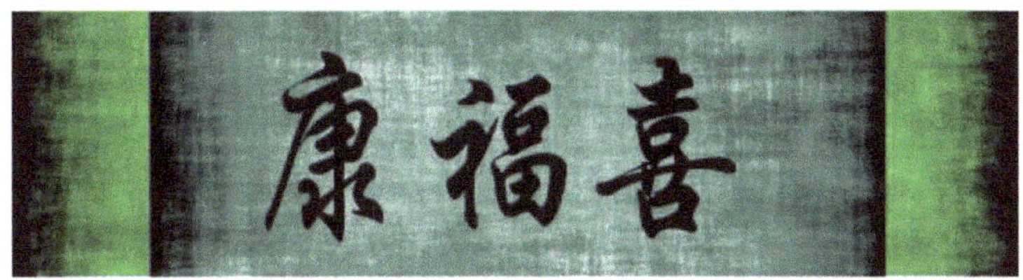

COSTITUZIONE WEI MAI

FISICA

- Persone eleganti, belle, armoniose, bel viso ovale.
- Movimenti talvolta nervosi e a volte un po' artefatti.

PSICHICA

- Molto sensitivi e sensibili all'ambiente esterno (rumori, odori, fattori climatici, etc.).

YANG WEI

- Facili alla collera.
- Difficoltà a darsi delle regole.
- Camaleontici, senza una chiara identità propria, ma sempre a inseguire mode, umori, tendenze.
- Facili allo sbandamento, alla perdita di centratura.
- Meteoropatici.
- Buttano tutto fuori.

YIN WEI

- Ipocondriaci; non sanno prendere le distanze e il giusto distacco dai propri sentimenti e disturbi, dandogli eccessiva attenzione.
- Mancanza di senso dell'umorismo verso se stessi.
- Introversione, tengono tutto dentro. Grande vita interiore non comunicata all'esterno.

APPLICAZIONI

Tutti quei disturbi legati alle fasi di passaggio della vita:

ACNE GIOVANILE

- Yang Wei.
- Polmone (legame con la pelle).
- VB29 – punto specifico di passaggio verso l'adolescenza.
- Punti di sblocco da controllare.

DOLORI DA ALLUNGAMENTO OSSEO DELLA CRESCITA

Si manifestano soprattutto con dolori alle ginocchia.

- Wei Mai.
- Punti specifici per le ossa (es. V11) e punti locali.

MENARCA

Difficoltà all'arrivo o allo stabilizzarsi e regolarsi del ciclo mestruale.

- VB29.
- Chong Mai, Ren Mai (legati all'Utero e al Sangue).
- Milza (legata al Sangue).

MENOPAUSA

- Wei Mai.
- Yin in generale.
- Reni in particolare.
- Canali legati ai disturbi specifici.

Es. Scalmane (vampate di calore): Rene e Fegato Yin.

Osteoporosi: Reni, punti specifici delle ossa e tonificazione del sangue (che nutre le ossa).

INVECCHIAMENTO

Vedi più avanti.

PREPARAZIONE ALLA MORTE

Malati terminali e/o persone che sentono la morte vicina e ne hanno timore.

TURBE YANG WEI

Legate all'alternanza e al movimento:

- Dolori che si muovono, che vanno e vengono.
- Alternanza di caldo e freddo.
- Brividi con sensazione di febbre che non c'è.
- Ciclotimia (sbalzi di umore).
- Psicosi maniaco-depressiva.
- Meteoropatia.
- Dislessia (mancato collegamento fra i due emisferi).
- Cefalea che si irradia dalla nuca fino agli occhi (tratto Yang Wei da VB20 in avanti sul viso).

TURBE YIN WEI

Legate al Jing dei Reni che penetra nel Cuore ma non si diffonde (il 'tener dentro'):

- Livello Tae Yin (M15 e M16):

  Leggeri dolori al cuore come spilli; dolori intercostali, ai fianchi e all'addome; cefalea a casco e rigidità del collo.
- Livello Jue Yin (F14):

  Dolori molto forti al cuore.
- Livello Shao Yin (VC22 e VC23):

  Dolori al cuore tipo pugnalata, cefalea continua (coinvolgimento anche del cervello).

Legate all'invecchiamento:

- Invecchiamento precoce.
- Turbe fisiche dell'età anziana (osteoporosi, menopausa, impotenza, etc.).

TRATTAMENTO CONTRO L'INVECCHIAMENTO

Sia fisico che psichico:

- Apertura Yin Wei (MC6).
- Apertura Yin Qiao (R6).
- Decorso Yin Wei (in particolare R9, M12, M13, M15, M16, F14, zona Cuore, VC22).
- V1 (arrivo Yin Qiao).

Inoltre consigliare e spingere per compiti a casa (esercizi, movimento, etc.).

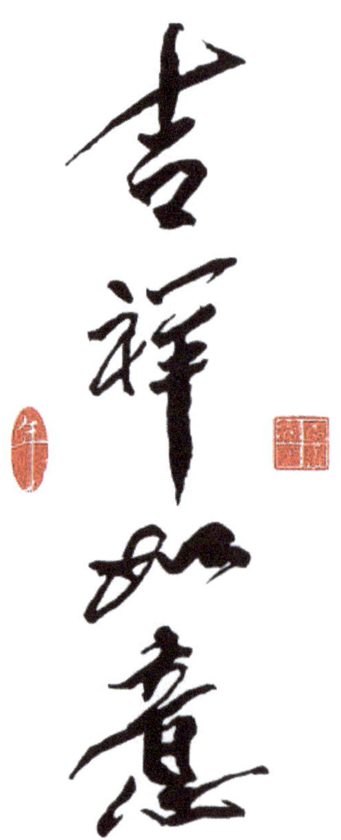

QIAO MAI

- Il rapportarsi con il mondo esterno, legato al momento presente.

  La consapevolezza di sé rispetto all'ambiente esterno nel momento presente.
- Strettamente collegati alle articolazioni, che ci consentono il movimento (capacità di muoversi in armonia).
- Muoversi nel mondo (assieme ai Wei).

  Mentre gli Wei collegano le fasi della vita in uno spazio temporale, nel tempo, i Qiao sono legati al momento presente, allo spazio.
- Legati molto ai traumi, quando si resta ancorati ad un momento o un'esperienza della vita.
- Capacità di guardare, sollevarsi per guardare lontano, per vedere meglio, sia il mondo (Yang Qiao) sia se stessi (Yin Qiao), quindi accettare le cose per quello che sono.
- Partono dai piedi (radicamento che serve per sollevarsi) ed arrivano agli occhi (vedere lontano).
- La capacità di sollevarsi dà una qualità di movimento e quindi anche di fragilità, instabilità.
- Accettare il mondo e se stessi dà la possibilità di cambiare.
- Rappresentano una sintesi del binomio Yin-Yang (legame con Du Mai e Ren Mai – Mare dello Yang e Mare dello Yin).
- Legati a problemi strutturali e costituzionali non ereditari ma connessi al comportamento avuto nella vita fino al momento presente.
- Connessi ai ritmi in genere ed in particolare a quello sonno-veglia.
- I punti di partenza si trovano nei talloni (V62 e R6).

  Parte interna del piede a forma di arco, adatta a sostenere (struttura – Yin Qiao) e parte esterna lineare che consente il movimento (Yang Qiao).

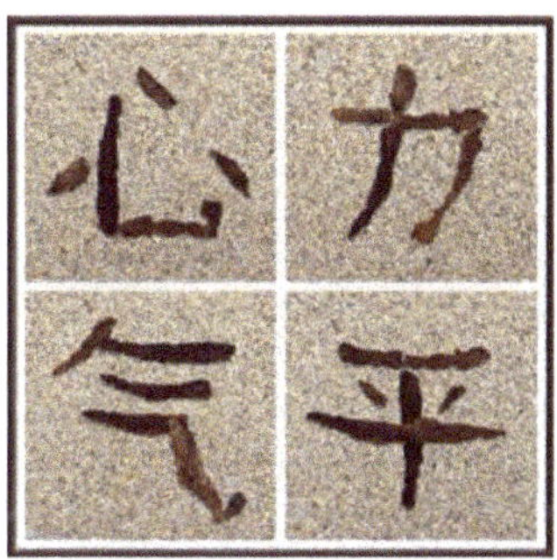

YANG QIAO

Inizia da V62, passa a V61 e prosegue dritto lungo l'esterno della gamba fino a VB29 e poi a IT10, IC15, IC16 (da qui un ramo raggiunge VB20), ST9, ST4, ST3, ST1 e termina a V1.

Movimento nel presente.

Entrare in relazione con il mondo esterno.

- mobilità articolare
- armonia di movimento

Patologie: convulsioni, epilessia, etc..

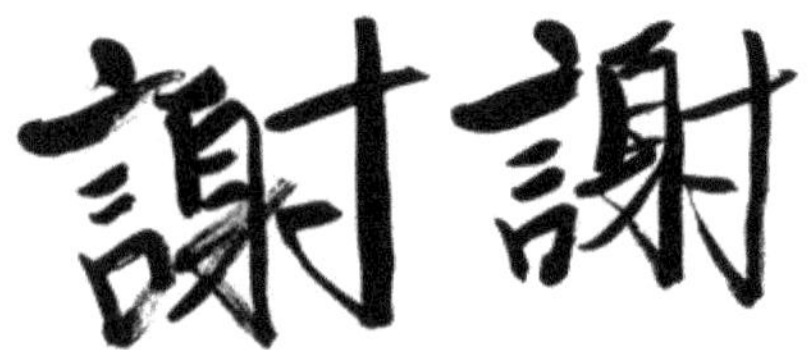

YIN QIAO

Inizia da R2, passa da R6 e R8 e prosegue lungo l'interno della gamba e attraversa in profondità il lato dell'addome fino a riemergere nel punto ST12; da qui va a ST9 e termina a V1.

Consapevolezza nel presente.

Elaborare le esperienze della vita.

- guardarsi dentro (meditazione, coscienza, consapevolezza, etc.) per potersi evolvere.

Patologie: rigidità (fisica e mentale).

COSTITUZIONE QIAO MAI

FISICA

- Persone slanciate con andatura armoniosa, eleganti e leggere.
- Collo allungato, protese verso il cielo, quasi camminano in punta di piedi.
- Caviglie sottili.
- Mobilità articolare, flessibilità.

Patologica:

- Postura rigida.
- Tensione muscolare (schiena e quadricipite femorale).
- Rigidità articolare (rifiuto ad affrontare una situazione da risolvere; mancanza di solidità).
- Perdita di radicamento.

PSICHICA

- Persone curiose, attente, profonde, interessate a conoscere al di là delle apparenze, a fare esperienza del mondo (Yang Qiao).
- Grandi capacità introspettive (Yin Qiao).
- Profondità d'animo.

Patologica:

Difficoltà ad accettare:

- se stessi:
  - blocco fisico.
  - rigidità mentale (atteggiamenti maniacali).
  - non desiderare allattare (nella puerpera).

- il mondo:
  - rifiuto del mondo e/o pressante bisogno di cambiarlo.
  - iperattività (incapacità a stare fermi, a stare nel presente), con movimenti nervosi.
  - insonnia (da iperattività mentale).

TURBE YIN QIAO

- Vento interno (tremiti muscolari, epilessia, etc.).
- Ipertensione, ipertiroidismo.
- Depressione come disistima che può portare a:
  - debolezza zona mediale gambe;
  - mancanza voglia di fare;
  - accumulo di Flegma con ristagno di Umidità per mancanza di movimento (all'inizio negli arti e poi negli organi interni).
- Difficoltà ad adeguarsi a nuovi ruoli e compiti.
- Mancanza di equilibrio fra materialità (Terra) e spiritualità (Cielo).
- Dolori che si manifestano contemporaneamente in più zone.
- Turbe connesse alla mancanza di ritmi regolari.
- Mancato 'tempismo' (anche sessuale).
- Ipersonnia.
- Sintomi a 'due fasi' (bene nella prima fase e male nella seconda).
- Problemi digestivi (Fuoco Yang di Rene che non si attiva – R2), anche relativi all'incapacità di digerire esperienze della vita.

TURBE YANG QIAO

- Paralisi (impossibilità a muoversi fisicamente nel presente):
  - da trauma;
  - paraplegie;
  - perdita organi di senso (parola, afonia, etc.).
- Problemi articolari.
- Convulsioni, epilessia (movimento disarmonico).
- Insonnia (lo Yang non cede allo Yin).
- Calore nella pelle (lo Yang resta in superficie – es. acne, etc.).

Trattamento dei Qiao per problemi articolari non legati a fattori climatici

- Punto di apertura + decorso Qiao Mai.
- Mobilizzazione articolare dall'alto al basso:
    - linea fronte / linea occhi / linea mascella;
    - linea collo, clavicola, scapola e spalle;
    - articolazioni spalla / gomito / polso / falangi;
    - linea diaframma / ombelico / bacino;
    - articolazione coxo-femorale / ginocchia / caviglie / falangi

Lavorare ogni linea: pressione sui punti che vi si trovano e mobilitazione delle articolazioni.

LEGAME QIAO MAI E SHU DEL DORSO

Shu del dorso = gestione del conflitto di base della vita (desiderio)

Qiao = temperare il desiderio accettando se stessi (Yin Qiao – Reni – R6) e il mondo (Yang Qiao – Polmone – V62)

Punti = V1 legato a:
- Qiao Mai
- Shu del dorso

V11 – V12 legati al Vento (cambiamento)

LE CAVIGLIE

Molto legate al radicamento alla Terra.
" Il saggio respira con le caviglie ".
Il centro delle caviglie è il luogo dove avviene la risalita dell'energia al cervello (V1).
La rigidità delle caviglie si ripercuote su tutte le altre articolazioni.
Mobilizzare il collo scioglie i 4 arti e viceversa.

PUNTI SPECIFICI YANG QIAO

V62 Shen Mai Nono meridiano

- Il Mai che ci fa estendere.
- Punto efficace per paralisi (fisiche o da possessione – spettri, Gui, etc.).

MUOVERSI NEL MONDO

articolazioni

VB 34	-	ginocchio
VB 29	-	anca
IT 10	-	spalla
ST 9	-	collo

organi di senso

ST 3	-	bocca
ST 1	-	occhi
ST 6 – 7	-	orecchie
ST 8	-	cervello

VB 34 Yang Lin Quan Sorgente della collina Yang

Grande punto per tutte le articolazioni.

PUNTI SPECIFICI YIN QIAO

R 2 Ran Gu Valle ardente

Punto Fuoco degli Shu antichi.

- Attiva lo Yang (Fuoco) di Rene per favorire la digestione, sia fisica che delle esperienze di vita.
- Bruciando, 'purifica' per andare oltre l'esperienza (oltre R6).

R 6 Zhao Hai Mare dell'illuminazione

Punto di apertura Yin Qiao Mai.

- Guardare le cose per ciò che sono.
- Accettazione (di sé e dell'esperienza) che, se avviene, sviluppa una situazione di fiducia (R8).

R 8 Jiao Xin Collegarsi / incrocio alla fiducia

Punto Xi di Yin Qiao Mai.

Dopo R8 il canale entra in profondità e riappare a ST12.

Jiao Xin = aver fiducia

" Le parole che dico da uomo "

" Onorare la propria parola "

Purifica il RI

ST 12 Que Pen Bacino vuoto

Que = vuoto, difettoso - Pen = bacino, tazza, catino

Grande punto di convergenza fra:

- Canale di Stomaco
- Tutti i canali Yang (tranne V)
- T/M di ST e VB
- Divergenti di IC, ST, M, IT, TR
- Punto riunione alto divergenti IC – TR

Punto molto importante per eliminare i fattori patologici post-natali.

ST 9 Ren Ying Accoglienza dell'uomo

Ren = uomo

Ying = accogliere, ricevere, predire, calcolare

Punto Finestra del Cielo.

- Favorisce la salita del Qi alla testa.
- Luogo di 'accoglienza' da parte dell'uomo del Qi cosmico (accogliere il proprio destino, muoversi nel mondo).

V 1 Jing Ming Pupilla luminosa

Unione del Sole con la Luna.

- Il punto duale più vicino alla capacità di vedere le cose in modo profondo (al centro, Yin Tang, il terzo occhio che rappresenta l'unità)
- Collega lo Yin Qiao al mondo (attraverso V1 si memorizza, passa al cervello e a VB20 che rappresenta il cambiamento). Cambiare attraverso l'esperienza.

LE FINESTRE DEL CIELO

Il trattamento manuale di questi punti è utile per il lavoro sugli Straordinari per favorire la salita o discesa dell'energia.

I sei punti principali sono disposti lungo due linee di tre punti ciascuna.

Favoriscono la comunicazione del basso con l'alto e viceversa e si usano quando c'è un accumulo/ristagno di energie nella testa o nel resto del corpo.

In particolare:

V 10 Favorisce la discesa dell'energia dalla testa.

ST 9 Favorisce la salita dell'energia alla testa.

ST 9 "Accoglienza dell'uomo" – Luogo in cui il Qi cosmico entra nel corpo umano.

Linea Superiore:	IT17	Tian Rong	Apertura del Cielo
	TR16	Tian You	Finestra del Cielo
	V10	Tian Zhu	Colonna del Cielo
Linea Inferiore:	ST9	Ren Yin	Accoglienza dell'Uomo
	IC18	Fu Tu	Sostegno della Sporgenza
	IT16	Tian Chuang	Finestra del Cielo

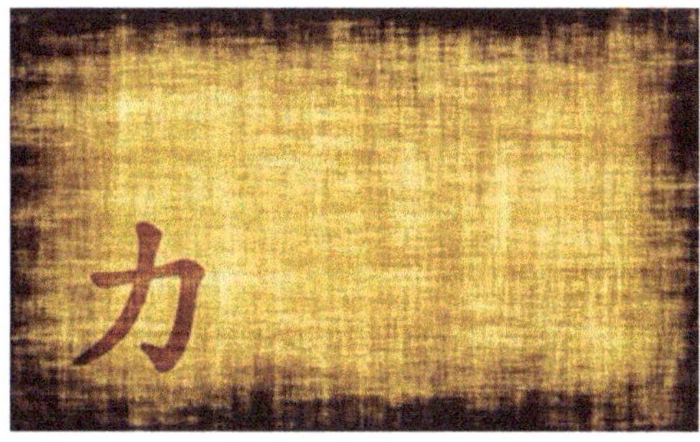

Riepilogo Canali Straordinari

PRIMO CICLO DI 7 – 8 ANNI

Ancestrale	Chong Mai:	traumi nell'utero e/o alla nascita Mancanza di spinta vitale
Nascita	Ren Mai:	unità Yin: il legame (1 – 2 anni) Yang: mancato nutrimento
Separazione	Du Mai:	individualità, la separazione (2 – 3 anni) Mancanza di separazione
	Dai Mai:	collegamento

SCORRERE DELLA VITA

Eventi principali della propria vita	Tempo: Yang Wei – le scelte della vita Spazio: Yin Wei – la distribuzione del Jing Menopausa e andropausa Mancata accettazione del cambiamento
Accettare il mondo presente:	il sé = Yin Qiao il mondo = Yang Qiao Traumi fisici – psichici Mancata accettazione di sé e del mondo

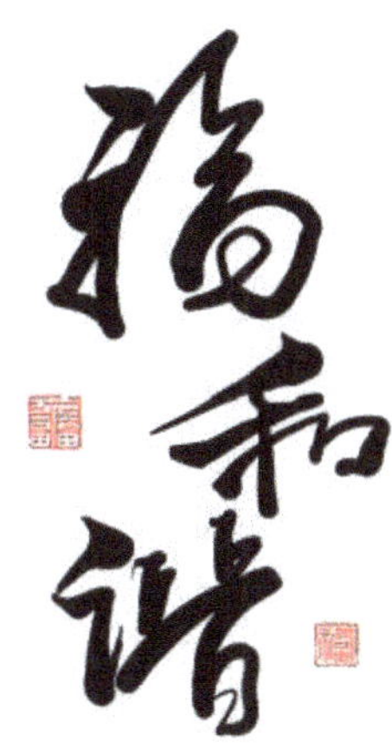

PAROLE CHIAVE

CHONG MAI — TRASFORMAZIONE, CAMBIAMENTO

DU MAI — AUTOAFFERMAZIONE, EVOLUZIONE

REN MAI — ACCUDIMENTO, RESPONSABILITA', PRENDERSI CURA DI SE'

DAI MAI — COESIONE, UNIONE

WEI MAI — COLLEGAMENTO

- YIN: Collegamento spazio interno, distribuzione Jing dei Reni
- YANG: Collegamento spazio esterno

QIAO MAI — ACCETTAZIONE

- YIN: Accettazione di se stessi
- YANG: Accettazione del mondo

Gli Wei supportano i Qiao e viceversa.

MODALITA' DI LAVORO SUGLI STRAORDINARI

Poiché il trattamento di questi canali riguarda le energie più dense e profonde, il lavoro manuale dovrà essere delicato e con movimenti lenti.

CREAZIONE E SOSTEGNO

La possibilità di ricreare quelle che sono le funzionalità del Canale Straordinario.

- Punto chiave + decorso (rami) + punti specifici

Dove non c'è una precisa manifestazione patologica, ma un momento particolarmente difficile o pesante. Per sostenere questo momento, per aumentare la capacità di andare avanti.

Un trattamento sostiene, aiuta.

REGOLAZIONE

Regolare l'energia.

- Punto chiave + accoppiato + decorso canali

DIFESA

Quando in un particolare momento della vita l'energia degli Straordinari produce una situazione patologica.

- Punto chiave + punto sblocco + punti o parti sensibili del canale + canali principali collegati

In un momento particolarmente faticoso o difficile della vita dove vi è una manifestazione patologica che impedisce di andare avanti.

CHONG MAI

COSTITUZIONE – DEFICIT

FISICA

- Prevalenza del bacino sul torace.
- Tarchiati, sovrappeso.
- Disturbi pelle (seborrea, acne, cellulite, etc.).
- Ipertricosi (i peli sono legati al surplus di sangue).
- Lombalgie, 'colpo della strega' (= difficoltà a cambiare).

PSICHICA

- Difficoltà al cambiamento.
- Abitudinari (alimentazione, ruoli, etc.).
- Rigidità mentale, idee, tradizioni, scarso interesse per ciò che cambia, vecchi prima del tempo.

DISTURBI

Legame con il sangue.

- Sistema endocrino.
- Ciclo mestruale, gravidanza, menopausa, etc..
- Peli (surplus di sangue).
- Pelle (acne, etc.).

1° Ramo R11 fino R22 RM – RI

Digestivi, urinari, genitali, ginecologici, Qi controcorrente, contratture addominali.

2° Ramo R22 fino R27 – VC22 – VC 23 RS

Cardiovascolari, respiratori, cardiaci (costituzionali).

3° Ramo Dist. Du Mai

Costituzionali per carenza di Yang (il Chong non ha sostenuto bene il Du Mai).

Down, ritardi mentali, chiusura, rattrappimento, feto ritardato.

Degenerazioni colonna (osteoporosi – sangue/ossa).

4° Ramo

Circolazione arteriosa, aneurisma, ipertensione, stasi di sangue (anche che riguardano il ritorno venoso).

5° Ramo R11 – R6

Legato al Rene (problemi costituzionali ossei, posturali, sessuali).

REN MAI

COSTITUZIONE - TURBE – DEFICIT

FISICA

- Ben radicati.
- Piegati in avanti (peso della vita).

PSICHICA

- Buon accudimento.
- Indipendenza.
- Capacità di prendersi la responsabilità della propria vita.

DISTURBI

Patologia Yin:

- radicamento

- solidità
- concepimento
- disturbi sessuali
- ginecologici

Ginecologia:

- mestruo
- fertilità
- menopausa
- gravidanza
- parto
- utero
- sangue
- tumori
- ernie
- fibromi (accumulo di Umidità che genera Calore)
- asma, oppressione toracica, tachicardia, ansia (difficoltà di P di abbassare il Qi al Rene - tratto toracico)

<u>Opportuno trattare Ren Mai:</u>

- Deficit Yin (e Yang).

  Degenza, traumi, shock, esaurimento psicologico.
- Forma.

  Dimagrimento, obesità, problemi alimentari e digestivi, gonfiore labbra e gengive (ramo viso).

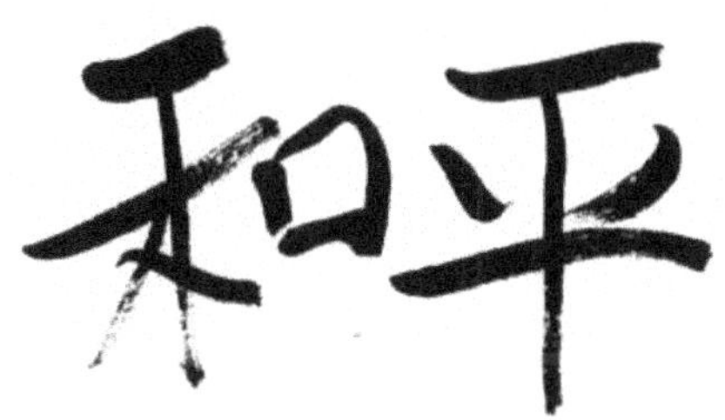

DU MAI

COSTITUZIONE

FISICA
- Sguardo carismatico.
- Muscolatura paravertebrale sviluppata.

PSICHICA
- Atte al comando.
- Controllo.
- Determinazione.

DISTURBI

Eccesso:
- rigidità colonna
- vento interno = epilessia, follia Yang (delirio onnipotenza)
- vento esterno = febbre, naso che cola, testa che scoppia
- yang che sale troppo in alto = rigidità, dolori al collo, mal di testa

Deficit:
- deficit yang = freddo, dolori lombari, ginocchia, astenia
- incontinenza
- sterilità, sperma freddo
- emorroidi
- mancanza di Jing al cervello = stato confusionale, amnesia, difficoltà di concentrazione

DAI MAI

COSTITUZIONE

FISICA

- Senso di forza
- Coesione
- Vita elastica
- Parte alta calda, parte bassa solida

Turbe:

- corpo ‘tagliato in due’
- parte alta molto calda
- parte bassa molto molle e fredda

PSICHICA

- Risoluti, decisi
- Senso orientamento
- Critica positiva
- Ben equipaggiati

Turbe:

- dispersi, smarriti
- incoerenti
- indecisi
- ipercritici, intolleranti
- risentiti, un po’ acidi

DISTURBI

- Comunicazione alto-basso.
- Forte legame con M e F.
- Patologie da Umidità (M) e stasi (F).

Umidità fredda:

- dissenteria, cibo non digerito
- fibromi
- impotenza
- sterilità

Se il Calore resta in basso:

- infiammazioni genitali, urinarie
- prostatiti
- cistiti
- priapismo (erezione protratta)

Se il Calore sale:

- ansia, panico
- irritabilità

WEI MAI

COSTITUZIONE

FISICA

- Eleganti, belli, armoniosi
- Nervosi
- Artefatti

PSICHICA

- Sensitivi, sensibili
- Umorali
- Camaleontici
- Meteoropatici

Yang Wei = butta tutto fuori
Yin Wei = tiene tutto dentro

DISTURBI

Collegamento tra le fasi della vita

- acne giovanili
- dolori da allungamento osseo nella crescita
- disturbi del menarca
- disturbi della menopausa
- invecchiamento
- morte

YIN WEI

Collega gli spazi Yin fra loro e con lo Yang.

Se lo Yin resta chiuso in profondità (blocco di sangue all'interno):

- dolori al cuore che sono più forti più profondo è il livello dello Yin in cui il sangue rimane intrappolato:
  - Tae Yin: leggeri, intercostali, ai fianchi, cefalea a casco, rigidità al collo
  - Jue Yin: molto forti e più localizzati
  - Shao yin: pugnalate e cefalea continua

YANG WEI

Collega lo Yang con lo Yin.

Se lo Yang resta all'esterno si perde la distinzione fra i propri spazi e l'esterno:

- sbalzi di umore (ciclotimia)
- psicosi maniaco-depressiva
- meteoropatia
- camaleontismo

QIAO MAI

COSTITUZIONE

FISICA

- Longilinei
- Collo allungato
- Leggeri (quasi camminano sulla punta dei piedi)
- Eleganti
- Caviglie sottili

PSICHICA

- Curiosi
- Attenti
- Desiderosi di conoscere al di là delle apparenze
- Introspettivi

DISTURBI

Ritmo sonno-veglia

- Yin Qiao = insonnia
- Yang Qiao = ipersonnia

YIN QIAO

Legame con Rene

- disturbi digestivi (fisici e psichici – R2)
- difetti strutturali non costituzionali (scoliosi infantile)
- problemi articolari

YANG QIAO

- blocchi articolari, paralisi
- blocchi articolari da traumi non digeriti
- convulsioni, epilessia
- calore nella pelle (acne, etc.)

Per liberare spalle, torace, far circolare: punti importanti VB 22 - M 21

Per abbassare la pressione: M 21 (livello VC15)

Problemi mestruali:
la maggior parte sono dovuti da carenza o da stasi di sangue:

STASI DI SANGUE
Dolori prima dell'arrivo del mestruo e benessere quando arriva
F + Dai Mai + Chong Mai

DEFICIT DI SANGUE
Dolori durante e fine mestruo
M + Chong Mai

MESTRUO LUNGO
Milza - M4 - V11 (T1) - F12 - ST30 - M12
Se coinvolti anche Reni trattare i forami del sacro.

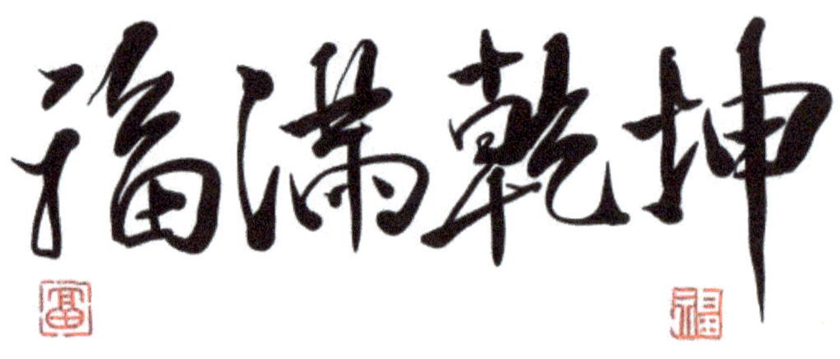

BIBLIOGRAFIA

D. M. Connelly 'Agopuntura Tradizionale: la Legge dei cinque Elementi', Ed. Il Castello
F. Bottalo 'Fondamenti di Medicina Tradizionale Cinese' , Ed. Xenia
F. Bottalo 'Diagnosi Shiatsu', Ed. Xenia
F. Bottalo 'Manuale di Shiatsu', Ed. Xenia
F. Bottalo 'Manuale di Qi Shu', Ed. Xenia
F. Bottalo 'Il volo del cuore', Ed. Xenia
F. Bottalo 'Il cammino dell'anima', Ed. Xenia
A. Gulì 'Le acque lunari – La medicina cinese e la donna', Ed. Xenia
Lu-Tzu 'Il mistero del Fiore d'Oro', Ed. Mediterranee
G. Maciocia 'I fondamenti della Medicina Tradizionale Cinese' , Ed. Ambrosiana
L.V. Arena 'Nei-Ching - I fondamenti della Medicina Tradizionale Cinese', Ed. Mondadori
W. Ohashi 'Diagnosi Orientale', Ed. Il Castello
W. Ohashi 'Shiatsu', Ed. Il Castello
G. Allasia 'Self-Shiatsu', Macro Edizioni
S. Masunaga 'Zen Shiatsu', Ed. Mediterranee
S. Masunaga ' Zen per immagini', Ed. Mediterranee
S. Masunaga & W. Ohashi ' Zen Shiatsu', Ed. Mediterranee
P. Lundberg 'Il grande manuale illustrato di Shiatsu, Ed. Red
C. Beresford-Cooke 'Teoria e pratica Shiatsu', Ed. Utet
J. Schatz, C. Larre, E. Rochat De La Vallée 'Elementi di Medicina Tradizionale Cinese', Ed. Jaka Book
T. J. Kaptchuk 'Medicina Cinese, fondamenti e metodo', Ed. Red
T. Namikoshi 'Shiatsu', Ed. Mediterranee
T. Namikoshi 'Il libro completo dello Shiatsu', Ed. Mediterranee
Lao Tzu 'Tao Te Ching', Ed. Armenia
'I Ching, il libro delle mutazioni', Ed. Adelphi

Atlante di Agopuntura, Ed. Hoepli

INDICE

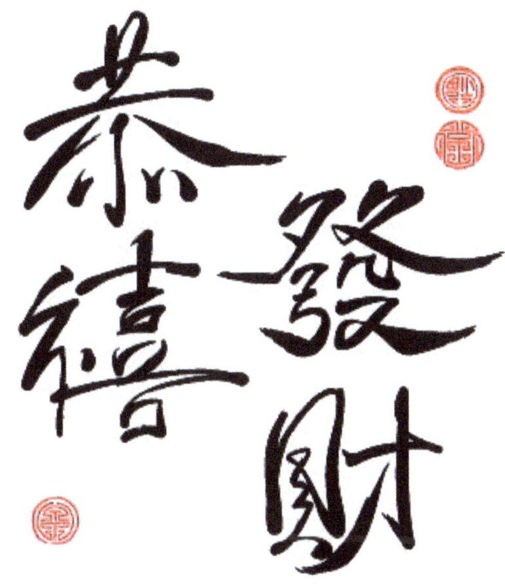
恭禧發財

www.ingramcontent.com/pod-product-compliance
Lightning Source LLC
Chambersburg PA
CBHW040139110726
48005CB00018B/2586

* 9 7 8 8 8 9 1 1 3 4 2 5 7 *